GANZHEITLICH HEILEN

Buch

Sowohl als Rauschmittel wie als Heilpräparat findet das aus dem Hanf-gewächs gewonnene Haschisch von alters her Anwendung. In vielen Kulturen ist der Hanfkonsum bis heute sozial integriert. Auch in Europa ist der Hanf mit der ganzen Breite seiner Anwendungen eine wichtige Kulturpflanze, und es gibt medizinische, soziale, politische und humane Gründe, seine Nutzung nicht zu verhindern oder in die Illegalität abzu-drängen.
Der Autor beschreibt die verschiedenen Marihuana- und Haschisch-sorten, gibt Auskunft über die einzelnen Konsumformen und setzt sich mit Nutzen und Risiken des Konsums auseinander. Ausführlich erläu-tert er das breite Spektrum der Einsatzmöglichkeiten von Haschisch in der modernen Medizin.
Das Buch wendet sich an Konsumenten und ihre Angehörigen, Dro-genberater, ratsuchende Patienten und alle, die sich umfassend über die vielfältigen Verwendungsformen von Hanf und Haschisch informieren möchten.

Autor

Richi Moscher, Jahrgang 1950, kam in Frankreich zur Welt und wuchs in den Niederlanden und in der Bundesrepublik Deutschland auf. Er studierte Medizin und Psychologie. Seit früher Jugend machte er Erfahrungen mit Haschisch und LSD. Er ist Autor von »Too Much«, einer erfolgreichen Erste-Hilfe-Fibel bei Drogenvergiftungen. Heute arbeitet er hauptsächlich als Schriftsteller und Lebensberater.

RICHI MOSCHER

DAS HANFBUCH

Haschisch: Droge und Medizin

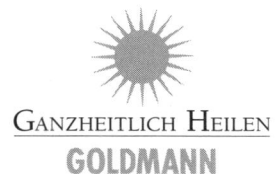

GANZHEITLICH HEILEN

GOLDMANN

Wichtiger Hinweis

Der Besitz und der Anbau von Cannabis sind in Deutschland strafbar.
Die Ausführungen dieses Buches sollen keine Drogenverherrlichung sein,
und niemand soll durch sie angestiftet werden, illegale Handlungen zu
begehen. Die Texte sind vielmehr als sachlich-objektive Informationen
für Leser gedacht, die sich ein theoretisches Wissen zum Thema aneig-
nen möchten. Dies gilt auch für die beschriebenen Anwendungsmöglichkeiten, für die weder vom Autor noch vom Verlag eine Haftung übernommen werden kann.

Umwelthinweis:
Alle bedruckten Materialien dieses Taschenbuches
sind chlorfrei und umweltschonend.
Das Papier enthält Recycling-Anteile.

Originalausgabe Mai 2000
© 2000 Wilhelm Goldmann Verlag, München,
in der Verlagsgruppe Bertelsmann GmbH
Umschlaggestaltung: Design Team München
Umschlagfoto: AKGphoto, Berlin
Redaktion: Ralf Lay
DTP/Satz: Martin Strohkendl
Druck: Presse-Druck Augsburg
Verlagsnummer: 14181
WL · Herstellung: Stefan Hansen
Made in Germany
ISBN 3-442-14181-8

1. Auflage

Inhalt

5

7

»Die Strafe für den Gebrauch einer Droge sollte nicht schädlicher sein als die Droge selbst. Wo das der Fall ist, muß es geändert werden. Nirgendwo ist dies eindeutiger als bei Haschisch und Marihuana.«

US-Präsident Jimmy Carter am 3. 8. 1977

*Dieses Buch ist den Opfern
der Hanfprohibition gewidmet.*

*Allen, die ihre teilweise tödlichen Krankheiten
nicht mit dem Heilmittel ihrer Wahl lindern dürfen
und deshalb unnötig leiden müssen.*

*Allen, die wegen des Umgangs mit Cannabis
Gefängnisstrafen zu verbüßen haben.*

*Allen, denen man wegen Haschisch und Marihuana
den Arbeitsplatz genommen
und die berufliche Laufbahn zerstört hat.*

*Allen Jugendlichen, die aufgrund der derzeitigen
Hanfpolitik das Vertrauen in unsere Gesellschaft
und ihre Gesetze verloren haben.*

*Und meiner Tochter SueLooo,
denn sie hatte die Idee zu diesem Buch.*

Mögen sich die Zeiten zum Besseren wenden!

Dank

Daß dieses Buch möglich wurde, verdanke ich der Unterstützung von Freunden und anderen freundlichen Menschen, die größtenteils aus naheliegenden Gründen nicht namentlich genannt werden wollen.

Der freundliche Oliver Schwaneck vom *HanfBlatt* half bei der Bilderauswahl.

Der Experte für psychoaktive Pflanzen und Bestsellerautor Bert Marco Schuldes sah Teile des Manuskriptes durch.

Jörg Jenetzki von der *HANF!* machte nützliche Vorschläge und stellte Material zur Verfügung.

Vera Rettig-Rzepka half bei der Recherche und im Umgang mit Arzneimittelfirmen.

E. Böhme von UDOPEA lieferte Fotos und Testgeräte.

Frank Fuchs, der Erfinder des »aromed Vaporizers«, gab zahlreiche Anregungen.

Werner Pieper stellte Materialien zur Verfügung und ist beim Thema Hanf immer gut für eine Inspiration.

Allen Genannten und Ungenannten, die zum Gelingen dieses Buches beigetragen haben, gilt mein aufrichtiger Dank.

Einleitung

Wozu in einer Zeit, in der schon längst alles, was es über Haschisch zu wissen gibt, dutzendfach geschrieben und gesagt wurde, noch ein Buch zu diesem Thema? Nun, es scheint so zu sein, daß diejenigen, die privat oder beruflich ein ernsthaftes Interesse an der Materie haben, durch die entsprechende Fachliteratur recht gut informiert sind, die breite Mehrheit – für die dieses Buch vor allem gedacht ist – jedoch nicht. Nur so kann ich mir etwa erklären, daß zwar die meisten Bundesbürger die kontrollierte Abgabe von Heroin an Schwerstsüchtige befürworten, aber nur zirka ein Drittel die Legalisierung von Haschisch gutheißen.

Ich erinnere mich noch lebhaft an meine Schulzeit, als uns der Sozialkundelehrer eines Tages offenbarte, daß Joints, also Haschischzigaretten, gespritzt würden! Sehr viel größer ist die Sachkenntnis derjenigen, die Aufklärung betreiben wollen, offensichtlich auch Jahrzehnte später noch nicht. Was z. B. 1998 die bayerische Gesundheitsministerin in einer Fernsehdiskussion konstatierte, als sie etwas von Methadonprogrammen für »Haschischsüchtige« erzählte … Die Dame bewies auch im weiteren Verlauf der Sendung, daß ihr der Unterschied zwischen Haschisch und Heroin nicht geläufig war. Ein Bäcker, der Brot und Brötchen verwechselt, dürfte in seinem Beruf kaum nachhaltigen Erfolg haben. Als Minister(in) auf Landesebene scheint man jedoch auch mit weniger Differenzierungsfähigkeit über die Runden zu kommen.

Vor kurzem teilte mir ein Jugendlicher mit, er habe bei seiner Musterung angegeben, daß er regelmäßig Haschisch konsumiere. Der untersuchende Neurologe habe ihn daraufhin dringend davor gewarnt, Kinder zu zeugen, da diese mit hoher Wahrscheinlichkeit behindert sein würden. Wäre eine solche Behauptung wahr, müßte die Bevölkerung von Ländern, in denen traditionell viel Haschisch konsumiert wird, zum überwiegenden Teil aus geistig und körperlich Versehrten bestehen. Wenn schon die medizinischen Profis solch Nonsens verbreiten, wieviel Sachkenntnis darf man da von Laien erwarten?

Aufklärung tut also nach wie vor not. Diese Buch möchte deshalb über die zahlreichen Einsatzmöglichkeiten des Cannabis informieren. Hierzu gehören – sieht man einmal ab von der Rauschwirkung – vor allem auch seine medizinischen Anwendungen ebenso wie sein industrieller Nutzen.

Hanf ist eine der vielseitigsten und nützlichsten Pflanzen überhaupt. Die Samen sind sehr nahrhaft und können als Gebäck, im Müsli oder im Brot verwendet werden. Auch Kleidung, deren Qualität derjenigen von Leinen in nichts nachsteht, kann man aus Hanf herstellen. So waren die ersten Jeans der berühmten Firma Levi Strauss (»Levi's«), die legendären »Goldminers«, z. B. aus diesem Material. Die besten Papiere werden aus Hanf gefertigt. Während einfaches Holzpapier schon nach wenigen Jahren zerfällt, ist Hanfpapier auch nach Jahrhunderten unversehrt, und im Unterschied zu seinem neuzeitlichen Konkurrenten vergilbt es kaum. Hanf ist außerdem ein schnell nachwachsender Rohstoff, was ihn gerade unter Umweltgesichtspunkten so attraktiv macht. Er läßt sich erfolgreich bei einer Vielzahl von Krankheiten einsetzen; bei der Behandlung der unerträglichen Übelkeit in der chemischen Krebstherapie und der lebensbedrohlichen Abmagerung bei Aids stellt er gar

Kleine Begriffserklärung

Dieses Buch muß nicht unbedingt konsequent von vorne bis hinten gelesen werden; jedes Kapitel ist in sich abgeschlossen, was eine selektive Lektüre je nach Interesse ermöglicht. Da jedoch einige im normalen Sprachgebrauch ungewohnte Begriffe ständig verwendet werden, ist eine allgemeine Erklärung an dieser Stelle sicherlich nützlich. Hier sind nur die wichtigsten und häufigsten Wörter aufgeführt. Ein ausführlicheres Glossar finden Sie am Ende des Buches (s. S. 368ff.).

Cannabinoide: die Wirkstoffe der Cannabispflanze wie z. B. CBD, CBN oder THC.

Cannabis: Überbegriff für alles, was mit der Pflanze Hanf zu tun hat: Die Rauschmittel Haschisch und Marihuana sind damit genauso gemeint wie jedes andere Produkt und jede andere Anwendung dieser Pflanze. Cannabis wird hier hauptsächlich als Variation für die Formulierungen »Haschisch« und »Marihuana« gebraucht.

CBD: Cannabidiol, Vorstufe von THC, dem eigentlichen Rauschwirkstoff des Hanfs. Ist selbst kaum psychoaktiv, verändert jedoch die Wirkung von THC.

CBN: Cannabinol, Abbauprodukt von THC. Ist selbst kaum psychoaktiv, verändert jedoch die Wirkung von THC.

Dope: Haschisch, Marihuana. Wird auch manchmal für andere Drogen gebraucht. Sprachverwandt mit »Doping«.

Hanf: die Pflanze, um die es in diesem Buch geht. Aus ihr werden neben zahlreichen Industrieprodukten und Nahrungsmitteln auch Haschisch und Marihuana hergestellt.

Haschisch: das (meist gepreßte) Harz der Hanfpflanze.

Joint: haschisch- oder marihuanahaltige Zigarette.

Junkie: (heruntergekommener) Heroinsüchtiger (englisch *junk* = »Dreck«).

Kiffen: das Rauchen von Haschisch und Marihuana.

Marihuana: getrocknete Blätter und Blüten der Hanfpflanze.

psychoaktiv: die Fähigkeit einer Substanz, auf das Bewußtsein einwirken zu können.

THC: Tetrahydrocannabinol, der Hauptwirkstoff der Hanfpflanze.

Törn (Turn): Rauschwirkung.

fast die einzig wirklich wirksame Hilfe dar. Der Nutzen von Faserhanf bei der Herstellung von stärksten Seilen und effektiven Dichtungen ist allgemein bekannt. Wie war es also möglich, daß eine Pflanze, die Vorzüge wie kaum eine zweite besitzt, so in Verruf geriet, daß sogar ihr Anbau bis vor kurzer Zeit verboten war und ihre zahlreichen nützlichen und hilfreichen Produkte sowie ihre segensreichen medikamentösen Anwendungen somit nicht zur Verfügung stehen konnten?

Die Antwort liegt natürlich darin, daß Hanf bzw. Cannabis unter anderem auch ein Rauschmittel ist, weithin bekannt als Haschisch und Marihuana. Diese geistbewegenden Substanzen hatten die letzten Jahrzehnte eine sehr schlechte Presse, und so kam es, daß man gleich das Kind mit dem Bade ausschüttete und jegliche Nutzung dieser Pflanze unterband. Besonders schwer schlägt dies nach wie vor bei der medizinischen Anwendung zu Buche. Krebs und Aids, wohl mit die ernstesten Krankheiten überhaupt, können durch Cannabis zwar nicht geheilt, ihr Verlauf kann aber doch erheblich gemildert werden. Menschen, die sich bereits auf ihren Tod vorbereitet hatten, wurden durch den Cannabisgenuß körperlich und seelisch so stabilisiert, daß ihre Lebenserwartung um einige Jahre anstieg und – was vielleicht noch wichtiger ist – daß sich ihre Lebensqualität dabei entscheidend verbesserte. Eine Existenz und schließlich ein Sterben in Würde war somit in vielen Fällen erst durch Cannabis möglich. Da der Besitz von Haschisch und Marihuana in praktisch allen Ländern der Welt verboten ist, erfordert dies natürlich die Bereitschaft, sich über die Gesetzeslage hinwegzusetzen (wozu hier niemand aufgefordert werden soll). Selbst wenn man weiß, daß die Anwendung des verbotenen Rauschmittels bei den genannten Krankheiten tatsächlich segensreich ist, muß man wissen, wie man an den »Stoff« herankommt. Dies sind viele Hürden; und längst nicht jedem, der Hilfe durch Cannabis bräuchte, wird sie auch zuteil. Und selbst wenn, müssen diese Kranken dann damit rechnen, als Rauschgiftsüchtige und Kriminelle stigmatisiert zu werden. Anfang 1999 erschien z. B. im *Spiegel* ein Artikel, der von einer brustkrebskranken Frau berichtete, die die extrem unangenehmen Auswirkungen der Chemotherapie mit Cannabis bekämpfte. Als dies in ihrem Dorf bekannt wurde, schnitt man sie allgemein und betrachtete sie als »Junkie«.

Ich habe erlebt, wie Menschen aus meinem persönlichen Umfeld, die tödlich an Krebs oder Aids erkrankt waren, den Konsum von Cannabis ablehnten, weil sie der Meinung waren, es handele sich um ein gefährliches Rauschgift. Dieses durch die Fehlinformation der letzten Jahrzehnte in den Köpfen einbetonierte Vorurteil sitzt bei vielen Menschen so tief, daß auch die Aufklärung durch medizinische Fachartikel und selbst der Zuspruch fortschrittlicher Ärzte an der ablehnenden Haltung oft nichts ändern können. Die Folge sind unnötiges Leiden und manchmal eine deutlich verkürzte Lebenszeit der Patienten. Völlig überholte Auffassungen und die gegenwärtigen Gesetze haben zur Folge, daß Menschen sinnlos leiden und verfrüht sterben müssen.

Es gibt zwar mittlerweile ein synthetisches Cannabispräparat aus den USA namens »Marinol«, das nun auch in Deutschland verschrieben werden darf, doch kommt es bis jetzt nur in den wenigsten Fällen zur Anwendung. Es muß in den Staaten bestellt werden, und viele Ärzte scheuen sich davor, es zu verschreiben, da dies nur mit einem Betäubungsmittelrezept geht. Ein solches mehrteiliges amtliches Formblatt auszufüllen und zu verwalten, gestaltet sich recht aufwendig, was an sich schon manchen Doktor davon abhält. Viele Ärzte weigern sich, eins auszustellen, weil sie eine »Abhängigkeit« ihres Patienten befürchten, die dann zu einer Schadensersatzklage führen könne (dabei gibt es bei Cannabis keine Sucht im landläufigen Sinne). Doch berichten viele, die Marinol und Haschisch bzw. Marihuana in medikamentöser Form getestet haben, daß die natürlichen Produkte viel effizienter sind als der chemische Wirkstoff. Die »Rohware« ist jedoch grundsätzlich illegal; und wer sich zur Selbsttherapie Haschisch oder Marihuana beschafft, muß damit rechnen, zu einer Gefängnisstrafe verurteilt zu werden, vor allem wenn er wiederholt wegen Drogenbesitzes dingfest gemacht wird. So kann es sein, daß ein Aidskranker, der vielleicht ohnehin nur noch ein oder zwei Jahre zu leben hat, davon einen Großteil in der Strafvollzugsanstalt verbringen muß, weil er versucht, auf eigene Faust seine Leiden zu lindern. Nach wie vor werden schwerstkranke Aidspatienten wegen des Besitzes von Cannabis zu Haftstrafen verurteilt – ohne angemessene medizinische Versorgung und selbstredend ohne die Möglichkeit, Haschisch oder Marihuana zur Therapie einzusetzen.[1]

Wohl noch niemand ist ernsthaft auf die Idee gekommen, Morphium und Kokain in der Schmerztherapie zu verbieten, nur weil diese Substanzen auch als Rauschmittel mißbraucht werden. Beim ungleich harmloseren Haschisch geschah jedoch genau das. Dessen relative Ungefährlichkeit geben sogar viele seiner entschiedenen Gegner zu. Ein allgemeines Verbot wäre noch recht leicht zu verschmerzen, wenn es für die medizinischen Anwendungen von Cannabis einen gleichwertigen Ersatz oder sogar etwas Besseres gäbe. Ebendies trifft jedoch nicht zu. Es ist auch kaum verständlich, daß Ärzte bestimmte Medikamente nicht verschreiben dürfen, selbst wenn sie den Nachweis über deren Wirksamkeit und Ungefährlichkeit führen können. Ich halte es für dringend geboten, daß eine Gesetzesreform Ärzten Therapiefreiheit in bezug auf Cannabisprodukte verschafft. Falls ungewöhnliche Maßnahmen ergriffen werden sollen oder

Substanzen zur Anwendung kommen, deren allgemeine Verwendung verboten ist, kann es selbstverständlich nur sinnvoll sein, wenn die behandelnden Ärzte ihr Vorgehen begründen müssen. Auf diese Weise wird die Therapiefreiheit auch vor Mißbrauch geschützt werden, was schließlich in unser aller Interesse liegt.

Bei einem so stark emotional besetzten Thema wie dem unseren scheint die Frage nach dem Pro oder Kontra wichtiger als die meisten anderen zu sein. Daher an dieser Stelle ein kurzes persönliches Statement: Ich kenne Menschen, die seit über zwanzig Jahren Cannabis konsumieren. Teils zum Vergnügen, teils als Schmerz- oder Migränemittel und teils als Schlafmittel. In der gesamten Zeit haben sie sich immer wieder auf körperliche und geistige Schäden untersuchen lassen, die durch den Haschischgenuß verursacht sein könnten. Doch weder die Ärzte noch sie selbst haben irgendwelche nachteiligen Auswirkungen bei sich feststellen können. Ich bin deshalb für mich zu dem Schluß gekommen, daß es sich bei Cannabis tatsächlich um das ungefährlichste Rauschmittel handelt, das es überhaupt gibt bzw. das bekannt ist. Gestützt wird meine Ansicht durch die Tatsache, daß der Gesetzgeber den Ruf nach einer Freigabe von Haschisch und Marihuana immer wieder mit der Begründung ablehnt, daß die Harmlosigkeit dieser Rauschmittel nach wie vor nicht *mit letzter Sicherheit* bewiesen sei. Eine solche Argumentation löst Befremden aus, wenn man bemerkt, daß andererseits die Giftigkeit legaler Rauschmittel wie Koffein, Nikotin und Alkohol zweifelsfrei feststeht und diese Stoffe selbst Kindern problemlos zugänglich sind. Suchtbildende und gesundheitsschädliche Zigaretten können an jeder Straßenecke von jedermann aus dem Automaten gezogen werden, während Cannabis verboten und strafbewehrt bleibt, weil es keinen hundertprozentigen Beweis seiner Harmlosigkeit gibt! Diese Aussage ist also sogar ein sehr starkes Argument *für* die Freigabe von Cannabis: Kaum ein zweites Rauschmittel wurde so gründlich untersucht, und obwohl das gewünschte Ergebnis schon immer im voraus klar war, gelang es der seriösen Forschung nicht, Beweise für die ernsthafte Schädlichkeit von Haschisch und Marihuana beizubringen!

Um zu einer möglichst objektiven Einschätzung der Gefährlichkeit bzw. des Nutzens der Hanfprodukte zu kommen, wollen wir uns dem Thema deshalb unter drei Gesichtspunkten nähern:

1. Cannabis als Rauschmittel: Zum einen möchte ich objektive und realistische Informationen über Haschisch und Marihuana zur Verfügung stellen. Dies gilt für Jugendliche, die vielleicht auf einer Party zum ersten Mal einen Joint geraucht haben und nun möglicherweise um ihre seelische oder körperliche Gesundheit fürchten, genauso wie für besorgte Eltern und Freunde sowie natürlich für Lehrer, Erzieher und Sozialarbeiter, die andere aufklären sollen und nach einem Weg suchen, wie sie mit diesem Thema angemessen umgehen können. Wer Drogen im allgemeinen und Haschisch im besonderen ablehnt und auf der Suche nach Argumenten ist, wird auch diese hier finden. Ich werde also beschreiben, was Haschisch und Marihuana sind, wie sie wirken, auf welche Weise sie konsumiert werden und was der Anwender im Interesse seiner Gesundheit beachten sollte. Bei alledem darf natürlich der obligatorische Hinweis nicht fehlen, daß mit diesen Darstellungen niemand zum Gesetzesbruch aufgefordert werden soll. Allerdings ist es sinnvoll und notwendig, Menschen, die diese Substanzen ohnehin schon konsumieren, darüber aufzuklären, wie sie sich und andere am besten schützen können. Wer Heroinsüchtige bittet, saubere Nadeln

Ein Kraut mit vielen Namen

anascha – Rußland, banga – Sanskrit, bangi – Kongo, bhang – Indien, boo – USA, cabza – Indien, canab – England, canaib – Irland, charge – USA, dagga– Südafrika, dawamesk – Algerien, diamba – Brasilien, djamba – Südafrika, esrar – Türkei/Persien, ganja – Indien, ganjika – Sanskrit, gauge – USA, goni – Sanskrit, goo – USA, grass – USA, grifa – Spanien/Mexiko, haenep – Altenglisch, hamp – Dänemark, hampa – Schweden, hampf – Finnland, hanpr – Norwegen, haschisch – Frankreich, hashish – Afrika/Asien, hemp – Großbritannien, hennep – Holland, herbe – Frankreich, hierba – Mexiko, hsien ma tze – China, Indian hay – USA, intsangu – Südafrika, jive – USA, joint – USA, joy – USA, Juana – Mexiko, juanita – Mexiko, kanapes – Ulauen, kanas – England, kanbun – Chaldäisch, kanebosm – Hebräisch, kanebusma – Armäisch, kanep – Albanien, kannab – Arabien, kanopia – Tschechien/Slowakien, kondir – Tartarisch, kendiros – Tartarisch, khanchha – Kambodscha, kif – Nordafrika, kinder – Tartarisch, konop – Bulgarien, konopie – Polen, konoplja – Rußland, liamba – Brasilien, loco weed (verwechselt mit *datura*) – USA, maconha – Brasilien, majoun – Nordafrika/Mittlerer Osten, marijuana – Mexiko/USA, Marihuana – Europa, mary jane – USA, matakwane – Sotho (Südafrika), mbangi – Tansania, momea – Tibet, mora – Mexiko, morisqueta – Mexiko, mota – Mexiko, muggles – USA, muta – USA, nena – Mexiko, nsangu – Zulu, pajuela – Mexiko, pot – USA, qunubu – Assyrien, rap – Indien, reefer – USA, rosamaria – Mexiko, rup – Indien, sana – Sanskrit, shanapu – Sanskrit, shora – Mexiko, so-la-radsa – Tibet, sonadora – Mexiko, stick – USA, suruma – Ronga (Afrika), takrouri – Tunesien, tea – USA, tiamba – Brasilien, tirsa – Mexiko, u mya – Xhosa (Afrika), weed – USA, wheat – Europa

*(Aus **Book of Grass** via **HanfHandbuch**)*

zu verwenden, um Ansteckungen mit Hepatitis und dem Aidserreger zu vermeiden, fordert ja auch nicht zum Drogenkonsum auf, sondern es ist vorrangig seine Intention, anderen zu helfen.

2. Cannabis als Medizin: Hier ist mein Hauptanliegen – wenn es mir gelingt, deutlich zu machen, daß alle natürlichen Canna-

bisprodukte umgehend zur medizinischen Verwendung zugelassen werden müssen, einfach weil sie unerträgliche Schmerzen und Übelkeit lindern helfen und die Lebenserwartung
von Todkranken oft deutlich steigern können, dann hat dieses Buch sein primäres Ziel erreicht. In einer aufgeklärten
modernen Welt sollten Entscheidungen, von denen Wohl und
Wehe von Schwer- und Schwerstkranken abhängen, nicht
nach längst überholten Vorurteilen gefällt werden, sondern
nach Kenntnis des aktuellen Forschungsstandes.

3. Cannabis als vielseitiger natürlicher Rohstoff: Darüber hinaus möchte ich aufzeigen, welche mannigfachen Möglichkeiten Hanf als Ausgangsmaterial zur Herstellung wichtiger
Produkte bietet. Seine Anwendungen sind so unglaublich
vielseitig, daß eine ausführliche Darstellung den Rahmen
dieses Buches überschreiten würde. Zum Glück ist dies an
anderer Stelle schon in hervorragender Weise geschehen.[2] In
diesem Buch wird jedoch eine allgemeine Übersicht gegeben.

Gerade weil ich zur »Pro-Seite« gehöre, liegt mir viel daran, alle
Argumente so korrekt und fair wie möglich darzustellen. Denn
für ein Buch, das zum Thema sachlich informieren möchte,
kann es kein vernichtenderes Urteil als das der »Drogenverherrlichung« geben.

Da es meiner Meinung nach so wenig ernst zu nehmende
Gründe gibt, die gegen die Ansicht sprechen, daß es sich bei
Haschisch und Marihuana um weitgehend harmlose Rauschmittel und segensreiche Medikamente handelt, sollen diese hier
um so gründlicher und ernsthafter besprochen werden. Jedes
vernünftige Argument kontra Cannabis, das mir bekannt ist,
wird zur Sprache gebracht.

Wer einen seriösen Einwand gegen dessen Freigabe kennt, der
nicht genannt wird, kann sich über den Verlag oder via E-Mail

(Richi.Moscher@gmx.de) gern mit mir in Verbindung setzen. Ich werde ihn dann gegebenenfalls in einer nächsten Auflage berücksichtigen. Doch lassen Sie uns nun damit beginnen, einmal zu untersuchen, was Haschisch und Marihuana überhaupt sind.

Richi Moscher
im Herbst 1999

1.

Pflanze, Stoff und Rausch

Haschisch und Marihuana

Haschisch ist das Harz der Hanfpflanze. Es wird vor allen Dingen um die Blüten und auf den oberen kleinen Blattspitzen gebildet (s. S. 45). Mit unterschiedlichen Methoden trennt man es von der Pflanze und preßt es in der Regel zu Platten. Unter Marihuana versteht man getrocknete Blätter und vor allem die Blüten der Hanfpflanze.

In fast allen einschlägigen Büchern wird behauptet, daß Marihuana wesentlich schwächer als Haschisch sei. Jeder, der mit beiden Substanzen ausreichend praktische Erfahrung sammeln konnte, weiß jedoch, daß diese Behauptung so nicht stimmt. Der wesentliche Faktor für einen Cannabisrausch ist das THC (s. S. 46). Sein Anteil im Haschisch oder Marihuana gibt Aufschluß darüber, wie potent das Material ist. Es existieren Haschischsorten, die nur etwa 2 Prozent THC enthalten, der höchste gemessene Wert liegt bei 11,5 Prozent.[3] Einige hochpotente Marihuanasorten enthalten allerdings über 18 Prozent THC, und niederländische Züchter arbeiten intensiv daran, diesen Wert noch zu steigern. Hinzu kommt, daß aus noch nicht geklärten Gründen Haschisch nahezu durchweg hohe bis extrem hohe Mengen an CBD enthält, eine Substanz, welche dem Rausch entgegenwirkt und ihn somit abschwächt. Hochwertige Marihuanasorten hingegen weisen niedrige CBD-Anteile auf, das THC kann seine Wirkung also vergleichsweise besser entfalten. Vermutlich ist die Mär vom »wesentlich schwächeren« Marihuana aus folgenden Gründen entstanden: Zum einen gibt es in der Tat viel häufiger minderwertiges Marihuana als schlechtes Haschisch. Denn schlimmstenfalls werden noch die getrockneten (und wirkstofffreien) Blätter von Faserhanf als »Marihuana« zum Kauf angeboten; und schlechte Grasqualitäten bringen dem Bauern und dem Händler immer noch einen Gewinn, schließlich muß die Pflanze nur getrocknet und verpackt werden. Die Herstellung von sehr minderwertigem Haschisch lohnt jedoch kaum, sie ist im Verhältnis zum erzielbaren Schwarzmarktpreis einfach zu aufwendig.

Zum anderen unterliegen viele der falschen Vorstellung, daß sich der Cannabiswirkstoff – das THC – ausschließlich im Harz befindet, Blätter und Blüten also ihre Wirkung nur durch die geringen Mengen an anhaftendem Harz erhalten, während Haschisch der konzentrierte Wirkstoff ist, da es ausschließlich aus Harz besteht. Dies ist wirklich eine der hartnäckigsten Wandersagen, sogar unter Cannabisexperten. In Wahrheit gibt es durchaus sehr harzreiche Hanfsorten, die dennoch nur wenig THC enthalten, und sehr potente, die jedoch kaum Harz produzieren. Dies ist wohl auch der Grund, warum einige der stärksten Cannabissorten wie z. B. Thai- oder Kerala-Gras nur zur Marihuanagewinnung herangezogen werden. Ihr Harzgehalt reicht einfach nicht aus, um daraus eine rentable Haschischmenge gewinnen zu können.

In der Wirkung sind Haschisch und Marihuana durchaus oft ein wenig unterschiedlich. Grob vereinfachend kann man sagen, daß viele den Marihuanarausch eher als anregend und erheiternd empfinden, sie fühlen sich »high«, während Haschisch eher eine beruhigende bis stark dämpfende Wirkung entfaltet: Man fühlt sich »stoned«.

Einige Marihuanasorten sind auch reich an THCV (Tetrahydrocannbivarin), das wesentlich schneller und intensiver als »normales« THC wirkt. Es ist vermutlich auch für die oft deutlich stärker halluzinogene Wirkung von Marihuana im Verhältnis zu Haschisch verantwortlich. Allerdings läßt seine Wirkung erheblich schneller nach. Etwa eine Stunde dauert es, bis der Rausch vorbei ist, während die Effekte von THC erst nach zirka drei bis vier Stunden abklingen.

Sind Haschisch und Marihuana also als »Rauschgifte« zu bezeichnen? Auch wenn diese Frage von den meisten Politikern und Laien wohl bejaht wird, so ist die korrekte Antwort doch eindeutig ein Nein: Ein Gift kann nämlich per definitionem nur etwas sein, das eben auch giftig ist. Cannabis gehört allerdings zu den ungiftigsten Substanzen, die wir überhaupt kennen. In der medizinischen Forschung wird der Grad der Toxizität eines Stoffes anhand der sogenannten LD50 bestimmt (LD = *lethal dose* = »tödliche Dosis«). Unter der LD50 versteht man die Dosis, die bei 50 Prozent der Versuchstiere zum Tod führt. Diese liegt bei Cannabis schätzungsweise 4000mal höher als die Menge, die für einen Rausch benötigt wird. Man geht von 0,3 Gramm aus, um von qualitativ hochwertigem Haschisch oder Marihuana »high« zu werden; die möglicherweise tödliche Dosis läge aber bei 1,2 Kilogramm – auf einmal konsumiert, wohlgemerkt! Da eine solche Überdosierung nicht einmal theoretisch möglich ist, hat es meines Wissens bis heute auch noch keinen einzigen Todesfall durch Cannabiskonsum gegeben, und es sieht nicht danach aus, als ob sich daran etwas ändern würde.

Zum Vergleich: Bei Alkohol und vielen Medikamenten (z. B. Schlaftabletten) geht man von einer Lebensgefahr bereits bei zehnfacher Überdosierung aus. Diese kann schon mit ein bis zwei Flaschen Schnaps erreicht werden. Unter diesem Gesichtspunkt verdiente also Alkohol wesentlich eher die Bezeichnung »Rauschgift«.

Da es bis heute nicht gelungen ist, Gesundheitsschäden eindeutig auf den Genuß von Cannabis zurückzuführen, ist die Bezeichnung »Rausch*mittel*« sicherlich die angemessenste.

Die Theorie von der Einstiegsdroge

Ist Haschisch eine Einstiegsdroge sofern damit der Einstieg in die Kriminalität gemeint ist, lautet die Antwort natürlich ja. Wer Cannabisprodukte besitzt, um sie als Rauschmittel zu konsumieren, macht sich schließlich strafbar. Da hilft es auch nicht, wenn man beweisen kann, daß niemand zu Schaden gekommen ist bzw. kommen wird. Wer sich einen größeren Vorrat an Cannabis angelegt hat, etwa weil er ein besonders günstiges Angebot erhielt, muß mit einer hohen Geld- oder gar Gefängnisstrafe rechnen. Nach dem derzeit geltenden Recht sind Haschisch und Marihuana in der Bundesrepublik Deutschland also alles andere als entkriminalisiert. Junge Menschen, die ohne erkennbare körperliche oder seelische Nachteile gelegentlich einen Joint rauchen, werden so schwerlich ein besonderes Vertrauen in unsere Rechtsordnung entwickeln: Wer aufgrund eigener Erfahrungen weiß oder doch zumindest zu wissen meint, wie falsch die von vielen offiziellen Stellen vorgebrachten Behauptungen und ihre Maßnahmen in bezug auf Cannabis sind, wird wohl auch kaum glauben, was von dieser Seite aus über andere, objektiv gefährlichere Drogen gesagt wird. So gesehen wird Cannabis durch die geltende Drogenpolitik tatsächlich zu einer Einstiegsdroge hochstilisiert.

Wer als (unerfahrener) Haschischkonsument bei einem Dealer einkauft, der auch regelmäßig andere Drogen anbietet, wird hier natürlich leichter in Versuchung geführt als jemand, der gar nicht weiß, wo er sich die vergleichsweise harmlosen Substanzen besorgen könnte. Gerade wenn einmal kein Cannabis verfügbar ist, der Kunde aber unbedingt etwas zum »Antörnen« möchte, mag eine erhöhte Neigung bestehen, es auch mal mit etwas anderem, Gefährlicherem zu versuchen …

Durch die Kriminalisierung bewegen sich Cannabiskonsumenten, die nicht auf den – ebenfalls strafbaren – Eigenanbau umgestiegen sind oder ihren Stoff grundsätzlich nur in den Niederlanden kaufen, fast zwangsläufig in einem Milieu, in dem auch andere, gefährlichere Drogen genommen werden. Hier wird Neugier geweckt und insbesondere unter Jugendlichen auch sozialer Druck ausgeübt: Mancher wird vielleicht auf Ecstasy und Speed umsteigen, weil er von den anderen akzeptiert werden möchte.

Wer bereit ist, das Gesetz zu übertreten und empfindliche Strafen zu riskieren, um ein weitestgehend harmloses Rauschmittel zu konsumieren, hat oft auch ein besonderes Interesse an veränderten Bewußtseinszuständen und ist ebenso bereit, dafür Risiken einzugehen. Es liegt deshalb nahe und wird durch die Erfahrung belegt, daß Cannabiskonsumenten gelegentlich auch mit anderen psychoaktiven Substanzen experimentieren.

All diese möglichen Probleme ließen sich durch eine Entkriminalisierung von Haschisch und Marihuana größtenteils lösen. Die Niederlande haben es mit ihrem ausgesprochen erfolgreichen Modell vorgemacht: Die Märkte für »harte« und »weiche« Drogen wurden getrennt, indem man den Verkauf und Gebrauch von Cannabis unter bestimmten Rahmenbedingungen duldet, den Handel mit »harten« Drogen jedoch unverändert intensiv verfolgt und bestraft. Wer in Holland Kokain oder Heroin verkauft, hat nur in den seltensten Fällen Haschisch im Angebot, das kann man sich schließlich problemlos und straffrei im Coffeeshop um die Ecke besorgen. In den Coffeeshops wiederum achtet man sehr darauf, daß hier weder harte Drogen gehandelt noch konsumiert werden.

Die von deutschen Politikern immer wieder vorgebrachte Behauptung, das Coffee-shop-Modell käme schon deshalb nicht in Frage, weil dies automatisch auch zum Handel mit sogenannten harten Drogen führen würde, wird dadurch eindeutig widerlegt.

Die Verfechter der Einstiegsdrogentheorie meinen jedoch offensichtlich etwas anderes: Sie glauben, daß der Konsum von Haschisch und Marihuana an sich zu einem Verlangen nach anderen Drogen führt, daß Cannabis irgendwann nicht mehr genügt und der Benutzer stärkere Drogen braucht. Die Ansicht, daß Cannabis letztendlich zur Heroinabhängigkeit führt, wird »Gateway-Theorie« oder »Stepping-Stone-Hypothese« genannt. Extreme Cannabisgegner sind gar der Ansicht, daß Haschisch zu organischen Hirnveränderungen führt, die den Benutzer regelrecht in eine Suchtkarriere zwingen. Für diese längst widerlegten, unlogischen mit biochemischen Reaktionen nicht begründbaren Behauptungen werden selbst heute noch »Beweise« wie der folgende vorgebracht, der in der *Ärzte Zeitung*[4] erschien:

> »Das Bayerische Landeskriminalamt hat zwischen Juli 1993 und Juni 1994 insgesamt 261 Drogentote untersucht und dabei in 168 Fällen festgestellt, wie deren Suchtkarriere begann: 126mal war Haschisch die Einstiegsdroge, 34 Drogentote waren mit Heroin direkt in den harten Drogenkonsum eingestiegen.«

Alles klar – die meisten Herointoten haben früher Haschisch geraucht, also führt Haschisch zur Heroinsucht: Hätte man bei Beibehaltung dieses Beweisführungsmusters nach Alkohol und Zigaretten gefragt, wäre mit sehr hoher Wahrscheinlichkeit ein noch überzeugenderer Zusammenhang herausgekommen, denn fast jeder, der einmal heroinsüchtig wird, hat vorher diese legalisierten Suchtmittel konsumiert.

Daß Rauchen bei Jugendlichen in Zusammenhang mit einem erhöhten Abhängigkeitspotential steht, wird heute tatsächlich von den meisten Experten als gesichert angesehen. Selbst im offiziellen *Suchtbericht* der Bundesregierung[5] von 1998 heißt es:

»Die Trennung zwischen legalen und illegalen Substanzen ist im Bereich der Primärprävention fachlich zu Recht bereits seit geraumer Zeit weitgehend aufgegeben worden. Ein frühzeitiges Einwirken auf Risikoverhalten richtet sich heute generell auf den Umgang mit psychoaktiven Substanzen. Daß die Bereiche nicht zu trennen sind, zeigt sich z. B. auch daran, daß bei rund der Hälfte der Personen, die primär wegen einer Drogenproblematik in Behandlung sind, auch schädlicher Konsum oder Abhängigkeit von Alkohol im Spiel ist. Wichtig ist daher, daß eine umfassende Prävention bei Kindern und Jugendlichen bereits vor dem ersten Konsum von Tabak, der *die* ›Einstiegsdroge‹ überhaupt zu sein scheint, sowie von Alkohol einsetzt.«

Und aus der Verfassungsvorlage[6] des Lübecker Landgerichtes, die zur Straffreiheit beim Besitz geringer Cannabismengen führte, geht hervor:

»Die Sachverständigen haben in Übereinstimmung mit der Auskunft des Bundesgesundheitsamtes zunächst festgestellt, daß es keinen medizinischen und biologischen Auslöser für die Behauptung gibt, daß Konsumenten sogenannter weicher Drogen auf harte Drogen umsteigen.

Das Schweizer Bundesgericht hat sich in seinem Entscheid vom 29. August 1991 mit der angeblichen Gefährlichkeit von Cannabisprodukten auseinandergesetzt und dabei auch zur Einstiegstheorie bzw. zur Umsteigegefahr Stellung genommen. Dabei hat es den Sachverständigen Prof. Kind zitiert, der dargelegt hat, daß diese Behauptung (Einstiegsdroge) heute eindeutig widerlegt sei. Abschließend heißt es in der Entscheidung des Schweizer Bundesgerichts: ›Der Gebrauch von Cannabis führt ferner keineswegs zwangsläufig zu jenem gefährlicherer Stoffe; nach neuesten Schätzungen greifen insgesamt etwa 5 Prozent aller Jugendlichen, die Erfahrung mit Cannabis haben, zu härteren Drogen.‹ Auch Körner lehnt in seinem Kommentar zum Betäubungsmittelgesetz die Theorie von Haschisch als Einstiegsdroge ab. Es heißt dort: ›Die Theorie von Haschisch als Einstiegsdroge ist kein überzeugendes Argument, weil der Weg zum Heroin ebenso häufig über Alkohol- und Tablettenkonsum verläuft, ohne daß deshalb ein Verbot von Alkohol oder Tabletten zu fordern wäre.‹ Die Kammer lehnt daher in Übereinstimmung mit den Sachverständigen und den vorstehend zitierten Autoren die Theorie von der ›Einstiegsdroge‹ ab.«

Wer die Zahlen kennt, der müßte die Unsinnigkeit der Einstiegsdrogentheorie ziemlich schnell einsehen: Etwa fünf Millionen Deutsche kiffen mehr oder weniger regelmäßig. Experten schätzen die Zahl der Herionsüchtigen hingegen auf zirka 100 000. Selbst wenn wir fälschlicherweise unterstellten, daß ausschließlich ehemalige Haschischraucher zu Herion greifen, dann wäre das ein Anteil von 2 Prozent. Selbstverständlich wären auch diese »mickrigen« 2 Prozent zuviel, von einer

»Schrittmacherfunktion«, die Cannabis haben soll, kann allerdings nicht die Rede sein.

Auch in biochemischer Hinsicht sind derartige Überlegungen nicht haltbar. Der Gebrauch eines Medikamentes oder einer Droge birgt üblicherweise nur dann die Gefahr eines Umstieges auf andere Mittel, wenn zum einen eine Gewöhnung eintritt, das Präparat also mit der Zeit immer schwächer wirkt, und zum anderen Drogen existieren, die ähnlich oder gleich, aber stärker wirken. Beides ist bei Haschisch und Marihuana nicht der Fall: Die Wirkungsstärke läßt keineswegs immer mehr nach. Es kommt zu keinen notwendigen Dosissteigerungen, und niemand muß nach anderen, stärkeren Mitteln Ausschau halten, weil Cannabis ihn nicht mehr antörnt.

In chemischer und psychoaktiver Hinsicht wirkt Cannabis völlig verschieden von den übrigen Drogen. Es kann deshalb nicht durch andere Substanzen ersetzt werden. Wer einen Haschischrausch sucht, kann ihn nur durch dieses Rauchharz bekommen. Es gibt schlichtweg kein Mittel, das wie Cannabis, aber stärker wirkte. Außerdem kann man sich, wenn man denn unbedingt möchte, selbst mit Haschisch und Marihuana bis zum »Gehtnichtmehr« berauschen. Wie bei Alkohol und den anderen Drogen auch steigert sich die Rauschintensität mit der konsumierten Menge. Fazit: Wer gern von Cannabis vollkommen high wird, braucht keine andere Droge, er raucht einfach mehr.

Daß ein Großteil der Heroinsüchtigen mit Haschisch anfängt, hat vor allem auch den Grund, daß Haschisch von den illegalen Rauschmitteln am leichtesten zugänglich ist. Wer einmal ein »Rauschgift« ausprobieren möchte, wird deshalb am ehesten an Cannabis geraten. Außerdem werden die meisten Interessenten auch darüber informiert sein, daß Haschisch und Marihuana von allen Mitteln am unbedenklichsten sind. Dementsprechend attraktiv erscheinen sie für erste Experimente. Wer sich in Drogen die vermeintliche Lösung schwerster persönlicher Probleme erhofft, der hält sich nur sehr selten länger mit Cannabis auf, Speed, Kokain und Heroin sind hier wesentlich »effektiver«: Sie wirken massiv persönlichkeitsverändernd, angstlösend und heftig euphorisierend. Im Unterschied zu Cannabis spielt die Stimmung, in der das Mittel konsumiert wird, nur eine untergeordnete Rolle: Während Niedergeschlagenheit, Ängste oder Depressionen in der Regel durch das Rauchen von Haschisch und Marihuana eher verstärkt werden, wirkt etwas Heroin auf die meisten Menschen zuverlässig entspannend und erzeugt ein Glücks- bzw. Hochgefühl.

Angesichts dieser Überlegungen scheinen sich auch die 2 Prozent der Fälle aus unserem Rechenbeispiel, bei denen Cannabis zu Heroin führen könnte, in Luft aufzulösen. Auf der Suche nach der »richtigen« Droge beginnen die meisten wie gesagt mit Cannabis, weil es am leichtesten erhältlich ist und als ungefährlich gilt.

Doch praktisch jeder, der Cannabis oder irgendeine andere illegale Droge ausprobiert, hat vorher Zigaretten geraucht und Alkohol getrunken.

So ist, wie weiter oben schon angedeutet wurde, die wahre Einstiegsdroge der Tabak. Zahlreiche Studien belegen, daß es Zusammenhänge gibt zwischen dem Alter, in dem mit dem Rauchen begonnen wurde, der Anzahl der Zigaretten pro Tag und der Disposition, Süchte und Abhängigkeiten allgemein zu entwickeln. Je mehr jemand raucht und je früher er damit anfängt, um so höher ist die Wahrscheinlichkeit, daß er Probleme mit Alkohol oder anderen Suchtgiften bekommt. Ob der frühe Tabakkonsum als Ursache für die Entwicklung einer Suchtpersönlichkeit angesehen werden kann oder ob dadurch lediglich eine Veranlagung deutlich wird, die sich so oder so in irgendeiner Weise Bahn gebrochen hätte, ist ungeklärt. Vermutlich spielt beides eine Rolle.

Auch Kinder sind heutzutage über die Gefahren des Rauchens in aller Regel recht gut informiert. Man muß also durchaus deutliche Vernunfthürden überwinden, um sich diese gefährlichste aller Konsumgewohnheiten anzueignen. Warum sollte dann jemand, der in Kauf nimmt, an Lungenkrebs oder anderen für Raucher typischen Krankheiten zu sterben, vor den Risiken echter Rauschmittel zurückschrecken?

Außerdem ist die Zigarette für viele Raucher eine Art »Allheilmittel«: Sie dient zur Beruhigung wie zur Anregung, mit ihr läßt sich das Hungergefühl unterdrücken, aber sie schmeckt auch hervorragend nach dem Essen usw. So kann der Tabakkonsum das Bewußtsein dafür fördern, daß man auf eine Krücke angewiesen ist: Man braucht immer irgend etwas, um seinen Alltag zu bewältigen. Daß eine solche Einstellung der Entwicklung anderer Süchte Vorschub leisten kann, ist offensichtlich.

In einer vom damaligen Gesundheitsminister Seehofer in Auftrag gegebenen Studie zu Cannabis wurde festgestellt, daß nur ein sehr kleiner Teil der Haschisch- und Marihuanaraucher als psychisch abhängig anzusehen ist. Die meisten verwenden diese Rauschmittel kontrolliert und ausgesprochen maßvoll. Dies ist insofern bemerkenswert, als es belegt, daß ein vernünftiger, in jeder Hinsicht unbedenklicher Umgang mit bewußtseinverändernden Substanzen möglich ist. Menschen, die gerne Cannabis benutzen, scheinen einige bemerkenswerte Eigenschaften aufzuweisen. Sie bejahen einerseits Rauschzustände und sind andererseits nicht bereit, Abhängigkeiten in Kauf zu nehmen und Süchte zu entwickeln. Studien belegen bereits, daß Cannabiskonsumenten im Durchschnitt intelligenter und gebildeter sind als die übrige Bevölkerung.[7] Ich glaube, weiterführende

Studien würden auch nachweisen können, daß sie darüber hinaus stabilere Persönlichkeiten mit einer positiveren Lebenseinstellung sind. Gerade Langzeitkonsumenten, die in Haschisch und Marihuana »ihre« Droge gefunden haben, sind mit hoher Wahrscheinlichkeit weniger suchtgefährdet als andere. Dies gilt um so mehr, wenn Zigaretten und Alkohol gemieden werden.

Allein ein Ignorant kann bestreiten, daß das Bedürfnis nach Rausch ein natürliches ist: Nur etwa 3 Prozent aller Menschen leben völlig abstinent. Der Rest scheut weder Kosten noch Mühen, um sich mit allen möglichen Mittelchen seine »Kicks« zu verschaffen. Sogar Tiere genießen Rauschmittel, und zwar in der freien Natur und nicht erst, nachdem sie von Forschern gewaltsam abhängig gemacht wurden. Wer sein Rauschbedürfnis mit Cannabis abdeckt, ist durch gefährliche Drogen weniger verführbar, schließlich hat er schon, was er will.

Bemerkenswerterweise befinden sich zahlreiche Drogenverteufler unter Alkoholikern und Medikamentenabhängigen. Dabei könnte gerade ihnen Cannabis helfen. Es gibt einige Untersuchungen und zahlreiche Erfahrungsberichte, die bestätigen, wie schwerste Süchte, einschließlich nach Tabletten, Alkohol und Heroin, mit Hilfe von Haschisch und Marihuana überwunden werden konnten. Die Entzugssymptome wurden gemildert, und das Rauschbedürfnis konnte dann mit einem ungiftigen Mittel gestillt werden, was natürlich die Gefahr eines Rückfalls deutlich herabsetzt. Gerade in solchen Fällen kann Cannabis also nicht als Einstiegs-, sondern muß eindeutig als *Ausstiegs*droge angesehen werden.

Die Hanfpflanze und ihre Wirksubstanzen

Gemeinsam mit dem Hopfen gehört Hanf zur Familie der *Cannabaceae,* als deren einzige Vertreter diese beiden gelten. Die Botaniker sind sich uneinig, ob es eine oder mehrere Cannabisarten gibt. Da sich jedoch sämtliche Cannabissorten miteinander kreuzen lassen, werden sie im allgemeinen als eine Art mit mindestens einer größeren Unterart klassifiziert. Dies hat auch juristische Gründe: Nur wenn man alle Hanfsorten als einer Art zugehörig betrachtet, kann der Gebrauch der Pflanze in all ihren Spielarten verboten werden.

Durch Zucht und Art der natürlichen Umgebung gibt es zwei Hanfsorten: den Faserhanf und den Rauschhanf. Allerdings kann jede der beiden Unterarten bedingt durch Klima und Anbautechnik vollständig die Eigenschaften der anderen übernehmen und seine eigenen verlieren. So verwandelt sich potenter Rauschhanf aus Afrika oder Asien innerhalb von drei Generationen in Europas gemäßigten Breiten in Faserhanf. Umgekehrt nimmt auch der beste Faserhanf in äquatornahen, heißen Ländern in kurzer Zeit die Eigenschaften von Rauschhanf an.

Sein wissenschaftlicher Name ist *cannabis sativa L.,* was von dem griechischen *kannabis* (= »Hanf«) und dem lateinischen *sativa* abgeleitet ist, das »gesät, gepflanzt, angebaut« bedeutet. Das »L.« steht für »Linné«, was besagt, daß der schwedische Naturforscher Carl von Linné (1707-1778) diese Art als erster so beschrieben und benannt hat. Lange galt *Cannabis indica* als eigene Spezies, die man mit dem Rauschhanf gleichsetzte. Mit der Benennung wollte man wohl Indien die gebührende Ehre zuteil werden lassen, dem Land, das als Heimat dieser eher kleinwüchsigen und psychoaktiven Unterart vermutet wird. *Cannabis ruderalis,* eine dritte Variante, wächst vor allem in den GUS-Staaten und wurde unter anderem als Rauschmittel von Zauberern und Schamanen eingesetzt, womit die immer wieder publizierte Behauptung, *Cannabis ruderalis* sei nicht oder kaum psychoaktiv, wohl widerlegt ist: Anscheinend wurden in der mongolischen Tradition *Cannabis sativa* und *ruderalis* unterschiedlich verwandt – während ersteres zur Ölgewinnung diente, benutzte man letzteres wegen seiner geistbewegenden Eigenschaften.[8]

Hanf ist eine sehr schnell wachsende, einjährige Pflanze. Sie kann im Verlauf weniger Monate Höhen von 6 Metern und mehr erreichen. Allerdings ist der Größenwuchs sehr stark sortenabhängig, und in der Regel werden die als Rauschmittel geeigneten Varietäten nicht annähernd so groß wie manche Faserhanfsorten.

Wenn Hanf dicht ausgesät wird, beispielsweise zum Zweck der Fasergewinnung, verlieren die ausgewachsenen Pflanzen am Ende der Vegetationsperiode fast alle Seitentriebe und Blätter, außer denen an der Spitze. Auch Rauschhanf, der auf diese Weise angebaut wird, verliert seine psychoaktiven Eigenschaften. Hat Cannabis hingegen Raum, sich zu entfalten, etwa im Rahmen einer Kultivierung zur Samenproduktion oder zur Verwendung in der Medizin, bildet er um den 3 bis 6 Zentimeter dicken Hauptsproß herum viele starke Seitentriebe aus.

Das bekannte handförmige Blatt besteht aus drei bis elf Blattfingern, die an der Oberseite kräftig grün und an der Unterseite etwas heller sind. Jedes fingerähnliche Einzelblättchen weist einen gezahnten Rand auf und läuft an beiden Seiten spitz zu. Das durchschnittliche Einzelblatt ist 5 bis 15 Zentimeter lang und 1 bis 3 Zentimeter breit. Breitere Blattfinger sind charakteristisch für Indicasorten; schlanke Blätter kennzeichnen *Cannabis sativa.* Allerdings ist die Blattbreite nicht nur sortenabhängig, sondern wird auch stark durch die Luftfeuchtigkeit beeinflußt: Je höher diese ist, um so breiter werden die Blattfinger.

Ebenfalls typisch für Indicagewächse sind kürzere, stark verzweigte Mitteltriebe mit dichtem Blattwerk. Die Blätter sind gekreuzt gegenständig angeordnet, außer im Endbereich der Triebe, wo die Blätter auch wechselständig stehen, wenn sich in der Sproßachsel eine Blüte bildet.

Jeder Fruchtknoten bildet einen einzigen, von einer Schale umgebenen Samen aus: eine kleine, glatte, eiförmige Nuß, die als »Achäne« bezeichnet wird. Die ölreichen Früchte wachsen in dichten Büscheln an den blühenden Trieben. Unreife Samen sind hellgrün. Die Farbe der reifen schwankt zwischen Dunkelgrau und einem marmorierten Hellbraun, wobei dunkle normalerweise sehr viel schwerer als helle sind. Bei weiblichen Pflanzen, die zur Samengewinnung angebaut werden, entfällt etwa die Hälfte des Trockengewichts auf die Früchte. Dies spielt beim kommerziellen Wert von Marihuana eine entscheidende Rolle: Bei gleichwertiger Qualität dürfte dieses Marihuana maximal die Hälfte des Preises kosten, das für samenfreies Material bezahlt wird, da die Samen nicht mitgeraucht werden können und keinerlei psychoaktive Wirkung haben. Außerdem erfordert natürlich das Reinigen im vorhinein wesentlich mehr Zeit als der Genuß samenlosen Materials.

Hanf ist nicht gleich Hanf ...

Allgemein hat sich eingebürgert, Rauschhanf als *Cannabis indica* und Faserhanf als *Cannabis sativa* zu bezeichnen. In der Praxis erweist sich dies aber als Irrtum, da letzteres unter bestimmten Umständen genauso psychoaktiv sein kann wie ersteres. Umgekehrt können auch Indicasorten zur Fasergewinnung herangezogen werden, wenn sie in gemäßigtem Klima dicht angebaut werden. Die Botaniker haben sich weitgehend darauf geeinigt, daß es lediglich eine Art gibt, die grundsätzlich als *Cannabis sativa* bezeichnet wird. *Cannabis indica* und *ruderalis* sind dann Unterarten. Da das Thema Cannabis und seine Unterarten mit unterstellten und dann wieder abgestrittenen Eigenschaften nicht nur für den Laien verwirrend ist und in der Praxis wenig bringt, scheint es mir am sinnvollsten, hier grundsätzlich davon auszugehen, daß es im Prinzip nur eine einzige Cannabisart gibt, die man der Einfachheit halber schlicht als »Hanf« bezeichnet. Seine Eigenschaften können stark variieren. Dies ist abhängig von Standort, Klima und Zucht.

Jeder Teil der Hanfpflanze besitzt spezielle Merkmale und Anwendungsmöglichkeiten. Beim Faserhanf enthalten die Stengel eine der längsten und robustesten Weichfasern der Natur; im Inneren finden sich holzige Anteile, die zu etwa einem Drittel aus Zellulose bestehen – jenem Rohstoff, aus dem unter anderem Papier, Cellophan oder Viskose hergestellt werden. Hanfsamen sind ein vollwertiges und leichtverdauliches Nahrungsmittel, aus ihnen läßt sich ein gesundes Öl gewinnen. Dieses kann sowohl als Speiseöl wie auch z. B. zur Farbherstellung oder als Motortreibstoff dienen. Blätter und Wurzeln kompostieren das Erdreich, sie durchlüften und verbessern es. Faserhanf braucht kaum Schädlingsbekämpfungsmittel, durch sein schnelles Wachstum kann man ihn sogar dafür verwenden, das Erdreich von Unkraut zu befreien. Daher eignet sich Hanf auch sehr gut für den organischen Landbau. Wegen der zahllosen wirtschaftlichen Anwendungsmöglichkeiten der Fasern und des Öls besitzt industriell angebauter und verwendeter Hanf für Landwirte und Weiterverarbeiter ein enormes Wertschöpfungspotential. Dieses Material enthält keinerlei psychoaktive

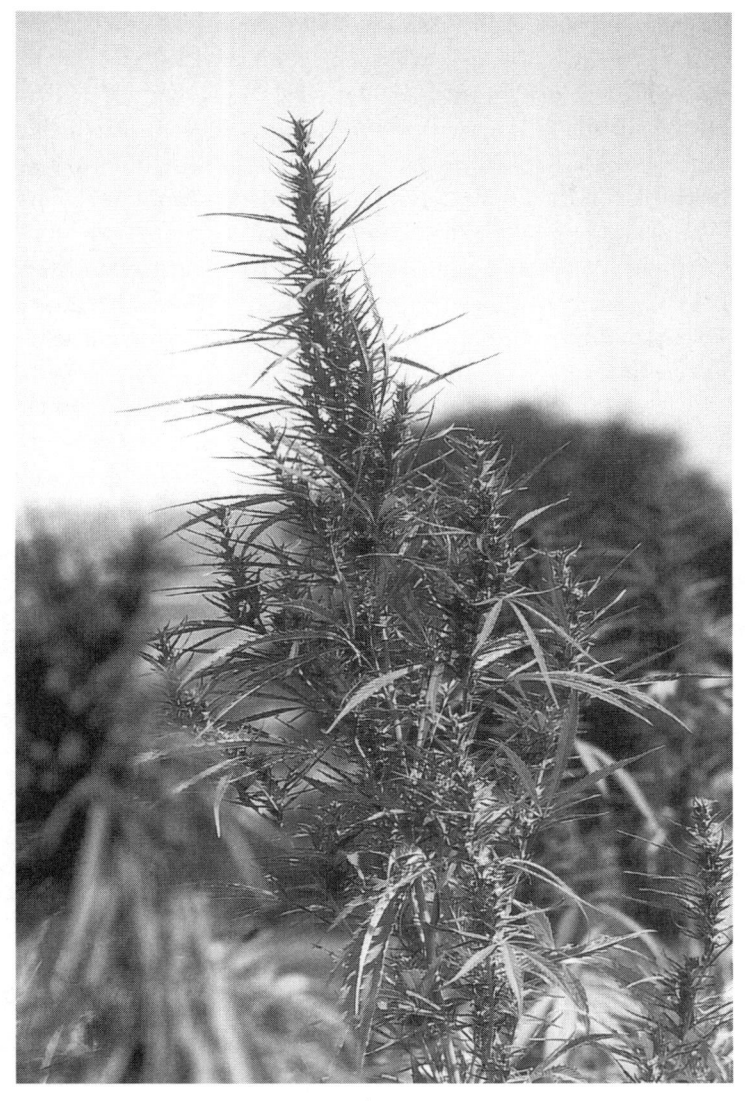

Cannabis sativa

Substanzen, da die Samen aller Hanfsorten grundsätzlich keine Rauschwirkung besitzen. Wenn gelegentlich doch von einem solchen Effekt der Samen berichtet wird, so ist dies auf das sie umschließende Pflanzenmaterial zurückzuführen, das beim Rauschhanf sehr psychoaktiv sein kann. Rauschwirkungen durch Hanfsamen oder deren Öl sind daher immer auf mangelnde Reinigung der Samen zurückzuführen.

Cannabis indica kommt nur in (Nord)Indien, Afghanistan und Pakistan vor. Wild wächst es lediglich im Himalajagebirge. Ob es sich dort um eine Wild- oder um eine verwilderte Zuchtpflanze handelt, ist allerdings nicht bekannt. *Cannabis ruderalis* wächst wild vom Kaukasus bis nach China. Ursprünglich kommt er wohl aus dem südöstlichen Rußland.[9] Die Herkunft von *Cannabis sativa* ist nicht völlig geklärt. Er stammt entweder aus Mitteleuropa oder aus Zentralasien. Durch den Menschen wurde diese Pflanze aber schon sehr früh über die ganze Welt verbreitet und ist daher von allen Cannabisformen die mit Abstand häufigste. Man findet sie außer in den Polarregionen praktisch überall; als Wildpflanze scheint sie nicht vorzukommen, sehr wohl aber als verwilderte Zuchtpflanze.

Cannabis sativa ist in seinen Erscheinungsformen äußerst variabel und an die verschiedenen Anbauformen und Klimata angepaßt. Es kann über 6 Meter hoch wachsen, allerdings hauptsächlich in seiner Eigenschaft als Faserhanf. Dieser bildet normalerweise nur wenig Zweige aus und hat von allen Hanfarten die größten Blätter. Die Blattfinger sind lang, lanzettförmig und sehr schmal. Dies ist sein bedeutsamstes Erkennungsmerkmal. Seine Samen sind deutlich größer und schwerer als die von *Cannabis indica,* und die Samenmäntel sind glatt. Indischer Hanf wird oft nur 1,2 Meter hoch. Er ist stark verzweigt und erinnert in seiner Form ein wenig an einen Tannenbaum. Die oberste Triebspitze sondert Hormone ab, die die nachfolgenden Zweige daran hindert, ihre Höhe zu erreichen. Keine Cannabisart kann so viele Blüten bilden wie *Cannabis indica,* weswegen sie für die Rauschmittelherstellung bevorzugt wird. Die Samen sind dunkler und kleiner als die von *Cannabis sativa.* Außer der geringeren Größe und der ausgeprägteren Verzweigtheit sind das Hauptunterscheidungsmerkmal die etwas kleineren, aber wesentlich breiteren Blätter. *Cannabis ruderalis* wird nur 30 bis 60 Zentimeter hoch, hat wenige Verzweigungen und kleine Blätter. Es werden nicht allzu viele Blüten gebildet, und zwar nur an der Spitze des Haupttriebes. Die Samenhülle hat eine fleischige Basis. *Cannabis indica* braucht mehr Licht und wesentlich länger als *Cannabis sativa,* um zur Blüte zu gelangen, so daß Cannabis ohne Kunstlicht in unseren Breiten nicht sein volles Potential entwickeln kann. Neben den Versuchen, die Potenz zu optimieren, ist dies einer der Hauptgründe, warum Indica- mit Sativalinien gekreuzt werden. Diese Hybriden können unter optimalen Bedingungen schon nach sechs bis acht Wochen zur vollen Blüte gelangen.

Die Inhaltsstoffe von Haschisch und Marihuana

Die höchste Konzentration an wirksamen Verbindungen findet sich in der Regel in den weiblichen Blüten. Eine niederländische Studie über den Wirkstoffgehalt in den Blüten von 200 Hanfsorten ergab bei 97 zwischen 0,06 und 17,7 Prozent THC (s. u.).[10] Der THC-Gehalt von amerikanischem Marihuana »straßenüblicher« Qualität liegt bei etwa 3 Prozent. Rauschhanf zur medizinischen Anwendung sollte 4 oder mehr Prozent THC aufweisen. Niederländische Zuchtsorten haben mittlerweile die 18-Prozent-Marke überschritten und besitzen dann oft eine Potenz, die selbst die von starkem Haschisch übersteigt (s. S. 25).

Der enge Pflanzabstand im industriellen Anbau läßt wie gesagt auch bei dem potentesten Samenmaterial den Wirkstoffgehalt auf ein Minimum fallen.[11] Der Kampf ums Sonnenlicht lenkt die Energie der Pflanze um: Anstelle von Harzverbindungen entwickelt sie höhere Stengel. Faserhanf wird außerdem oft geerntet, bevor sich Blüten bilden und das Harz seine größte Potenz erreicht. Faserhanf enthält wenig bis nahezu gar kein THC.

Der Forscher Gilbert Fournier, der sich mit der Untersuchung von Blättern und Blütentrieben von französischem einhäusigen (zwittrigen) Hanf befaßte, meinte, daß man für eine minimal berauschende Wirkung fünfzig bis hundert Faserhanfzigaretten hintereinander rauchen müßte[12]. In Stengeln, Samen und Wurzeln findet sich selbst beim Rauschhanf praktisch kein THC. Die nicht psychoaktive Verbindung CBD macht in Faserhanf einen relativ hohen Anteil aus, bei Rauschhanf dagegen nur einen geringen; da CBD außerdem den psychoaktiven Effekt von THC teilweise blockiert, ist es doppelt nutzlos, Faserhanf zu rauchen. Dies sollte allen experimentierfreudigen Jugendlichen, die sich an inzwischen wieder legalen Hanffeldern bedienen wollen, eine Warnung sein: Außer Husten und eventuell Kopfschmerzen werden sie keine Wirkung verspüren. Die Blätter und die Blütentriebe bestimmter Cannabissorten sind jedoch recht psychoaktiv. Diese werden ausschließlich wegen ihrer Rauschwirkung angebaut. Die Blütenstände produzieren ein wirksames natürliches Rausch- und Heilmittel, das etwa 65 therapeutisch wirksame organische Verbindungen sowie eine psychoaktive Substanz (das THC) enthält. Das menschliche Gehirn verfügt über spezielle Rezeptoren*, an denen mindestens eine Cannabisverbindung, ebenfalls THC, andockt. Man

---

* Rezeptoren: Aufnahme- oder Empfangseinrichtungen der Zellen für bestimmte Reize.

könnte somit den Eindruck gewinnen, daß unser Hirn auf den Genuß von Cannabis vorbereitet ist, da es Zellen besitzt, deren einzige Funktion es zu sein scheint, mit Hilfe des THC einen Rausch zu produzieren. Ob dies womöglich eine Form der Anpassung an einen Wirkstoff darstellt, der den Menschen schon seit Anbeginn begleitet, oder ob der Mensch intuitiv die Nähe einer Pflanze gesucht hat, die mit seinem Hirnstoffwechsel harmoniert, darüber kann man freilich nur spekulieren.*

Sauberes Haschisch besteht wie gesagt zum größten Teil aus dem Harz der Hanfpflanze und dieses wiederum aus den sogenannten Cannabinoiden (s. S. 25). Cannabinoide sind cannabinolartige Verbindungen, also eine Gruppe von chemisch dem THC verwandten Stoffen. Mittlerweile sind zirka 65 Cannabinoide bekannt und zum Teil auch erforscht. Für die eigentliche Rauschwirkung des Hanfs ist nahezu ausschließlich das THC (und sein sehr enger Verwandter, das THCV) verantwortlich. Die übrigen Cannabinoide mögen einen Einfluß auf die Art und Intensität des Rausches haben, selbst psychoaktiv sind sie nicht oder nur wenig. Den größten Anteil im Harz machen lediglich drei Cannabinoide aus: das CBD, das THC und das CBN.

Die Geschichte der Cannabisforschung begann bereits um 1800. Doch erst 1964 gelang die erste Isolierung von reinem, aktivem THC, und erst 1970 wurde es als Hauptkomponente unter den psychoaktiven Inhaltsstoffen erkannt. Seitdem wurden Dutzende von natürlichen Cannabinoiden isoliert, aber keines von ihnen zeigt ähnlich starke Effekte. Allerdings gibt es synthetisch hergestellte Formen von THC, welche sich in der Wirkung als extrem viel stärker erweisen denn »normales«

---

* 1992 und 1993 wurden körpereigene Stoffe entdeckt, die sogenannten Anandamide, die in ihrer Wirkung dem THC weitgehend entsprechen. Über ihre natürliche Funktion weiß man noch nicht viel. Sie scheinen jedoch bei der Verarbeitung von Sinneseindrücken und Gedächtnisfunktionen eine Rolle zu spielen.

THC. Sie kommen in der Natur wohl nicht vor und sind bis jetzt lediglich für die Forschung von Bedeutung.

Cannabinoide und ihre Säuren, analoge und Umwandlungsprodukte, gelten als die wichtigsten chemischen Komponenten im Hanf. Die meisten Cannabinoide sind extrem unlöslich in Wasser, und in den lebenden Zellen liegen sie nahezu vollständig in Form ihrer Säuren vor. Wenn man sie aus frischem Hanf isoliert, befinden sie sich auch gewöhnlich in der Säureform, bis sie durch Alterung, Austrocknung und Hitze dekarboxyliert werden, also Kohlendioxid abgespalten wird. Die Säuren sind im menschlichen Körper nicht aktiv, aber dies ist nur beim Essen oder Injizieren* des Marihuanas von Bedeutung, da sie durch Trocknen und beim Rauchen automatisch in ihre psychoaktive Form umgewandelt werden.

Ein Großteil der Forschung richtete sich auf die Bestimmung der Aktivität verschiedener chemischer Bestandteile im Marihuana. In einer Studie arbeitete man mit den drei Hauptkomponenten THC, CBD (der biologische Vorläufer des THC) und CBN (das unmittelbare Abbauprodukt des THC). Die Forscher injizierten den Versuchspersonen bestimmte Mengen von jeder Substanz in reiner Form intravenös. Für THC ermittelte man 20 Milligramm** als durchschnittliches Minimum, um einen »Rausch« zu bewirken, während 50 Milligramm die durchschnittlich maximal gewünschte THC-Menge darstellten.

---

* Da immer noch viele anderslautende Gerüchte in Umlauf sind: Kein Mensch spritzt Haschisch, auch wenn dies rein theoretisch möglich wäre. Lediglich in der Forschung wird der reine Wirkstoff, das THC, den Versuchspersonen gelegentlich injiziert.

** Die hier angegebenen Studien und Mengenangaben haben als Quelle Michael Starks Buch *Marihuana Potenz*. Dort werden die Dosen mit »mg/*kg Körpergewicht*« angegeben, was natürlich auf einen Fehler zurückgeht. Stimmten diese Angaben, müßte reines THC im Grammbereich konsumiert werden. Um einen geringfügigen Rausch zu erzielen, wäre der Konsum von 15 Gramm sehr potenten Materials notwendig.

Bei starkem Haschisch entspräche dies etwa 0,2 bzw. 0,5 Gramm. Bei sehr mildem Material kann man von der dreifachen Menge ausgehen.

Bei CBN lagen die Werte mit 200 und 270 Milligramm beträchtlich höher, und für CBD wurde sogar bei 270 Milligramm kein Rauschempfinden festgestellt. Neuere Studien weisen allerdings nach, daß CBD, wenn es auch allein eingenommen keinen Effekt zeigt, beträchtliche Wechselwirkungen mit THC haben kann.

THC ([Delta-9-] Tetrahydrocannabinol) ist der Stoff, um den sich hier alles dreht. Er wird praktisch ausschließlich für die Rauscheffekte von Haschisch und Marihuana verantwortlich gemacht. Je höher sein Anteil, um so wirksamer ist Cannabis. Es gibt auch, in natürlichem Cannabis meist nur in Spuren vorhanden, andere THC-Varianten, die mit Delta-8-, Delta-6- usw. bezeichnet werden. Sie wirken ähnlich wie das »normale« THC, spielen jedoch nur in synthetischem Cannabispräparaten eine Rolle. In der amerikanischen Literatur wird statt von Delta-9-THC von Delta-1-THC gesprochen. Es handelt sich in beiden Fällen um die gleiche Substanz.

THCV ist ein Propyl-Homolog* zu THC. In diesem Buch werden THC und THCV wegen ihrer engen chemischen Verwandtschaft der Einfachheit halber als eine Substanz behandelt. Zu THCV gibt es bis jetzt nicht allzu viele gesicherte Forschungsergebnisse von Versuchen mit Menschen. THCV-reiches Material kommt wohl hauptsächlich unter besonders potenten afrikanischen und asiatischen Marihuanasorten vor. Die Wirkung setzt schnell bis schlagartig ein, ist für etwa eine Stunde ausgesprochen intensiv, um dann ziemlich unvermittelt nahezu ganz nachzulassen. THCV ist möglicherweise nicht be-

* Chemische Verbindung einer homologen Reihe (= Gruppe von chemisch nahe verwandten Verbindungen, für die sich eine allgemeine Reihenformel aufstellen läßt).

sonders stabil; d. h., es wird durch Sauerstoff- und Lichteinfluß vielleicht schneller als normales THC in andere, weniger aktive Substanzen umgewandelt. Dies könnte erklären, warum THCV-Wirkungen praktisch nur bei Marihuana, aber so gut wie nie bei Haschisch festgestellt werden. Allerdings kann dafür auch der chronisch hohe CBD-Anteil im Haschisch verantwortlich sein.

THCS (THC-Säure) ist die Vorstufe von THC, CBDS diejenige von CBD. Weder THC noch CBD werden von den Pflanzenzellen selbst erzeugt. In der frischen Pflanze findet man nur die Säureformen dieser Verbindungen (diese sind nicht psychoaktiv). Sie werden durch Erwärmung in THC und CBD umgewandelt. Der Genuß von rohem, ungetrockneten Marihuana kann also keine Rauschwirkung haben.

CBD (Cannabidiol) macht meist einen wesentlichen Anteil der Harzmenge aus. Es ist die chemische Vorstufe des THC. Durch ein sehr einfaches Verfahren kann deshalb wirkungsloser, aber CBD-reicher Faserhanf in ausgesprochen potentes Material verwandelt werden (Isomerisierung). CBD ist selbst nicht psychoaktiv, es kann aber die Effekte des gleichzeitig in einem Stück Haschisch oder Marihuana vorhandenen THC beeinflussen. Die betäubenden bzw. ermüdenden Eigenschaften des THC werden unterstützt, die erregende Wirkung gemindert. CBD ist auch in der Lage, körperliche Effekte (Herzrasen) des THC zu mildern. Die angstlösenden Eigenschaften von CBD führen dazu, daß viele Menschen den Rausch durch CBD-haltiges Material als angenehmer empfinden als denjenigen durch reines THC. Erfahrungsgemäß vertragen Menschen mit Herz-Kreislauf-Problemen daher in aller Regel Haschisch deutlich besser als Marihuana, wenn man von Cannabis vergleichbarer Potenz ausgeht. Das gilt auch für psychisch labile Personen, die zu Angstzuständen oder gar Paranoia neigen.

Menschen, die körperlich (Herz-Kreislauf) oder psychisch (Psychose) krank sind, ist aber vom Cannabisgenuß abzuraten.

Wenn sehr viel CBD vorhanden ist, setzt die Rauschwirkung stark verzögert ein. In Extremfällen kann es länger als fünfzehn Minuten dauern, bis ein deutlicher Effekt bemerkt wird. Manchmal tritt dieser mit besonderer Heftigkeit ein, um dann sehr lange (mehr als fünf Stunden) anzuhalten. Derartige Wirkungen sind auf einen hohen bis sehr hohen CBD-Anteil in Verbindung mit einem hohen Prozentsatz an THC zurückzuführen.

CBN (Cannabinol) ist das Abbauprodukt, das sich durch Oxidation und die Einwirkung von Licht, Sauerstoff und Wärme aus THC (und CBD) bildet. CBN wird von der Pflanze selbst nicht hergestellt. Die Psychoaktivität des CBN ist nur schwach (etwa 10 Prozent des THC). Man vermutet wie bei CBD eine Beeinflussung der typischen THC-Wirkung durch das CBN, der Einfluß bleibt jedoch gering.

Es gibt noch etwa sechzig weitere Cannabinoide (z. B. Cannabigerol [CBG], Cannabicyclol, Cannabichromen), die allerdings schon von der Menge her kaum zur Wirkung beitragen können, da sie nur in Spuren vorhanden sind.

Kleines Abc der Wirkungsweisen von Cannabis

Es ist ein schwieriges Unterfangen, die Wirkung eines Rauschmittels so zu beschreiben, daß jemand, der es noch nie versucht hat, eine realistische Vorstellung davon bekommt: ähnlich als wollte man einem Menschen, der niemals Alkohol getrunken hat, den Unterschied zwischen einem Schwips, einem heftigen Rausch und Volltrunkenheit nachempfindbar vermitteln. Hinzu kommen natürlich noch die individuell unterschiedlichen Reaktionen. Während die einen unter Alkoholeinfluß ruhiger und freundlicher werden, entwickeln andere eher ein lärmendes oder gar gewalttätiges Verhalten. Doch wenn auch das subjektive Erleben eines Rauschmittels nur sehr begrenzt mitteilbar ist, so gibt es dennoch meßbare körperliche und seelische Reaktionen, mit denen wir uns hier beschäftigen wollen.*

Es wurde schon angedeutet, daß Haschisch und Marihuana über eine bemerkenswerte Eigenschaft verfügen, wie sie in dieser Form wohl keine zweite Droge besitzt – sie verstärken in erster Linie die Stimmungslage, in der man sich beim bzw. vor dem Konsum befindet. In der Regel verhält es sich so: Wer besonders gut gelaunt ist, dessen Stimmung steigt noch, wer über philosophische Probleme nachdenkt, der gerät noch mehr ins Grübeln – usw. Treten andere Wirkungen als die Verstärkung bereits bestehender Stimmungen ein, so gehen diese meist in Richtung einer leichten Euphorie, häufiger auch von einer gewissen Albernheit begleitet. Insbesondere wenn in Gesellschaft geraucht wird, kann es bei trivialsten Anlässen zu regelrechten Lachkrämpfen kommen. Besonders häufig scheint sich dieser Effekt bei kleinen bis mittleren Dosen von Marihuana und CBD-armem Haschisch einzustellen.

Gelegentlich treten allerdings Angst- und regelrechte Panik-zustände auf. Hierbei spielt sicherlich auch das Bewußtsein, etwas Verbotenes zu tun, und die Angst vor einer damit verbundenen Strafe eine Rolle. Unerfahrene Benutzer mögen darüber hinaus von der Intensität des Rausches überfordert sein und verkrampfen völlig beim vergeblichen Versuch, einen »klaren Kopf« zu behalten bzw. zu erzwingen. Wer ohnehin schnell Angst hat, bei dem mag sie sich durch das Kiffen noch verstär-

---

* Falls nichts anderes angegeben ist, sind immer die akuten Effekte gemeint, Auswirkungen also, die sich während der direkten Einwirkung der Droge ergeben, danach jedoch wieder nachlassen.

ken. Angstzustände scheinen das größte Problem beim Cannabiskonsum zu sein, und sie kommen wohl wesentlich häufiger vor, als uns manche »Pro-Haschisch-Literatur« glauben machen möchte.

Allerdings sollte diese unerwünschte Wirkung auch nicht überbewertet werden. Ein als unangenehm empfundener Rausch kann in aller Regel mit reichlich Zuckerwasser (oder anderem Zuckerhaltigem), Vitamin C und Niazin sowie frischer Luft, Essen und kalten Getränken beendet oder in angenehmere Bahnen gelenkt werden (s. u.: »Blutdruck«). Zucker und Niazin scheinen hier am effektivsten zu wirken. Im Extremfall kann ein Beruhigungsmittel aus der Benzodiazepingruppe (Valium oder Lexotanil) angezeigt sein. Aber frische Luft, beruhigende Worte von Freunden und ein Ortswechsel reichen in den allermeisten Fällen völlig aus.

Wer sich regelmäßig beim Genuß von Cannabis unwohl fühlt, läßt von ganz allein die Finger von der Droge. Überhaupt scheint es so zu sein, daß zwar viele Menschen einen Cannabisrausch als ausgesprochen angenehm erleben, aber einige eben auch gar nicht. Hier muß es nicht zu Angstzuständen oder ähnlich Bedrohlichem kommen. Manche mögen einfach genau den Rausch, der anderen soviel Vergnügen bereitet, nicht, sie empfinden ihn als lästig. So mag sie etwa die damit einhergehende Entspannung stören, die sie mit »Abschlaffen« und Passivität assoziieren, andere empfinden vielleicht ihre gesteigerten Emotionen und erotischen Empfindungen als unangenehm. Auch wenn mir hierzu keine wissenschaftliche Studie bekannt ist, so scheinen doch allgemein häufiger Männer als Frauen die Wirkung von Haschisch und Marihuana als wohltuend zu erleben.

Körperliche Wirkungen

Abhängigkeit

Mittlerweile mehren sich die Hinweise, daß es im Gegensatz zu früheren Lehrmeinungen doch eine körperliche Abhängigkeit bei exzessivem Cannabiskonsum gibt. Bei moderatem und medizinisch indiziertem Gebrauch wurde eine solche jedoch nie beobachtet. Aber Menschen, die täglich mehrere Gramm Cannabis verbrauchen, klagen beim Absetzen häufiger über Angstzustände, Übelkeit, Schwindel, Durchfall, Schlaflosigkeit und dauerndem Speichelfluß. Allerdings verschwinden diese Symptome nach wenigen Tagen und entsprechen in ihrer Intensität etwa einem Koffein- oder Nikotinentzug. Mit den Qualen, wie sie beim Absetzen harter Drogen wie Alkohol oder Heroin entstehen, sind sie nicht im entferntesten vergleichbar. Viele Wissenschaftler vermuten, daß gerade das langsame Ausscheiden der Cannabinoide aus dem Körper in der Regel Entzugssymptome verhindert.

Eine psychische Abhängigkeit ist allerdings möglich und kommt auch recht häufig vor. Gerade in Jugendcliquen, die sich regelmäßig zum Kiffen treffen, besteht die Gefahr, daß der gemeinsame Cannabiskonsum das einzig verbindende Glied ist oder wird: Wenn kein Haschisch oder Marihuana vorhanden ist, weiß man im schlimmsten Fall nichts miteinander anzufangen und ist dementsprechend beständig um Nachschub bemüht.

Auch wer sich angewöhnt hat, nach der Arbeit zur Entspannung erst einmal »ein Tütchen« zu rauchen, wird sich mit dem Relaxen schwertun, wenn einmal kein Material zur Verfügung steht. Besonders auffällig ist, daß regelmäßige Konsumenten irgendwann glauben, ohne Cannabis nicht mehr einschlafen zu können.

Man sollte diese Effekte weder verniedlichen (wie dies in der »Pro-Literatur« regelmäßig geschieht) noch unsinnig dämonisieren (was die »Kontra-Literatur« penetrant macht). Der Mensch ist nun einmal ein Gewohnheitstier, und das gilt auch und gerade für Nahrungs- und Genußmittel. Die meisten von uns würden sich z. B. recht unwohl fühlen, müßten sie morgens auf die gewohnte Tasse Tee oder Kaffee verzichten, vielen wäre sicherlich der ganze Tag verdorben. Auch brave Familienväter haben erheblich zu leiden, müssen sie ihr abendliches Fernsehprogramm ohne Bier oder Wein überstehen. Der Sportfreak wird regelrecht krank, wenn er unverhofft für einige Tage oder Wochen nicht trainieren darf.

Das Problem liegt hier also weniger beim Cannabis und seinen Eigenschaften als in der menschlichen Veranlagung allgemein. Wer etwa als Jugendlicher Kontaktängste hat und durch Haschisch und Marihuana soziale Bindungen aufbaut, läuft Gefahr, dies ausschließlich der Droge zuzuschreiben. Wer Entspannung nur noch mit dem Kiffen assoziiert, hat vermutlich verlernt, seine Freizeit auch ohne Rausch zu genießen. Hier werden Defizite sichtbar, die durchaus Anzeichen ernsthafter psychischer oder sozialer Probleme sein können. Auch wenn die Ursachen dessen wohl kaum im Cannabiskonsum an sich zu suchen sind, so können sie durch ihn doch sichtbar werden.

Atemwege
Die Inhalation von Cannabis kann – wie bei jedem Fremdmaterial, das in die Lunge gelangt – die Gesundheit belasten. Chronische Bronchitis, chronischer Husten und Schleimhautschäden werden beobachtet.[14] Teer und Benzpyren sind im Marihuanarauch in höheren Konzentrationen vorhanden als im Tabakrauch; andere Stoffe (Kohlenmonoxid, Nitrosamine)

Wirkung natürlicher Cannabinoide
in therapeutischer Dosierung[13]

Wirkung	Delta-9-THC	CBD	CBG	CBN	Delta-8-THC
Puls	+	O	−		
Herzdurchblutung	(−)	+	O		
Bronchienerweiterung	+	O		O	+
Augeninnendruck	−	−	−	−	−
Bakterienwachstum	−	−	−		
Urinausscheidung	+				
Appetit	+				
Darmbewegung	−	O	−		
Körpertemp./Fieber	−	+			
Entzündung	−				
Cannabisrausch	+	−		+	+
Müdigkeit	+	+	+		+
epilept. Anfallsneigung	−	−		−	−
Spastik/Dystonie	−	(−)			
Oberflächensensibilität	+				
Tiefenschmerz	−	−			−
Migräne-Kopfschmerz	−				
Erbrechen	−				
Blutviskosität	−	−	−		

+   = Zunahme

−   = Abnahme

O   = keine Beeinflussung

(−) = sehr geringfügige Beeinflussung

sind in gleichen Konzentrationen enthalten.[15] Allerdings nehmen selbst die stärksten Marihuanaraucher (fünf bis zehn Joints pro Tag) weniger giftige Stoffe auf als durchschnittliche Tabakraucher (20 Zigaretten pro Tag). Die Aufnahme von Teer beim Marihuanakonsum ist durch die Inhalationsdauer beeinflußt.[16] Vereinzelt wird über Karzinome von Zunge, Kehlkopf und Kiefer berichtet.[17] Es ist davon auszugehen, daß auch das Lungenkrebsrisiko steigt – eine eindeutige Zuordnung ist wegen des in der Regel gleichzeitig vorliegenden Tabakkonsums allerdings nur schwer möglich.[18] Starke Inhalation von Marihuana oder Haschisch (fünf Joints pro Tag) über mehrere Wochen kann zu einer milden, aber signifikanten Verengung der unteren Atemwege führen.[19] Dabei sind die kleinsten Verästelungen der Bronchien offenbar wegen der bronchienerweiternden Wirkung nicht betroffen (keine sogenannte Small-airways-Dysfunktion).[20]

Wer hochpotentes Haschisch raucht, belastet seine Atemwege weniger als ein Marihuanakonsument, da hier der Teergehalt im Verhältnis zum Wirkstoff deutlich niedriger ist.

Blässe
Haschisch- und Marihuanakonsum können die Durchblutung der Haut und der äußeren Extremitäten herabsetzen. Das Gesicht wirkt blasser, und die Hände und Füße können sich kalt anfühlen. Da Cannabis (leider) in der Regel zusammen mit Tabak geraucht wird, ist nicht völlig klar, in welchem Umfang diese Effekte auf das Nikotin zurückzuführen sind. In jedem Fall verstärkt Cannabis die Wirkung von Nikotin. Wer pur raucht oder eine andere Trägersubstanz wie etwa Damiana verwendet, kann diese Nebenwirkungen erheblich verringern oder gar ganz ausschalten.

Blutdruck

Der Einfluß von Cannabis auf den Blutdruck ist sehr komplex und wissenschaftlich noch nicht genau geklärt. Fest steht, daß Haschisch und Marihuana bei ungeübten Verwendern und in hohen Dosen genossen zu einem deutlichen Blutdruckabfall führen können. Den Betreffenden wird womöglich schwindelig, oder sie kippen gar um. Hier hilft es, sich hinzulegen, die Beine in eine erhöhte Position zu bringen, kalte Getränke, Vitamin C und Zuckerhaltiges zu sich zu nehmen – und vor allem frische Luft. Auch ein leichtes Kreislaufmittel oder ein kräftiger schwarzer Tee (noch besser Guarana*) können nicht schaden. Nach Möglichkeit sollte nichts gegeben werden, das die Pulsfrequenz weiter erhöht, wie dies bei manchen Kreislaufmitteln der Fall ist. Der schwarze Tee sollte deshalb länger ziehen und eventuell mit Sahne vermischt werden. Diese Beschwerden können lästig und sogar angstauslösend sein, ernsthaft gefährlich sind sie nicht.

Chromosomenschäden

Manche Forscher ermittelten bei Marihuanarauchern eine Zunahme von Chromosomenbrüchen und Translokationen** von 1,2 auf 3,4 Prozent.[21] Andere fanden keine Beeinflussung des Erbguts.[22] Möglicherweise besteht eine leichte Zunahme von Chromosomenschäden, die gesundheitlich jedoch vermutlich unbedenklich sind, wie dies z. B. von der Azetylsalizylsäure (Aspirin) bekannt ist.[23]

---

* Pulverisierte Kerne der roten Frucht einer Lianenpflanze (Amazonas). Das Koffein dieser Pflanze (Guaranin) gilt als das stärkste natürlich vorkommende. Anders als Kaffee macht Guarana nicht nervös, sondern wirkt angenehm stimulierend (im Naturkosthandel erhältlich).
** Form der Chromosomenmutation: Das Bruchstück eines Chromosoms ist an ein nicht homologes (= ähnliches, übereinstimmendes) Chromosom angeheftet.

Gerötete Augen

In vielen Fällen kommt es nach dem Rauchen von Haschisch und Marihuana zu einer Rötung der Augen. Dies scheint mit einer gesteigerten Durchblutung des Gehirns zu tun zu haben, mit dem die Augen ja direkt verbunden sind. Die Rötung geht nach einer Weile zurück, und der Effekt ist harmlos. In manchen Fällen bleibt die Augenrötung, nachdem der eigentliche Rausch längst vorbei ist. Wen diese Nebenwirkung stört, der kann ihr durch die Verwendung geeigneter Augentropfen (z. B. Yxin) entgegenwirken.

Herz-Kreislauf-System

THC bewirkt eine Erhöhung der Herzfrequenz bei leicht verminderter oder gleichbleibender Herzdurchblutung.[24] Gegenüber dem herzfrequenzsteigernden Effekt entwickelt sich eine gewisse Toleranz, so daß bei chronischem Gebrauch meist eine Normalisierung des Herzschlags verzeichnet wird.[25] Nach hoher Dosierung kann bei schnellem Aufrichten aus dem Liegen Schwindel auftreten.[26]

CBD hat nur einen geringen Effekt auf die Herzfrequenz bei Zunahme der Herzdurchblutung, CBN führt zur Abnahme der Frequenz bei konstantem Blutfluß.[27] Nimmt man CBD in gleicher Konzentration wie THC, so wird der THC-Effekt aufgehoben.[28]

Unmittelbar nach dem Genuß von Cannabis beschleunigt sich der Herzschlag, erreicht nach etwa 15 Minuten seinen Gipfelpunkt und erlangt nach zirka 45 Minuten wieder seinen Normalwert. Die Pulsfrequenz erhöht sich um 30 bis 60 Prozent. Die individuelle Ansprache ist aber sehr unterschiedlich: Manche erleben kaum eine erhöhte Herzfrequenz, während andere hier recht empfindlich reagieren. Die Intensität, mit der sich der Herzschlag erhöht, scheint von der Dosis abzuhängen. Auch das verwendete Material spielt wohl eine Rolle. Hochwertiges niederländisches Marihuana z. B. scheint in dieser Hinsicht wesentlich intensivere Auswirkungen zu haben als etwa afghanisches oder indisches Haschisch.

In Tierversuchen wurde immer wieder eine Verlangsamung des Herzschlags festgestellt. Dieser scheinbare Widerspruch wird häufig als Beleg angeführt, daß sich die Ergebnisse von Tierversuchen eben nicht so ohne weiteres auf den Menschen übertragen lassen. Dies mag so sein, ich vermute jedoch, daß die Ursache hier in der Dosierung zu finden ist: In Tierversuchen verabreicht man extrem hohe Dosen, wie sie vom Menschen normalerweise gar nicht konsumiert werden können. Daß Haschisch und Marihuana in normalen Dosierungen zu einer Beschleunigung des Herzschlags, in außergewöhnlich hohen jedoch zu dessen Verlangsamung führen, belegen allerdings auch Beobachtungen an indischen Sadhus*, die aus religiösen Gründen oft unglaublich große Mengen an Haschisch rauchen, um ihre Meditation zu vertiefen. Bei ihnen wurde ebenfalls eine Verlangsamung des Herzschlags beobachtet.

Grundsätzlich sind die Auswirkungen auf die Herzfrequenz nach dem Cannabiskonsum harmlos. Allerdings sollten Menschen, die unter einer schweren Herzkrankheit oder Angina pectoris leiden oder Digitalis als Medikament einnehmen, auf den Genuß von Haschisch und Marihuana besser verzichten.

Wer unerfahren im Umgang mit Cannabis ist und möglicherweise noch unter einer Herzphobie leidet, kann auf das Erleben der Pulsbeschleunigung mit Angstzuständen reagieren. Hier hilft es, sich zu vergegenwärtigen, daß es sich um einen harmlosen Effekt handelt, der innerhalb von einer Stunde wieder von selbst nachläßt.

---

* Als Eremiten und Asketen lebende Hindus, indische Wandermönche (Sadhu, ein Sanskritwort, bedeutet eigentlich »guter Mann«).

Hirnwellen, EEG

Die Hirnwellen im Beta-Bereich nehmen ab, die im Alpha-Bereich zu. Dies ist bei einer Droge, die entspannend und kreativitätsfördernd wirkt, auch so zu erwarten. Krankhaft oder in irgendeiner anderen Weise besorgniserregend ist dieser Befund entgegen manchen anderslautenden Äußerungen allerdings nicht.

Immunsystem

In Untersuchungen an Zellkulturen – mit allerdings oft sehr hohen Drogenkonzentrationen – findet sich eine cannabinoidbedingte Hemmung von Faktoren, die für das Immunsystem wichtig sind.[29]

Diese und viele ähnlichlautende frühere Untersuchungsergebnisse stehen im bemerkenswerten Gegensatz zu Beobachtungen am Menschen. Mehrwöchiger Cannabiskonsum bleibt ohne meßbare negative Auswirkungen auf das menschliche Immunsystem.[30] Probanden rauchten über 78 Tage 35 bis 198 Milligramm THC ohne Auswirkung auf die Immunreaktion.[31] In einer sehr differenzierten Untersuchung an gesunden Menschen ermittelten Forscher[32] eine Immunstimulierung durch Marihuanakonsum. Im Gegensatz zu stark Tabak rauchenden Probanden, bei denen es im Vergleich zu Nichtrauchern zu einer leichten Verminderung des Verhältnisses von Helfer- und Unterdrücker-Lymphozyten kam, nahm dieses Verhältnis bei Marihuanakonsumenten (mindestens zehn Joints wöchentlich über fünf Jahre) deutlich zu. Die relative Zunahme der Helfer-Lymphozyten bei unveränderter Gesamtzahl der T-Lymphozyten wird in Übereinstimmung mit den gegenwärtigen Kenntnissen über Untergruppen der Lymphozyten von den Autoren als Stimulierung sowohl der zellvermittelten als auch der humoralen Immunität interpretiert.[33]

So erklärt man, daß entgegen den in den 80er Jahren angestellten Vermutungen bei Aidspatienten – für die ja eine Verminderung der Zahl der Helfer-Lymphozyten charakteristisch ist – durch Haschischkonsum weder eine erhöhte Rate von zusätzlichen Infekten auftritt noch eine Beschleunigung der Erkrankung durch das Cannabis festzustellen ist.[34]

Körpertemperatur

Haschisch und andere Cannabinoide führen zu einer Verringerung der Körpertemperatur, sind also fiebersenkend – allerdings erst ab einer Dosierung, bei der man mit deutlichen Rauschwirkungen rechnen muß.[35] Der Effekt ist bei Fieber stärker ausgeprägt als bei normaler Körpertemperatur. Die von vielen Konsumenten geübte Praxis, Cannabis bei der Selbsttherapie von Grippeerkrankungen zu verwenden, hat hier also gewissermaßen eine wissenschaftliche Grundlage.

Subjektiv können allerdings unterschiedliche Veränderungen erlebt werden: Ein und dieselbe Temperatur empfinden Menschen im Cannabisrausch als wohlig warm oder unangenehm kalt.

Magen/Darm

Die Cannabis-Inhaltsstoffe Delta-9-THC, CBN und Nabilon vermindern die Darmbewegungen und verzögern die Darmpassage, wirken also eher verstopfend. CBD ist ohne Effekt.[36] In einem Tierversuch mit Ratten wirkte THC gegen Magengeschwüre. Anekdotische und historische Berichte belegen, daß Haschisch bei Magen-Darm-Beschwerden hilft.[37]

Reduzierter Tränenfluß

Kontaktlinsenträger spüren auch, daß THC die Bildung von Tränenflüssigkeit bremst, die Augen werden trockener. Dieser

Effekt ist harmlos, aber manchmal lästig, was man mit Kochsalzlösung oder »künstlichen Tränen« aus der Apotheke beheben kann.

Toleranz (Gewöhnung)

Entgegen anderslautenden früheren Publikationen entwickelt sich auch beim Haschisch- und Marihuanakonsum eine gewisse Toleranz. Das gilt sowohl für die Erhöhung des Herzschlages als auch für das Highgefühl. Bei starken Rauchern wird der Rausch häufig nicht mehr als so außergewöhnlich und faszinierend empfunden, wie dies am Beginn noch der Fall war. Auch Erhöhungen der Dosis kommen vor, doch finden diese in aller Regel mäßig und nur am Anfang nach einer gewissen Eingewöhnungsphase statt. Hat ein Gewohnheitskonsument einmal die ihm angemessen erscheinende (Tages)dosis gefunden, so bleibt er auch dabei. Eine beständige Steigerung, wie etwa bei Heroin, gibt es in der Regel nicht.

Viele Haschisch- und Marihuanaraucher berichten auch, daß sie, wenn sie längere Zeit dasselbe Material rauchten, keinen vollständigen befriedigenden Rausch mehr erlebten, daß sich dieser Effekt jedoch umgehen lasse, wenn sie die Sorte wechselten. Dieses Phänomen ist meines Wissens bisher noch nicht wissenschaftlich untersucht worden. Es scheint jedoch wie bei allen anderen psychoaktiven Substanzen auch zu sein: Der Körper und die Psyche gewöhnen sich relativ schnell an die Anwesenheit von Cannabinoiden in einer bestimmten Zusammensetzung im Körper. Gewisse Effekte werden nicht mehr wahrgenommen oder die ihnen zugeordneten psychischen Reaktionen unterdrückt. Erfolgt der Reiz in leicht veränderter Form (bei einem anderen Mengenverhältnis der Cannabinoide), scheint dies auszureichen, um erneut einen vollständig erfahrbaren Rausch zu erreichen.

Diese Ausführungen dürfen nicht im Sinne der längst widerlegten »Schrittmachertheorie« mißverstanden werden. Es wurde
schon an anderer Stelle im Zusammenhang mit der Theorie der
»Einstiegsdroge« gesagt: Keineswegs führt ein im Verhältnis zu
früheren Erlebnissen nicht mehr ganz so befriedigend erlebter
Rausch dazu, daß das Verlangen entsteht, zu anderen, härteren
Drogen zu greifen. Allerdings sollte sich jemand, dem es nicht
gelingt, einige Wochen auf ein Genußmittel zu verzichten, Gedanken über mögliche seelische Probleme machen. Psychische
Krisen sind niemals durch Drogenkonsum lösbar.

Trockener Mund
Das ist eine der häufigsten körperlichen Begleiterscheinungen.
Beim Konsum qualitativ hochwertigen Materials tritt dieser
Effekt bei den meisten Menschen zuverlässig auf. Gelegentlich
mag die Mundtrockenheit als ein wenig lästig empfunden werden und kann in extremen Fällen sogar zu geringfügigen Schwierigkeiten beim Schlucken führen, als ernsthaft unangenehm wird
sie allerdings so gut wie nie erlebt.

Psychische und hormonelle Wirkungen

Übliche Haschischdosen (10 bis 20 Milligramm THC) führen
zu einer Mischung aus dämpfenden und anregenden Effekten,
hohe Dosen (mehr als 30 bis 35 Milligramm THC) zu einem
Überwiegen der Deaktivierung.[38] Der Haschischrausch geht
mit Stimmungs- und Wahrnehmungsveränderungen, mit einer
Änderung der Aufmerksamkeit, der Denkabläufe, des Zeitge-
fühls, des Antriebs und der Bewegungskoordination einher. Er
wird als ein »seelischer Zustand überwiegend angenehm empfundener, entspannter Euphorie mit traumähnlichen Abschnit-

ten«[39] beschrieben. Sinneseindrücke können intensiviert oder verändert, Denkabläufe beschleunigt werden und eher assoziativ sein.

Es wurde schon gesagt, daß negative Emotionen wie Angst, Panik und psychotische Zustände möglich sind, sie stellen bei einer Dosis von 10 bis 20 Milligramm THC allerdings eher eine Ausnahme dar.[40] Variabilität der Cannabinoid-Zusammensetzung, Umgebung, Erfahrung und Erwartung des Anwenders beeinflussen das Erleben.[41]

Der wichtigste psychotrope Inhaltsstoff ist wie gesagt THC, seine stimulierende Wirkung wird durch CBN verstärkt und durch CBD gehemmt und verändert.[42] Alle wichtigen Cannabinoide, auch die darüber hinaus sonst nicht seelisch wirksamen CBD, CBC und CBG, haben beruhigende Effekte.[43] Die Gesprächigkeit nimmt nach dem Marihuanakonsum in der Regel ab;[44] aber auch eine Zunahme der Gesprächigkeit ist möglich.[45] Die Zeit, die man sozialen Kontakten widmet, bleibt unbeeinflußt.[46]

Aggressivität

Als Harry Anslinger, der erste Leiter der US-Drogenbehörde, in den 30er Jahren seinen Feldzug startete, um ein Marihuanaverbot durchzusetzen, sorgte er dafür, daß möglichst viele Zeitungsartikel über die »Mörderdroge Marihuana« erschienen. In denen wurde berichtet, wie vornehmlich Schwarze unter Cannabiseinfluß weiße Frauen vergewaltigten und unfaßbare Gewalt- und Mordtaten begingen. Mit seiner fadenscheinigen Kampagne hatte er Erfolg, und Cannabis wurde 1937 in den USA de facto verboten. Zehn Jahre später verhinderte Anslinger eine mögliche Aufhebung des Verbotes mit der Behauptung, Haschisch und Marihuana würden amerikanische Soldaten in Pazifisten verwandeln und die Droge würde von Kommunisten unter den GIs verteilt, um die Verteidigungsfähigkeit der USA zu untergraben. Wieder hatte er Erfolg, obwohl er ja nun das glatte Gegenteil von dem behauptete, was er vorher gesagt hatte. Interessanterweise hat niemand laut darüber nachgedacht, was es für die Politik und den Weltfrieden bedeuten würde, wenn Cannabis tatsächlich in der Lage wäre, die Menschen in friedliebende Wesen zu verwandeln. Cannabis ist also angeblich in der Lage, gleichzeitig gewalttätig zu machen und zum sogenannten Amotivationssyndrom (s. u.) zu führen, wie das Pazifismusargument heute genannt wird.

Lassen wir lieber ein paar objektive wissenschaftliche Daten sprechen: Bereits 1966 gab es keinen Zweifel daran, daß »die meisten seriösen Beobachter sich darin einig sind, daß Cannabis keinesfalls per se zu aggressiven oder kriminellen Aktivitäten führt«.[47] Sogar das Gegenteil ist der Fall, wie Forscher[48] herausfanden: Der Aggressionsgrad läßt nach der Einnahme von THC nach. Jeder, der einmal ein Reggaekonzert mit seinem weitestgehend bekifften Publikum erlebt hat, wird dies bestätigen können: Die Leute sind ruhig, entspannt und freundlich. Jeder möchte seinen Spaß haben und gönnt ihn auch allen anderen. Nur selten wird man die Gelegenheit haben, so viele Menschen völlig friedlich an einem Ort versammelt zu erleben. Was für ein Gegensatz etwa zum Oktoberfest, wo es ab einem gewissen Alkoholpegel grundsätzlich zu Schlägereien kommt. Haschisch und Marihuana kann mit Recht eine gewaltmindernde Wirkung nachgesagt werden. Gleichzeitig kommt es unter dem Einfluß von THC offensichtlich zu einem ausgeprägteren Empfinden für die eigene Aggressivität; d. h., man wird selbstkritischer. Während vorher nur 43 Prozent der Befragten einer Untersuchungsgruppe sich als »aggressiv« bezeichneten, waren es 88 Prozent derselben Gruppe, wenn sie Marihuana geraucht hatten.[49] Die eigene Aggressivität wurde deutlicher empfunden, die reale Aggressivität stieg gleichzeitig aber nicht an; »Angriffslust« äußerte sich ausschließlich in verbaler Form, meist als Sarkasmus und Ironie.

Natürlich können Haschisch und Marihuana nicht einen gewaltbesessenen Menschen in einen Friedensengel verwandeln. Keine Droge, deren Funktion nicht einer Gehirnwäsche gleichkommt, ist dazu in der Lage. »Normale« Menschen allerdings werden unter Cannabiseinfluß noch wesentlich weniger zu aggressivem Verhalten neigen, als sie dies ohnehin schon tun.

Albernheit

Vor allem bei den ersten Erfahrungen mit Cannabis kann man oft eine objektiv unbegründete Heiterkeit, Ausgelassenheit und Albernheit beobachten. Kichern und Lachen reißen kaum ab und werden durch nichtigste Anlässe geschürt. In der Gruppe wirkt dies ansteckend.

Amotivationssyndrom

Gern wird behauptet, Haschisch und Marihuana seien auch deshalb gefährlich, weil es zu einem Nachlassen der Motivation und damit zu sozialem und persönlichem Verfall des Konsumenten komme. Man wird angeblich zum »Hänger«, ist zu faul, die kleinsten Anstrengungen zu unternehmen, und vernachlässigt sich und seine persönliche Umgebung. Einige Autoren interpretieren einen Zustand von fehlendem Arbeitswillen, Motivationsverlust und Apathie als die Folge (chronischen) Kiffens. Dieser Zustand wurde Ende der 60er Jahre mit dem Fachausdruck »amotivationales Syndrom«[50] belegt (s. a. »Aggressivität«). Unterstützung erhält diese These durch Berichte von ehemaligen Kiffern, die ebendies als Grund für die Beendigung ihres Cannabiskonsums angaben.[51] Klinische Studien führten zu widersprüchlichen Ergebnissen, so daß die Existenz eines Amotivationssyndroms heute als ungeklärt gilt. Zwar ist es richtig, wie z. B. niederländische Studien belegt haben, daß Schulschwänzer und Arbeitslose wesentlich mehr Haschisch und Marihuana konsumieren als »ordentliche« Schüler und Menschen mit Arbeit. Ob allerdings Cannabis hier als Ursache betrachtet werden kann, ist zumindest zweifelhaft. Gerade unter Leistungsträgern der westlichen Welt sind Haschisch und Marihuana als Entspannungsdrogen mittlerweile nämlich sehr stark verbreitet. Persönlichkeit und Beikonsum anderer Drogen machen es zudem schwierig, ein amotivationales Syndrom direkt auf Cannabis zurückzuführen. Auch verschiedene Studien an exzessiven Dauerkonsumenten konnten keinerlei Unterschied zu Abstinenten nachweisen.[52] Immer mehr wird Haschisch sogar von Leistungssportlern konsumiert, und zwar nicht nur während der Trainingspausen. Dies alles dürfte eher gegen ein automatisch eintretendes Amotivationssyndrom durch Haschischgenuß sprechen.

Angst

In psychologischen Tests wurde eine mäßige Angstzunahme nach dem Konsum von THC festgestellt (s. a. S. 50), die durch gleichzeitige Gabe von CBD aufgehoben wird.[53] Dies entspricht klinischen Beobachtungen (etwa in der Krebstherapie), nach denen THC allein hinsichtlich seiner seelischen Wirkungen weniger angenehm empfunden wird als Marihuana, in dem neben THC natürlicherweise auch CBD und weitere Cannabinoide enthalten sind.[54] Andere Untersuchungen wiederum konnten nach alleiniger Gabe von THC keine Angstzunahme feststellen.[55]

Gedächtnis

Vermutlich sind viele Wirkungen von Cannabis darauf zurückzuführen, daß THC Veränderungen im Gedächtnis und im
Lernverhalten auslöst, indem die Konzentrationsfähigkeit vermindert wird. Die Aufmerksamkeit schweift ab, was allerdings
durch eine erhöhte Motivation ausgeglichen werden kann.

Wenn sie eine Geschichte gelesen hatten, konnten Versuchspersonen sich unter THC-Einfluß sowohl an gelesene Worte
und Ausdrücke als auch an Sinnzusammenhänge aus der Geschichte schlechter erinnern als nicht berauschte Personen.[56]
Gleichzeitig ließ die Motivation jedoch nicht nach, die Test-
personen wollten im selben Maße wie zuvor ihre Aufgabe gut
erfüllen. Bereits im Gedächtnis gespeicherte Informationen
konnten sehr wohl normal abgerufen werden, andererseits
konnten weniger Informationen ins Gedächtnis gelangen, später also auch nicht abgerufen werden, wenn die Person bei der
Aufnahme der Informationen unter dem Einfluß von Cannabis
stand.

Während des Haschischrausches ist die Leistung des Kurzzeitgedächtnisses vermindert.[57] Über die Frage langfristiger
Beeinträchtigungen bei starkem Konsum liegen allerdings wi-
dersprüchliche Ergebnisse vor.[58] Bei einer Untersuchung an 26
Probanden mit sehr starkem Haschischkonsum – im Mittel
150 Milligramm THC pro Tag über durchschnittlich 6,7 Jahre
– wurde keine Beeinträchtigung von Intelligenz oder Gedächtnisleistung festgestellt, allerdings wurden verminderte senso-
motorische Leistungen beobachtet.[59]

Gehirn

Die frühere Annahme, daß chronischer Haschischkonsum – wie
etwa bei Alkohol zu beobachten – zu einem Gehirnschwund
führe, konnte inzwischen widerlegt werden.[60]

Nach dem Marihuanakonsum wurde dosisabhängig ein verstärkter Blutfluß im Gehirn, insbesondere in der Stirnregion und in der rechten Großhirnhälfte, festgestellt. Nach 30 Minuten lag der Blutfluß in der rechten Stirnregion im Durchschnitt um 15 Prozent bis 17,5 Prozent über dem Placebo-Vergleichswert mit allerdings großer interindividueller Variationsbreite, nahm danach wieder ab und entsprach nach ein bis zwei Stunden etwa dem Ausgangswert.[61] In der rechten Großhirnhälfte ist im Vergleich zur linken Hemisphäre ein eher assoziatives, beziehungstiftendes Denken präsent.[62]

Bei niedrigen Dosen ist eine Zunahme des Hirnstoffwechsels in der Rinde und im limbischen System festzustellen, nach hohen jedoch eine Abnahme.[63] Dieser in Abhängigkeit von der Dosis entweder stimulierende oder desaktivierende Effekt findet sich auch bei den Hirnströmen.[64]

Hören

Subjektiv wird die Hörfähigkeit unter Cannabiseinfluß oft als besser empfunden, ohne daß sich dies in Tests eindeutig nachweisen ließe. Die Hörschwelle verändert sich nicht, das ist auch nicht bei der Tonhöhenunterscheidung der Fall. Allerdings werden Geräusche wahrgenommen, die man sonst eher nicht beachtet. Die emotionale Wirkung von Musik ist jedoch meist enorm gesteigert. Musikhören unter Cannabiseinfluß wird von vielen Kiffern als ein besonders beeindruckendes Erlebnis beschrieben.

Hormone, Fruchtbarkeit

Einflüsse von Marihuana bzw. Haschisch auf die Hormonsekretion der Hirnanhangdrüse und direkte Wirkungen auf die Keimdrüsen sind beschrieben.[65] Beim Mann wird eine leichte und reversible Senkung des Testosteronspiegels beobachtet.[66]

Von anderer Seite wird keine Änderung der Konzentration von Testosteron, Prolaktin, ACTH, luteinizierendem Hormon und Cortisol beobachtet.[67] Es ist so, daß in verschiedenen Studien zwar wiederholt eine leichte Konzentrationsabnahme von Geschlechtshormonen (Testosteron, LH, FSH) festgestellt wird, die Werte allerdings im Normalbereich bleiben.[68]

Für THC ist eine verringerte Spermienproduktion bei normaler Beweglichkeit belegt. CBN und CBD sollen die Spermienentwicklung ebenfalls stören.[69] Die Akrosomreaktion, die erforderlich ist, damit die Samenzelle in die Eizelle eindringen kann, wird durch THC, CBD und CBN gehemmt.[70] Nach Absetzen von Marihuana ist dieser Effekt reversibel.[71] Allerdings ist Marihuana nicht zur Empfängnisverhütung geeignet, da die beobachteten Wirkungen ohne meßbaren Einfluß auf die menschliche Fruchtbarkeit bleiben.[72]

Bei der Frau sind Einflüsse auf den Zyklus (Zyklen ohne Eisprung) beobachtet worden. Cannabinoide haben allerdings keinen Einfluß auf die Aktivität der Östrogene, wie es früher von Wissenschaftlern behauptet wurde.[73]

Hunger, Geschmacks- und Geruchssinn

Praktisch jeder Kiffer kennt den »Fresser«; d. h., es stellt sich unter Cannabiseinfluß ein besonderes Verlangen nach Essen (meist Süßem) ein. Dieser Neigung muß kein echtes Hungergefühl zugrunde liegen, obwohl ein solches durch Cannabis bis ins Maßlose gesteigert werden kann. Auch einfache Speisen schmecken ungewöhnlich gut, die Genußfähigkeit ist gesteigert. Das ist wie gesagt einer der Effekte von Cannabis, die z. B. bei Aidskranken therapeutisch genutzt werden können. Diese haben nämlich oft jegliches Hungergefühl verloren und magern lebensbedrohlich ab. In der ayurvedischen Medizin und in indischen Krankenhäusern werden Haschisch und Marihuana

allgemein zur Appetitsteigerung bei Rekonvaleszenten eingesetzt.

Cannabis wirkt also eindeutig appetitsteigernd. Sehr große
Dosierungen unterdrücken das Hungergefühl allerdings. Unter
dem Einfluß von Haschisch und Marihuana ißt man mit größerem Genuß mehr als nüchtern. Die insgesamt aufgenommene
Nahrungsmenge wird bei einem Normalgewichtigen jedoch
offensichtlich nicht oder nur unwesentlich beeinflußt. Bei krank-
hafter Appetitlosigkeit, wie sie z. B. beim Drogen- und Tablet-
tenentzug entsteht, kann Cannabis helfen, die Eßgewohnhei-
ten wieder zu normalisieren. Versuche, mit Cannabis Magersüchtigen zu helfen, waren allerdings nicht erfolgreich.

Intellektuelle Funktionen
Unter dem Einfluß von Cannabis geschieht es leicht, daß man
im Gespräch oder im Denken den roten Faden verliert. Die
Aufmerksamkeit wird auf nicht wesentliche Teilaspekte oder
Assoziationen zu einem Thema gelenkt. Es fällt schwer, sich zu
konzentrieren.

Hinzu kommt das bereits erwähnte Nachlassen besonders
des Kurzzeitgedächtnisses. Der Sinngehalt des zuletzt gehörten
Satzes kann bald wieder verblaßt sein, und während man sich
noch zu erinnern sucht, ist die Gesamtübersicht über einen Text
oder ein Gespräch verlorengegangen. In berauschter Runde
wird der Gesprächsverlauf sprunghafter, assoziativer, die Themen wechseln schnell und häufig, ohne daß jedoch eine Ein-
buße des intellektuellen Niveaus eintritt. Hierin unterscheiden
sich also Haschisch und Marihuana eindeutig von der Wirkung
des Alkohols. Allerdings ist der Cannabisgenuß etwa zum Lernen definitiv ungeeignet, und auch in Prüfungs- und Leistungs-
situationen sollte man darauf verzichten, da in aller Regel die
Ergebnisse deutlich schlechter ausfallen als in unberauschtem

Zustand. Zwar hat sich gezeigt, daß durch erhöhte Anstrengung und Motivation fast oder völlig gleichwertige Ergebnisse wie in nüchternem Zustand erreicht werden können. Doch es scheint wenig Sinn zu machen, ein Rauschmittel zu konsumieren, nur um mit großer Willensanstrengung dessen Wirkung zu unterdrücken …

Kreativität

Wie bereits mehrfach angedeutet wurde, verstärken Haschisch und Marihuana das assoziative Denken. Was bei rationalen Leistungen (beim Rechnen oder wenn man sich an etwas Vorgegebenes erinnern soll) eher stört – nämlich die Neigung, vom eigentlichen Thema abzuschweifen und (scheinbar) Nebensächliches in den Vordergrund zu rücken –, kann in der Kunst als Chance aufgefaßt werden, ausgetretene Pfade des eigenen Schaffens zu verlassen und neue Möglichkeiten zu erschließen. Viele Schriftsteller, Maler oder Musiker berichten, daß sie unter Cannabiseinfluß schöpferische Ideen hatten, auf die sie sonst nie gekommen wären. Dies ist vermutlich kein spezielles Verdienst von Haschisch und Marihuana. Alle veränderten Bewußtseinszustände, seien diese nun durch Drogen, außergewöhnliche Erlebnisse, Meditationen oder z. B. ekstatisches Tanzen ausgelöst, haben die Wirkung, daß die Betroffenen die Dinge mit anderen Augen wahrnehmen.

Ein veränderter Blickwinkel ist aber das entscheidende Moment bei allen kreativen, also schöpferischen Prozessen. Schließlich geht es hier nicht darum, das, was man schon immer gemacht hat, noch besser zu wiederholen, sondern es sollen Dinge und Themen in einen völlig neuen Zusammenhang gebracht werden. Kreativität heißt also immer, den Rahmen des Gekannten und Gewohnten zu sprengen. Eine wesentliche Sperre, die unsere Kreativität behindert, ist unsere innere Zensur. Viele

Ideen werden schon im Keim verworfen, weil man sie für un-möglich, lächerlich, undurchführbar, peinlich usw. hält. Im Cannabisrausch probiert man Dinge spielerisch aus, ohne sich im vorhinein allzuviel Gedanken über das Ergebnis zu machen. So kann manches entstehen, das sich im nüchternen Zustand als Impuls für neues Schaffen fruchtbar verwerten läßt.

Damit soll natürlich nicht gesagt werden, daß unter Canna-biseinfluß ein völlig unkreativer Mensch zum Genie wird. Al-lerdings glauben viele Künstler, daß Haschisch und Marihuana in der Lage sind, einem kreativen Menschen zu helfen, sein Po-tential auch voll auszuschöpfen.

Ein ganz wesentlicher Aspekt ist hierbei die Wechselwirkung von Highsein und Normalzustand: Die im berauschten Zu-stand entwickelten Ideen müssen nüchtern auf ihre Tauglich-keit überprüft und weiterentwickelt werden, um zu wirklichen Ergebnissen zu führen.

Viele Jazz- und Rockmusiker haben mit Haschisch und Mari-huana experimentiert. Wer bekifft auf die Bühne geht, kann al-lerdings nicht erwarten, daß er besser spielt als nüchtern. Eher das Gegenteil ist der Fall: Die verminderte Konzentrationsfähig-keit, das eingeschränkte Reaktionsvermögen und die reduzierte Fähigkeit zur Selbstkritik führen leicht zu einem Niveauverlust, auch wenn der Künstler das in seinem Rausch subjektiv ganz anders empfinden mag. Viele Musiker, denen es ernst ist mit ihrer Kunst, haben solche Versuche denn auch schnell wieder aufgegeben. Cannabis mag helfen, gute Ideen für Stücke zu be-kommen, das Komponieren selbst und vor allem die Aufführ-ung sollten allerdings besser nüchtern erfolgen.

Müdigkeit und Schlaf
Nach einer kleinen Dosis scheint Cannabis vornehmlich beru-higende Wirkung zu entfalten. Nach hohen Dosen entsteht

eher eine leichte Überdrehtheit und Aufgekratztheit. Mehrere wissenschaftliche Untersuchungen meinen festgestellt zu haben, daß hier der Schlaf nicht mehr sonderlich tief und erfrischend sei.[74] Auch dabei ist sicherlich entscheidend, was für eine Sorte Haschisch oder Marihuana konsumiert wurde. Bei CBD-reichen Arten (»Schwarzer«) wird eine beruhigende, müde machende Wirkung immer eher und stärker eintreten als bei CBD-armem Marihuana oder gar reinem THC.

Es ist interessant und wichtig zu wissen, daß THC die Qualität des Schlafs nicht wie andere Drogen (z. B. Alkohol) negativ beeinflußt. Cannabis kann also durchaus als natürliches Schlafmittel gesehen werden und ist hier in der Wirkung ähnlich wie, nur stärker als sein nächster Verwandter, der Hopfen. Während die meisten gängigen Schlafmittel eigentlich als Betäubungsmittel bezeichnet werden müßten, weil sie eben nicht in der Lage sind, einen normalen Schlaf zu fördern, sondern den Patienten nur narkotisieren, kann Cannabis Menschen mit Schlafstörungen wohl auf natürlichem Wege helfen. Da dies ein weitverbreitetes Problem ist, erstaunt es um so mehr, daß in dem Bereich offenbar nur sehr wenig geforscht wird. Weil für die schlaffördernde Wirkung von Cannabis in hohem Maße CBD verantwortlich zeichnet, das oft auch in legal verwendbarem Faserhanf enthalten ist, steht Menschen mit Schlafstörungen hier ein natürliches und ungefährliches Mittel zur Verfügung, das sicherlich einen Versuch wert ist. Faserhanf kann keinen Rausch verursachen.

Viele Untersuchungen und Beobachtungen in der Praxis haben gezeigt, daß Haschisch- und Marihuanakonsum das Schlafbedürfnis pro Nacht um etwa eine Stunde vergrößern.[75]

Phantasien und Halluzinationen

Cannabis unterstützt die Entwicklung jeglicher Vorstellungen und Phantasien, wohingegen in der Regel keine echten Halluzinationen (d. h. das Wahrnehmen nichtexistenter Dinge) vorkommen. Unter kontrollierten Laborbedingungen produzierten *hohe* THC-Dosen allerdings visuelle und auditive Halluzinationen.[76]

Reaktionsvermögen und -zeit

Wahrnehmung, Aufmerksamkeit und Informationsverarbeitung sind nach Haschisch- und Marihuanakonsum verändert, was mit einer Einschränkung der Fahr- und Flugtüchtigkeit verbunden ist. Die Angaben zum Zeitraum der verminderten psychomotorischen Leistungsfähigkeit schwanken in verschiedenen Studien und abhängig von der Komplexität der Aufgaben zwischen vier und 24 Stunden.[77]

Für Autofahrer ist offenbar ein Zeitraum von vier Stunden nach dem Haschischgenuß relevant. Ein »Kater« am Morgen nach vorausgegangenem abendlichem Cannabiskonsum spielt im Gegensatz zu Alkohol oder lang wirkenden Beruhigungsmitteln keine Rolle.[78] Solche Symptome werden erst nach der Einnahme hoher Mengen Haschisch beobachtet.[79]

Die Reaktionszeit nimmt dosisabhängig zu. Dies gilt sowohl für hörbare als auch für sichtbare Reize. In der Praxis haben diese Ergebnisse keinen außergewöhnlichen Stellenwert, außer daß es sich – wie nach dem oben Gesagten naheliegt – nicht empfiehlt, unter Cannabiseinfluß Auto zu fahren. Aber dies sollte eigentlich bei der Einnahme aller psychoaktiven Substanzen eine Selbstverständlichkeit sein.

Bei hohen Konzentrationen bestehen große individuelle Unterschiede in der Leistungsminderung.[80] Haschisch spielt im Vergleich zu Alkohol eine relativ geringe Rolle bei Verkehrsunfällen.[81] Dies liegt vermutlich auch daran, daß nach dem Rauchen eines Joints nicht die beim Trinken typischerweise zu beobachtende Überschätzung der eigenen Leistungsfähigkeit auftritt. In den Jahren von 1990 bis 1994 wurden erstmalig von der niederländischen Rijksuniversiteit Limburg im Auftrag des US-Verkehrsministeriums die Folgen des Marihuanakonsums auf die Fahrtüchtigkeit umfassend experimentell untersucht. H.J.W. Robbe, der die Versuche durchgeführt hat, faßt zusammen: Die Einnahme von Haschischprodukten hat nie mehr Auswirkungen gezeigt als der Genuß von drei oder vier Gläsern Bier.[82]

Selbsteinschätzung und Sinneswahrnehmung

Unter Cannabiseinfluß hat man häufig den Eindruck, man könne besser sehen und hören als im nüchternen Zustand. Eine objektive Steigerung der visuellen oder akustischen Wahrnehmung ließ sich in wissenschaftlichen Untersuchungen bisher allerdings nicht eindeutig nachweisen. Die Forschungsergebnisse hierzu sind widersprüchlich.[83] Das persönliche Erleben von Empfindungen ist im Rausch erheblich gesteigert, was in der subjektiven Bewertung mit einer qualitativen Verbesserung gleichgesetzt wird. Farben werden intensiver wahrgenommen. Man erlebt sie als kräftiger, frischer, deutlicher und lebendiger. Häufig erscheinen Dinge auch plastischer, als sie mit der normalen Wahrnehmung empfunden werden. Flächen können reliefartig oder sogar dreidimensional wirken. Auch der umgekehrte Effekt ist möglich, nämlich daß Dreidimensionales plötzlich flächig wirkt (Menschen sehen etwa aus wie große Fotografien auf Pappkarton). Entfernungen werden oft als weiter erlebt. Auch die Größenwahrnehmung von Objekten kann verändert sein. Kontraste empfindet man als stärker.

Manche Forscher berichten von einer Verbesserung der Sehleistung bei einer etwas gesteigerten Lichtempfindlichkeit.

Sexuelle Lust

Haschisch und Marihuana steigern wie gesagt alle Sinneswahr-
nehmungen und haben auf die meisten Menschen eine deutlich
aphrodisierende, libidostärkende Wirkung. Sexualität unter
Cannabiseinfluß erleben viele Paare als besonders angenehm
und befriedigend. Die erotische Phantasie wird deutlich angeregt, und mögliche Hemmungen und Verklemmungen können
unter günstigen Bedingungen spürbar abgebaut und so letztlich
vielleicht sogar überwunden werden. Bei zahlreichen Cannabiskonsumenten ist der Genuß von Haschisch und Marihuana
deshalb ein integraler, oft nicht mehr verzichtbarer Bestandteil
ihres Liebeslebens.

Voraussetzung scheint jedoch ein harmonisches Verhältnis
unter den Partnern zu sein, Beziehungsspannungen können mit
Hilfe von Cannabis wohl kaum behoben werden. Eher trifft
das Gegenteil zu.

Cannabis ist alles andere als ein erotisches Wundermittel: Wer
große Probleme mit seiner Sexualität hat, wird diese unter Ha-
schisch- und Marihuanaeinfluß sehr wahrscheinlich auch nicht
überwinden. Sie können sich sogar noch steigern, da man im
Cannabisrausch häufiger irritierbarer und verletzlicher als sonst
reagiert. Allerdings kann ein Paar, das sich einer erfüllten Sexualität erfreut, durch den Genuß von Haschisch und Marihuana
eine sehr angenehme Bereicherung seines Liebeslebens erfahren.

In einer amerikanischen Studie berichteten die Mehrheit der
Männer und 40 Prozent der Frauen von einem gesteigerten Or-
gasmuserlebnis unter Cannabiseinfluß. Weder Zahl noch Dauer
der sexuellen Kontakte nahm dabei zu. Die Wahrnehmung von
Berührung und der Tastsinn waren intensiviert.[84] Während
mäßiger Gebrauch günstige Effekte auf das Sexualleben haben
kann, vermag starker Gebrauch möglicherweise das sexuelle
Verlangen auch zu vermindern.[85]

Temperaturempfinden: siehe »Körpertemperatur« (s. S. 60)

Zeitempfinden

Das subjektive Zeitempfinden verändert sich unter Cannabiseinfluß stark. Nüchterne Versuchspersonen schätzen eine Zeitspanne von 5 Minuten auf 5 plus/minus 2 Minuten. Nach dem Konsum von Haschisch oder Marihuana ändert sich dies erheblich: 5 Minuten werden auf zirka 10 plus/minus 2 Minuten geschätzt. Die Zeit scheint unter Cannabiseinwirkung erheblich langsamer zu vergehen, eine vorgegebene Zeit wird als wesentlich länger eingeschätzt. Praktisch alle zu diesem Thema angestellten Untersuchungen zeigen derartige Ergebnisse.[86]

Nach drei Wochen tritt eine gewisse Toleranz gegenüber diesem Effekt ein. All das läßt die Vermutung zu, daß es sich beim veränderten Zeitgefühl um eine direkte neurologische Einwirkung von THC auf Gehirnfunktionen handelt. Ich denke, dieser Effekt hat stark mit dem Einfluß von Cannabis auf die Gedächtnisleistung und Konzentration zu tun. Man lebt viel mehr im »Hier und Jetzt«, denkt wesentlich weniger über die Vergangenheit und Zukunft nach. Wer die Zeit intensiver erlebt, dem kommt sie subjektiv eben auch länger vor.

Die Hier-und-jetzt-Sicht unter THC-Einfluß erinnert an das Zeitempfinden von Kindern, die jeden Moment frisch und lebendig erleben, eher losgelöst vom Zusammenhang der starken Erinnerungen und zukunftsfixiertem Denken. Manche Menschen genießen dieses Hier-und-jetzt-Empfinden, anderen mag der Verlust an Kontrolle angst machen. Vieles deutet darauf hin, daß ebendieses Gefühl für zahlreiche gewohnheitsmäßige Kiffer ein wichtiger Grund ist, Haschisch zu rauchen.[87]

Macht Haschisch psychisch krank?

»Haschisch ist wie Feuer: Ein wenig wärmt,
zuviel verbrennt.«

Marokkanisches Sprichwort

Üblicherweise wird bei Schizophrenen eine erhöhte Neigung zum Gebrauch von wahrnehmungsverändernden und anregenden Drogen gefunden, darunter Cannabis, Amphetamine, Kokain, Halluzinogene, Kaffee und Nikotin.[88] In der Vergangenheit wurde von den meisten Ärzten deshalb eine ursächliche Beziehung zwischen Cannabiskonsum und dem Auftreten einer Schizophrenie angenommen. Bei entsprechend veranlagten Personen, die sonst kein »Spaltungsirresein« entwickelt hätten, wäre nach Cannabiskonsum die Erkrankung ausgebrochen. Unterstützt wird diese Vorstellung durch ein früheres Auftreten psychotischer Symptome bei Drogenkonsumenten im Vergleich zu Nichtkonsumenten, einen besseren Gesundheitszustand vor der Erkrankung, weniger Negativsymptome und eine bessere Prognose.[89] Nach Untersuchungen anderer Forscher[90] verwendeten viele Patienten Cannabis zur Angstminderung, als Antidepressivum und zur allgemeinen Aktivierung. Diesen Ausführungen nach zu urteilen, wäre illegaler Drogenkonsum somit eine Folge der Schizophrenie und nicht etwa umgekehrt ...[91]

Auch die oben erwähnten anderen Drogen, die von Schizophrenen verwendet werden, stehen im Ruf, die Auslösung des Spaltungsirreseins zu begünstigen.[92] So geht ein Teil der vorgebrachten Verdachtsmomente gegen Haschisch sicher auch darauf zurück, daß hier mal wieder mehrere Dinge in einen Topf geworfen werden, die nicht zusammen hineingehören.

Drogen werden also von psychisch Kranken vornehmlich in

selbsttherapeutischer Absicht konsumiert. Wer unter unerträglichen Ängsten, Anfällen von Verzweiflung oder Depressionen leidet, ist froh über jedes Mittel, das ihm hilft, diese Zustände zu mildern oder zu beenden. Da Drogen zumindest vorübergehend dazu in der Lage sind, sollte es niemanden verwundern, daß seelisch Kranke besonders häufig zu diesen Mitteln greifen. Bei manchen Arten von Depressionen kann Cannabis eine ausgesprochen lindernde Wirkung entfalten. Viele Menschen, die Schwierigkeiten haben, ihre cholerischen Neigungen oder Aggressionen im Griff zu behalten, rauchen mit Erfolg Haschisch oder Marihuana. Oft werden sie sogar noch von Freunden und Familienangehörigen dazu ermuntert, weil auch sie beobachtet haben, daß Cannabis ihre Plagegeister zu umgänglicheren Zeitgenossen macht. In der Regel wird Cannabis bei der (Selbst)therapie psychischer Leiden jedoch eher problematisch sein. Eine wesentliche Eigenschaft von Haschisch und Marihuana ist ja bekanntermaßen, daß sie bestehende Stimmungen und seelische Zustände verstärken. Bei den meisten psychischen Leiden müssen wir deshalb davon ausgehen, daß sie durch Cannabis eher verschlimmert als gebessert werden. Unstrittig ist, daß Haschisch eine bestehende Schizophrenie verstärken kann.[93] Wie andere psychoaktive Substanzen sollte es daher von Personen mit effektiven Störungen und seelischer Labilität am besten gar nicht verwendet werden.

Doch kommen wir zurück zur Frage von Ursache und Wirkung: Die meisten Untersuchungen in der Vergangenheit gingen von dem Vorurteil aus, daß Cannabis mit Gewißheit zu psychischen Erkrankungen führe und es nur noch eine Sache der Zeit sei, diese »Tatsache« auch bestätigt zu finden. Dementsprechend wenig sorgfältig wurde gearbeitet, sollte doch nur belegt werden, was man sowieso schon zu wissen meinte.[94] So sind die meisten Elaborate leider wertlos und irreführend.

Jüngere Forschungen lassen es allerdings immerhin als möglich gelten, daß der Konsum hoher oder sehr hoher Dosen (mehrere Gramm auf einmal!) zu einer sogenannten toxischen Psychose führen kann.[95] Die Wahrscheinlichkeit ihres Auftretens ist dosisabhängig, wie man jedoch bereits vor 150 Jahren wußte: »... akute psychotische Reaktionen, im allgemeinen wenige Stunden andauernd, gelegentlich auch eine Woche; die Reaktion erschien dosisabhängig ... Delirium, Desorientierung und stark eingetrübtes Bewußtsein können auftreten.«[96] Die Dosen liegen im allgemeinen deutlich über denen, die zur Erzielung eines normalen Rausches notwendig sind. Allerdings können auch vergleichsweise niedrige Konsummengen ähnliche Effekte im Sinne einer überempfindlichen Reaktion hervorrufen.[97] Die Symptome sind nicht von anderen akuten Verwirrtheitszuständen infolge von Vergiftungen zu unterscheiden. Sie klingen grundsätzlich ohne therapeutische Maßnahmen von allein ab, können jedoch bei erneutem Drogengebrauch wieder auftreten.[98]

Bei den meisten in der Literatur genannten »Haschisch-« bzw. »Cannabispsychosen« handelt es sich also offenbar um akute (nicht chronische), meist durch »Überdosen« verursachte seelische Störungen, die nach wenigen Stunden bis Tagen nicht mehr bestehen.[99]

Andere Forscher[100] berichteten von 61 Patienten mit psychotischen Symptomen, die Haschisch- und Marihuanaraucher waren, und 43 Kranken, die kein Cannabis konsumierten. Auch diese Wissenschaftler fanden bei den durch Drogen ausgelösten Psychosen keine chronischen Verläufe. Sie schließen zudem aus ihren Beobachtungen, daß psychotische Reaktionen nach Cannabiskonsum eher bei Patienten mit psychiatrischer Vorgeschichte als bei psychisch stabilen Menschen auftreten.

Befunde, nach denen Cannabis eine Geisteskrankheit auslösen könne, sind nach Meinung der Autoren einer australischen

Regierungsstudie »weniger zwingend« als die Zusammenhänge zwischen Toxinen und Vergiftungspsychosen.[101]

Man[102] untersuchte 32 000 amerikanische Soldaten, die 1970 in Deutschland stationiert waren. Nahezu die Hälfte (46 Prozent) hatten einmal Cannabis geraucht, und 16 Prozent nahmen es weiterhin mindestens dreimal in der Woche. Es ergaben sich toxische Reaktionen im allgemeinen erst bei Dosen größer als 5 Gramm Haschisch, die innerhalb weniger Stunden geraucht worden waren. Von den 5120 Konsumenten, die weiterhin kifften, waren über einen Zeitraum von drei Jahren 720 wegen cannabisverdächtiger Probleme vom Sanitätspersonal untersucht worden. Trotz der Tatsache, daß viele GIs mehr als 50 Gramm (bis zu 600 Gramm) monatlich konsumierten, war nur bei 115 eine schizophrenieartige psychotische Reaktion festgestellt worden. Lediglich in drei dieser 115 Fälle war Cannabis die einzig verwendete illegale Droge gewesen.

Ein Forschungsteam[103] beschrieb elf Fälle von Psychosen innerhalb eines Jahres in einer Gruppe von etwa 10 000 gewohnheitsmäßigen Cannabiskonsumenten. Das sind 0,11 Prozent, ein extrem niedriger Wert, der deutlich unter dem Prozentsatz psychischer Erkrankungen in der Gesamtbevölkerung liegt.

Im Gegensatz dazu berichteten wiederum andere,[104] 11 Prozent aller Einweisungen in eine indische Drogenklinik seien aufgrund von akuten cannabisinduzierten Psychosen erfolgt. Mögliche Erklärungen für diese starken Differenzen sind unterschiedliche Niveaus hinsichtlich der konsumierten Mengen, die Art des Konsums* sowie die Haltung der diagnostizierenden Ärzte.

---

* In Asien werden Cannabisprodukte gern als Getränk genossen, wobei man eine geringere Kontrolle über die eingenommene Menge hat und eine längere Wirkungsdauer besteht als beim Rauchen. Hinzu kommt die vor allem in Indien verbreitete Kombination mit Stechapfel, der in regelmäßigen, hohen Dosen nachweislich zu körperlicher und geistiger Zerrüttung führt.

Fazit: Es ist wahrscheinlich, daß Cannabis auf schwerwiegende psychische Erkrankungen – vor allem Schizophrenie – verschiedene ungünstige Einflüsse haben könnte. Auch diese sind vermutlich nicht besonders gravierend und gehen innerhalb von Stunden oder Tagen nach dem Absetzen der Droge zurück.

Für die vielfach vorgebrachte Behauptung, Cannabis könne zum Ausbruch einer sonst in der Latenz verbliebenen Geisteskrankheit führen, gibt es keine schlüssigen Beweise. Allerdings wird die Möglichkeit einer solchen Wirkung grundsätzlich von allen psychoaktiven Stoffen angenommen.

Es ist belegt, daß Cannabis in seltenen bis äußerst raren Fällen zu psychischen Krisen, sogenannten toxischen Psychosen, führen kann. Diese kommen fast nur bei sehr hohen Dosierungen vor, die zumindest in Europa ausgesprochen untypisch sind. Solche Zustände kennt man in der Medizin von praktisch allen psychoaktiven Stoffen einschließlich Koffein und Alkohol. Bei Cannabis klingen derartige Symptome auch ohne den Einsatz von Medikamenten nach wenigen Stunden bis Tagen wieder ab.

Es gibt keinerlei Hinweis darauf, daß Cannabis dauerhafte psychische Schäden oder gar eine Geisteskrankheit verursachen kann. Reaktionen, die den Namen »Krankheit« verdienten, sind selbst bei exzessivem Cannabiskonsum selten.

Die Wechselwirkungen von Alkohol, Haschisch und Marihuana

Bei der Kombination von Cannabis mit Alkohol ist letzterer in seiner Wirkung sehr dominant und überlagert damit viele der Cannabiseffekte. Zahlreiche Haschisch- und Marihuanaraucher empfinden die Folgen des gleichzeitigen Genusses beider Substanzen als unangenehm oder erleben sogar störende Nebeneffekte, hauptsächlich ein verstärktes Benommenheitsgefühl, Übelkeit und Kreislaufbeschwerden.

Es wurde vermutet, daß Cannabis- und Alkoholabbauprodukte in der Leber miteinander reagieren könnten und auf diese Weise unerwünschte Effekte hervorrufen. Belegt ist diese Theorie nicht.

Die Auswirkungen von Cannabis und Alkohol wurden bereits in zahllosen Untersuchungen miteinander verglichen, und das Ergebnis war so gut wie immer dasselbe: Alkohol macht süchtig, jeder Rausch tötet zahlreiche Gehirnzellen. Er fördert die Aggressivität, er richtet entsetzliche geistige und körperliche Schäden bei ungeborenen Kindern an. Alkoholsüchtige verfallen körperlich und psychisch. Der Alkoholentzug kann tödlich verlaufen, aber auch eine Überdosis Alkohol (wie sie schon mit ein, zwei Flaschen Schnaps erreicht werden kann) führt möglicherweise zum Tode. Selbst wer halbwegs maßvoll trinkt, kann an Bluthochdruck, Leberzirrhose und Krebs erkranken. Diese Liste ist sicherlich unvollständig, aber sie dürfte ausreichen, um sich davon zu überzeugen, daß es sich bei Alkohol um eine giftige und gefährliche Substanz handelt.

Keine der hier aufgeführten Schädigungen wird durch Haschisch und Marihuana verursacht – mit Ausnahme der Gefährdung durch Rauchen allgemein (Belastung der Bronchien und Lungen, Krebsrisiko), die nichts mit dem Wirkstoff THC zu tun hat und sich problemlos vermeiden läßt, wenn man Cannabis ißt oder verdampft. Wie gesagt ist es der Forschung trotz intensiver Bemühungen bis heute nicht gelungen, irgendwelche Schäden am menschlichen Körper nachzuweisen, die allein auf den Konsum von Haschisch und Marihuana zurückzuführen sind.

Es wird deutlich: Der Vergleich von Alkohol mit Cannabis geht sehr eindeutig zuungunsten des Alkohols aus. Leider wird es wohl noch eine Weile dauern, bis sich diese von Fachleuten längst akzeptierte Tatsache in irgendeiner Weise in der Rechtsprechung niederschlägt: Es ist mehr als unwahrscheinlich, daß das erdrückende Wissen um die Schädlichkeit des Alkohols zu dessen Kriminalisierung (also zum Verbot) führen wird. Andererseits hat sich die Hoffnung, daß diese Erkenntnis zu einer Legalisierung oder wenigstens Entkriminalisierung von THC-haltigen Produkten führt, bisher als trügerisch erwiesen.

Von Interesse sind auch die Wechselwirkungen von Alkohol und Cannabis in bezug auf die Fahrtüchtigkeit, also das Ausmaß, in dem sich beide Substanzen gegenseitig beeinflussen oder möglicherweise Wirkungen hervorbringen, die keine der beiden Drogen für sich allein entwickeln würde. Ich beziehe mich hier auf eine Studie, die vom Federal Office of Road Safety in Australien in Auftrag gegeben wurde und 1986 von der Universität Sydney durchgeführt wurde.[105] Die Auswirkungen auf die Fahrfähigkeit addierten sich. Wer unter Alkoholeinfluß schlecht fährt, hat, wenn er zusätzlich Marihuana raucht, seinen Wagen noch schlechter unter Kontrolle. Eine *kleine* Menge von Cannabis wirkt dem Alkoholeinfluß allerdings entgegen! Ich könnte mir vorstellen, daß hier nicht die betäubende Wirkung des Alkohols aufgehoben wird, sondern die Vorsicht beim Fahren erhöht wird. Es ist bekannt, daß Cannabisbenutzer, die berauscht fahren, ihre eingeschränkte Fahrfähigkeit durch erhöhte Vorsicht ausgleichen. Betrunkene hingegen neigen zur Raserei und völlig unangebrachtem Vertrauen in ihr fahrerisches Können, wie auch H. J. W. Robbe belegte (s. S. 75).

Eine wesentliche Erkenntnis oben genannter Studien war die Feststellung, daß Cannabis keinen Einfluß auf den Abbau von Alkohol hat. Dies war immer wieder vermutet worden und galt unter anderem als ein Erklärungsversuch dafür, warum viele Menschen die Kombination von Cannabis und Alkohol nicht gut vertragen.

Die Fähigkeit, den eigenen Zustand angemessen beurteilen zu können, wurde beim Alkoholrausch durch Cannabis nicht beeinflußt. Ein Joint verbesserte also nicht die Fähigkeit zu angemessener Selbsteinschätzung der Angetrunkenen, führte aber auch zu keiner Verschlechterung. Wurden hingegen während des Cannabisrauschs größere Mengen Alkohol verzehrt, so ließ die Fähigkeit, sich realistisch einzuschätzen, dramatisch nach.

Unabhängig von »objektiven« Untersuchungen zeigt die Praxis, daß viele Menschen die Kombination von Alkohol und Cannabis nur schlecht vertragen. Auch wenn geringfügige Mengen Alkohol (etwa ein Bier) vermutlich keine negativen Effekte haben, so ist doch von der Kombination mit Haschisch grundsätzlich abzuraten.

Wie sich Cannabis mit anderen Substanzen verträgt

Auf ein Hauptrisiko beim Gebrauch illegaler psychoaktiver Substanzen wird nur selten und meines Erachtens unzureichend hingewiesen: die Wechselwirkungen mit anderen Rauschmitteln oder Medikamenten. Darunter versteht man die gegenseitige Beeinflussung von zwei oder mehr Wirkstoffen. Einige Drogen, wie z. B. Ecstasy oder Heroin, können sehr gefährliche bis lebensbedrohliche Wechselwirkungen mit anderen Mitteln haben. Da man als Cannabiskonsument nicht davon ausgehen kann, daß man zu diesem Thema von seinem Hausarzt korrekt informiert wird, besteht ein relativ großes Maß an Unsicherheit.

Allgemein läßt sich sagen, daß Haschisch und Marihuana praktisch die einzigen psychoaktiven Substanzen sind, die so gut wie keinen gefährlichen Einfluß in Zusammenhang mit anderen Mitteln haben. Diese beruhigende Nachricht ist vor allen Dingen deshalb bedeutsam, weil sehr viele Konsumenten anderer Drogen auch gelegentlich Cannabis rauchen und es dadurch mit anderen Wirkstoffen kombinieren.

Der Mischkonsum von verschiedenen Drogen gleichzeitig schafft wesentlich größere Probleme als die Summe der einzelnen Substanzen. Wirkungen und leider vor allem unerwünschte Effekte – die wie gesagt nicht vom Cannabis ausgehen – können sich vervielfachen. Häufig ist das Ergebnis unberechenbar, und in Notfällen stellt sich der behandelnde Arzt oft schlichtweg als überfordert heraus, da er nicht mehr weiß, mit welchen Gegenmitteln er den unerwünschten Folgen eines »Drogencocktails« gefahrlos begegnen kann. Insofern ist es beruhigend zu wissen, daß zumindest Haschisch und Marihuana an diesen Problemen keinen Anteil haben (siehe auch das Kapitel »Erste Hilfe bei Drogenunfällen«).

Wer das Pech hat, aufgrund einer Drogenvergiftung in ärztliche Behandlung zu kommen, sollte in seinem ureigensten Interesse wahrheitsgemäß angeben, wieviel er wovon konsumiert hat. Nur so kann ihm der Arzt – im Idealfall – angemessen helfen. Die Polizei darf dieser so oder so nicht verständigen, da er an seine Schweigepflicht gebunden ist.

Cannabis und Antidepressiva

Sowohl bei trizyklischen Antidepressiva als auch bei Monoaminoxidase-(MAO-)Hemmern wirkt Cannabis verstärkend im Sinne der erwünschten therapeutischen Wirkung. Menschen, die mit diesen Medikamenten behandelt werden, kommen also möglicherweise mit einer geringeren Dosierung aus, wenn sie zusätzlich Cannabis konsumieren. Wer ohnehin schon regelmäßig kifft und Antidepressiva verschrieben bekommt, sollte deshalb offen mit seinem Arzt über die richtige Dosiseinstellung sprechen. Keinesfalls empfiehlt es sich, die täglich verordnete Menge an Antidepressiva ohne ärztlichen Rat zu verändern.

Cannabis und aufputschende Drogen (Ecstasy, Speed*, Kokain)
Wenn die Wirkung aufputschender Drogen nachläßt, stellt sich in der Regel ein heftiger »Kater« ein: Überdrehtheit, Schlaflosigkeit, manchmal körperliche Schmerzen oder Krämpfe, Nervosität und Unruhe. Viele benutzen Haschisch und Marihuana in dieser Situation als natürliches Beruhigungs- und Entspannungsmittel. Die vergleichsweise harten Drogen überlagern jedoch die Wirkung von Cannabis. Um die erwünschten Effekte spüren zu können, müssen deshalb größere Dosen THC als gewöhnlich konsumiert werden.

Ich bezweifle, daß Cannabis hier viel mehr als eine Milderung des »Speedkaters« erreichen kann. Diese Kombination ist allerdings wesentlich weniger bedenklich als die in solchen Situationen gern gebrauchten übergroßen Mengen von Alkohol oder gar Schlaftabletten, die sogar zum Tod führen können.

Cannabis und Beruhigungsmittel (Benzodiazepine; Valium, Diazepam, Lexotanil etc.)
Diese nach wie vor beliebten Tranquilizer, die hoch wirksam sind, aber leider auch sehr stark psychisch und körperlich abhängig machen, reagieren positiv auf die zusätzliche Gabe von Cannabis. In Verbindung mit Haschisch und Marihuana werden geringere Dosen von Benzodiazepinen benötigt, als wenn diese

---

* Unter »Speed« versteht man aufputschende Rauschmittel wie Amphetamine und Ephedrinabkömmlinge.

Mittel allein gegeben werden. Wer auf ärztliches Anraten hin für längere Zeit Benzodiazepine nehmen muß, kann versuchen, zusätzlich das THC-haltige Präparat »Marinol« oder »Droanabinol« verschrieben zu bekommen, um die Dosierung des Tranquilizers möglichst niedrig und somit das Risiko einer Abhängigkeit gering zu halten. Allerdings wird man hier wohl nur bei einem fortschrittlichen Arzt Erfolg haben können, der hinsichtlich der aktuellen Forschungssituation auf dem laufenden ist.

Cannabis und Halluzinogene wie LSD oder psylocibinhaltige Pilze
Cannabis in kleinen Mengen kann den Einstieg zu Beginn eines Trips »erleichtern«, wie viele Anwender berichten. Dies gilt erfahrungsgemäß besonders für Männer, da diese mehr als Frauen bei einsetzender Wirkung zu Unterleibskrämpfen neigen, die sich durch Haschisch und Marihuana positiv beeinflussen lassen. Insbesondere bei LSD dauern die Wirkungen und Nebenwirkungen oft beträchtlich länger an als vom Benutzer erwünscht. Hier werden die beruhigenden und entspannenden Effekte von Cannabis meist als mildernd erlebt.

Cannabis und »Hexendrogen« (Nachtschattengewächse, Datura [Stechapfel], Bilsenkraut, Tollkirsche)
Der Gebrauch dieser sehr starken und giftigen Halluzinogene kommt unter Jugendlichen offensichtlich immer mehr in Mode, zumindest berichten die Medien in den letzten Jahren in wachsendem Maße über entsprechende Vergiftungen. Die leichte Zugänglichkeit über Apotheken und Ziergärten spielt hierbei sicherlich keine unerhebliche Rolle. Doch möchte ich grundsätzlich anmerken, daß der Rausch von Nachtschattengewächsen nur recht selten als angenehm erlebt wird. Die Nebenwirkungen (Mundtrockenheit, Pupillenerweiterung, Pulsbeschleu-

nigung, Vergiftungsgefühl) sind stark, und erwünschte Dosis und Überdosis liegen eng beieinander. Auch tödliche Überdosierungen sind möglich. Es hat schon seine Gründe, warum selbst die traditionellen Zauberer und Schamanen beim Umgang mit diesen »Kraftpflanzen« äußerste Vorsicht walten lassen. Als ein Vergnügen wird der unkontrollierte Rausch nur von den wenigsten erlebt.

Man kann sicherlich darüber ins Grübeln geraten, warum die stärksten und riskantesten Halluzinogene völlig legal sind, während die vergleichsweise harmlosen Cannabisprodukte verboten wurden.

In vielen Kulturen wird Cannabis gelegentlich zusammen mit der Einnahme von Nachtschattendrogen geraucht. Bei richtiger Dosierung (!) können sich hier unerwünschte Effekte gegenseitig aufheben und erwünschte Wirkungen verstärkt werden. Cannabis ist bis zu einem gewissen Grad ein natürliches Gegenmittel bei Nachtschattenvergiftungen. Besser wirken jedoch Benzodiazepine wie Valium, Lexotanil oder Adumbran. Solche Versuche der Selbsttherapie sind allerdings nur zu verantworten, wenn es keine Möglichkeit gibt, einen Arzt zu rufen.

Cannabis und Koffein

Koffein setzt die Pulsfrequenz herauf, Cannabis ebenfalls. Dies kann bei Herz-Kreislauf-Kranken zu Problemen führen. Menschen, die große Mengen Koffein und anschließend Haschisch konsumieren, neigen anscheinend verstärkt zu Angstreaktionen. Koffein wirkt den Cannabiseffekten entgegen; um die gleiche Wirkung zu verspüren, müssen bei hoher Koffeineinnahme also mehr Haschisch oder Marihuana konsumiert werden.

Insbesondere in arabischen Ländern wird Haschisch allerdings traditionell mit starkem Kaffee genossen. Er wirkt der durch große Cannabisdosen verursachten Müdigkeit entgegen. Außerdem kann Kaffee (in Verbindung mit Kardamom) die libidosteigernden Wirkungen von Cannabis deutlich verstärken. Für manche Menschen ist diese Kombination daher ein ausgesprochenes Aphrodisiakum.

Cannabis und Nikotin

Diese Kombination kommt sehr häufig vor, da viele Cannabiskonsumenten auch Zigaretten rauchen und die meisten Joints mit einer Mischung aus Cannabis und Tabak gefüllt sind. Das ist nicht gerade vorteilhaft: Cannabis verstärkt die Nikotinwirkungen wie z. B. die Gefäßverengungen und die damit verbundenen Durchblutungsstörungen. Nikotin wiederum vermindert die Cannabiswirkung allgemein und steht einigen der eigentlich angestrebten Effekte entgegen. Wer als Nichtraucher seinen ersten tabakhaltigen Joint inhaliert, hat gute Chancen, eher die Wirkungen einer leichten Nikotinvergiftung als die eines Hanfrausches zu verspüren.

Cannabis und Opium, Opiate sowie Heroin

Viele Heroinfixer empfinden den (zusätzlichen) Cannabisrausch als unangenehm oder sogar angstauslösend. Ich weiß von keiner wissenschaftlichen Untersuchung hierzu, aber ich kann mir vorstellen, daß Haschisch und Marihuana einen Junkie mehr mit seinen Gefühlen und Stimmungen konfrontieren, als ihm lieb ist, und auf diesem Wege die unangenehmen Empfindungen zustande kommen. Allerdings können natürlich auch noch unbekannte chemische Wechselwirkungen für diesen Effekt verantwortlich sein. Es ist jedenfalls eine kaum bestrittene Tatsache, daß Cannabis in vorsichtiger Dosierung die Leiden beim Heroinentzug zu mildern vermag.

Opium wird in Ländern, wo beides angebaut wird, traditionell auch kombiniert mit Haschisch verwendet. In richtiger Dosierung können die erwünschten Wirkungen beider Drogen verstärkt und unerwünschte Effekte gemildert oder beseitigt werden. So verstärkt der Cannabiszusatz z. B. die halluzinogenen Wirkungen von Opium, während Opium die Effekte von Cannabis auf das Herz-Kreislauf-System abmildert oder aufhebt.

Das gehandelte Produkt: Verschiedene Haschischsorten

Sowohl die Haschisch- und Marihuanakonsumenten als auch die Forscher streiten darüber, ob verschiedene Cannabissorten unterschiedlich wirken können. Diejenigen, die das anzweifeln, argumentieren, wenn THC die einzige psychoaktive Komponente sei, könnten sich die einzelnen Sorten lediglich in der Intensität des Rausches voneinander unterscheiden. Verschiedene Studien haben zudem gezeigt, daß Marihuana im wesentlichen die gleiche Wirkung wie reines THC hat.

Fast alle Menschen, die bereits unterschiedliche Haschisch- und Marihuanasorten ausprobiert haben, konnten jedoch erfahren, daß sie ein Produkt eher müde und schläfrig macht, während ein anderes anregend wirkt. Türkisches Haschisch steht im Ruf, eine sehr erheiternde Wirkung zu haben (es heißt im Jargon auch »Lachtürke«), rotem Libanesen ist eine spürbare halluzinogene Komponente zu eigen, und schwarzer Afghane weist beruhigende und dämpfende Effekte auf. Wie kann dies möglich sein, wenn es sich doch im Prinzip immer um die gleiche Substanz handelt?

Auch von alkoholischen Getränken wissen wir, daß z. B. Sekt, in mäßigen Mengen genossen, eher anregend wirkt, während Bier entspannt und müde macht. Hier liegt die Ursache darin, daß andere im Getränk enthaltene Stoffe die Wirkung des Alkohols verändern. Ein hoher Anteil von Kohlensäure und Zucker, wie er im Sekt vorhanden ist, zeichnet wohl für dessen anregende Wirkung verantwortlich. Der Hopfen im Bier verstärkt hingegen die beruhigenden und entspannenden Auswirkungen des Alkohols. Wenn die Wechselwirkung von verschiedenen Substanzen einen stärkeren Effekt hervorruft, als die Komponenten für sich genommen erwarten ließen, spricht man von einem »Synergismus«. So ist Hopfen für sich genommen nur sehr schwach psychoaktiv, in Verbindung mit Alkohol wird diese Eigenschaft jedoch erheblich verstärkt. Ähnlich verhält es sich mit Cannabis: Es enthält eine große Zahl chemischer Verbindungen, die allein keine oder nur sehr geringe Rauschwirkungen entfalten, jedoch die Wirkung des THC erheblich beeinflussen und verändern können (siehe das Kapitel »Die Inhaltsstoffe von Haschisch und Marihuana«).

Da die Herstellung von Haschisch und sein Handel fast überall auf der Welt illegal sind, gibt es auch praktisch keine »offiziellen« und überprüfbaren Daten über die verschiedenen Qualitäten und Inhaltsstoffe. Wenn es um die Beschreibung des Geschmacks und der Wirkungsweise verschiedener Haschischsorten geht, sind bekanntermaßen ohnehin keine objektiven Angaben möglich. Cannabis wirkt bei jedem Menschen ein bißchen anders. So kann und soll die folgende Kurzbeschreibung der wichtigsten Haschischsorten auch nicht als die Wiedergabe unverrückbarer, gesicherter Tatsachen verstanden werden, und sie provoziert vielleicht sogar den einen oder anderen »Fachmann« zu heftigem Widerspruch. Dabei geht es hier vor allem darum, einen ersten und allgemeinen Überblick über die recht vielfältigen (Schwarz)marktformen von Cannabisharz zu geben.

Herkunftsland: Afghanistan

Bezeichnung: Afghani, schwarzer Afghane.

Anbaugebiete: überall im Land. Beste Qualitäten stammen aus den nördlichen Provinzen (Balkh, Mazar-i-Scharif).

Farbe: außen schwarz, innen dunkelbraun, manchmal grünlich. Schnittstelle dunkelt je nach Qualität schnell nach.

Geruch: würzig bis schwer würzig.

Geschmack: etwas kratziger, »seifiger« Geschmack.

Konsistenz: elastisch, sehr weich.

Art der Wirkung: schwer, sedierend (beruhigend).

Wirkungsstärke: stark bis sehr stark.

Angebot in Deutschland: selten, die wirklich guten Qualitäten sehr selten.

Sonstiges: Der sogenannte Schimmelafghane ist verdorbene Ware und als Abfall zu betrachten.

Herkunftsland: Indien (1)

Bezeichnung: Manali, Manali cream.

Anbaugebiete: Berge um Manali.

Farbe: außen schwarz, innen grünlich bis bräunlich.

Geruch: leicht grasig.

Geschmack: leicht grasig.

Konsistenz: als Manali cream weich, elastisch und knetbar; hart, wenn überaltert.

Art der Wirkung: nicht so schwer wie die anderen »schwarzen« Sorten.

Wirkungsstärke: stark, wenn frisch.

Angebot in Deutschland: sehr selten, wird dann oft in Form von »Sticks« (fingerdicken Würstchen) angeboten. Kommt meist erst überaltert auf den europäischen Markt, und zwar mit deutlichen Potenzeinbußen.

Sonstiges: Man findet öfter Samen und Stengelteile im Ha-schisch.

Herkunftsland: Indien (2)
Bezeichnung: Kaschmiri.
Anbaugebiete: Himalaja.
Farbe: außen schwarz, innen schwarzbraun. Die Schnittstelle dunkelt schnell nach.
Geruch: intensiv, ein wenig wie vergoren.
Geschmack: mild.
Konsistenz: etwas härter als Afghane, zerfällt oft relativ leicht in einzelne Brocken.
Art der Wirkung: schwer, sedierend (beruhigend).
Wirkungsstärke: stark bis sehr stark.
Angebot in Deutschland: äußerst selten.
Sonstiges: Frischer Kaschmiri muß zum Aufbröseln nicht er-hitzt werden.

Herkunftsland: Libanon
Bezeichnung: Libanese.
Anbaugebiete: Tal von Baalbek.
Farbe: gelblich bis rötlichbraun (gelber und roter Libanese).
Geruch: würzig bis schwer würzig.
Geschmack: sehr würzig, kratziger als Türke oder Marokk.
Konsistenz: von trocken-pulverig-brüchig bis fast knetbar wie Schwarzer (wenn handwarm). Wird im Normalfall nicht sehr stark gepreßt. Meist 2 bis 3 Zentimeter dicke Platten in Lei-nensäcken mit (zumindest früher) phantasievollen Stempeln.
Art der Wirkung: leicht, eher aktivierend. Insbesondere roter Libanese kann recht schnell psychedelische, halluzinogene Effekte entfalten.
Wirkungsstärke: mittel.

Angebot in Deutschland: verhältnismäßig selten, die öligen Sorten sehr selten.

Sonstiges: Gelber Libanese wird früh geerntet, während der Hanf für den roten Libanesen stehenbleibt. Letzterer wird anscheinend nicht mehr hergestellt, zumindest besteht auf dem deutschen und niederländischen Markt kein Angebot. Mittlerweile kommt aus dem Libanon fast nur noch ein bräunliches Produkt mäßiger Qualität, das in Holland unter der Bezeichnung »Libanon kommersiell« vertrieben wird. Seit kurzer Zeit gibt es öfters wieder gelben. Leider ist gerade Libanese dafür bekannt, daß beim Pressen mit (Motor)ölen gepanscht wird.

Herkunftsland: Marokko (1)

Bezeichnung: (grüner) Marokkaner, Marokk. Zahlreiche Namen für die verschiedenen Qualitäten sind in Umlauf: Zero, Zero-Zero, Primeur, Deuxième, Sputnik, Pollen, Ketama ... Die niederländischen Coffeeshop-Besitzer sind außerdem ausgesprochen kreativ im Erfinden von Phantasienamen.

Anbaugebiete: hauptsächlich im Rifgebirge, Provinz Ketama.

Farbe: hell grünlich bis bräunlich.

Geruch: würzig.

Geschmack: würzig, mild.

Konsistenz: je nach Pressung verhältnismäßig hart. Wird meist in mehr oder weniger stark gepreßten Platten von 0,5 bis 1,5 Zentimeter Dicke, aber auch wenig gepreßt als »Pollen« angeboten.

Art der Wirkung: leicht, eher aktivierend.

Wirkungsstärke: leicht bis mittel, selten stark.

Angebot in Deutschland: fast immer und überall als »Standard«ware. Gute Qualitäten sind eher selten. Ist die häufigste Haschischsorte auf dem deutschen (Schwarz)markt.

Sonstiges: In den niederländischen Coffeeshops ist frischer »Pollen« oft das potenteste Material im Angebot. Es wird aus diesem Grund allerdings häufig mit irgendwelchen exotischen Phantasienamen angepriesen (s. a. »Herkunftsland: Marokko [3]«).

Herkunftsland: Marokko (2)

Bezeichnung: Marokkaner/Eiermarokk.

Anbaugebiete: Rifgebirge, Provinz Ketama.

Farbe: außen schwarz, innen grün (manchmal auch bräunlich, eventuell bedingt durch Mischung mit anderem Dope).

Geruch: Es riecht ein wenig nach Haschischöl.

Geschmack: kratziger als »normaler« Marokkaner.

Konsistenz: sehr hart und zäh.

Art der Wirkung: verhältnismäßig schwer, sedierend (beruhigend).

Wirkungsstärke: mittel.

Angebot in Deutschland: Eiermarokk wird, wenn überhaupt, meist recht billig angeboten.

Sonstiges: Man findet fast grundsätzlich Plastikfetzen mit eingepreßt. Eiermarokk gilt als aus Haschischöl hergestelltes künstliches Haschisch.

Herkunftsland: Marokko (3)

Bezeichnung: Marokkaner, Pollen, auch zu »Pollum« oder »Polm« verballhornt.

Anbaugebiete: hauptsächlich im Rifgebirge, Provinz Ketama.

Farbe: hellgrünlichgrau bis bräunlich.

Geruch: würzig.

Geschmack: würzig-mild.

Konsistenz: meist leicht angepreßt, daher elastisch, fällt aber auch leicht auseinander.

Art der Wirkung: leicht, eher aktivierend.

Wirkungsstärke: mittel bis stark.

Angebot in Deutschland: gute Qualität selten.

Sonstiges: Die Bezeichnung »Pollen« ist botanisch falsch, es handelt sich dabei selbstverständlich nicht um die männlichen Pollen, sondern um weibliche Harzdrüsen. Aber selbst im Ursprungsland Marokko nennen viele Händler ungepreßtes Haschisch »Pollen«. Als »Pollen« wird sowohl das reine Pulver als auch leicht angepreßtes Material (fällt beim Schneiden auseinander, bricht leicht, ist bröselig) bezeichnet.

Herkunftsland: Nepal

Bezeichnung: Nepali.

Anbaugebiete: Himalaja.

Farbe: außen schwarz, innen dunkelbraun. Schnittstelle dunkelt extrem schnell nach.

Geruch: Es riecht fast wie Haschischöl.

Geschmack: sehr würzig, etwas kratziger als Afghani.

Konsistenz: meist etwas härter als Afghani, aber bei Körperwärme leicht knetbar.

Art der Wirkung: schwer, sedierend (beruhigend).

Wirkungsstärke: stark bis sehr stark.

Angebot in Deutschland: sehr selten.

Sonstiges: In einschlägigen Kreisen sehr bekannt sind auch die sogenannten Nepalkugeln, obwohl sie extrem selten auf den Markt kommen. In Coffeeshops wird nepalesisches Haschisch als »Nepal Temple« angeboten. Hochqualitativer Nepali gilt neben Spitzenqualitäten aus Afghanistan als das potenteste natürliche Haschisch überhaupt.

Herkunftsland: Niederlande

Bezeichnung: diverse Phantasienamen. Der bekannteste ist »Skuff« (Wortschöpfung aus »Skunk« und »Stuff«).

Anbaugebiete: Treibhäuser und Indooranlagen in ganz Holland.

Farbe: meist grünlich-bräunlich (je nach verwendeter Grassorte).

Geruch: meist »grasig« (merklich anders als alle »normalen« Haschischsorten).

Geschmack: meist ebenfalls leicht »grasig«, oft sehr kratzig.

Konsistenz: unterschiedlich, bröselig bis hart, niemals weich und leicht knetbar.

Art der Wirkung: verschieden (je nach verwendeter Grassorte), meist leicht, eher aktivierend.

Wirkungsstärke: stark bis extrem stark (oft stärker als der potenteste Schwarze).

Angebot in Deutschland: selten.

Sonstiges: Die Qualitäten schwanken stark (abhängig von der verwendeten Grassorte, dem Zeitpunkt der Ernte und der Länge der Lagerung).

Herkunftsland: Pakistan

Bezeichnung: Pakistani.

Anbaugebiete: überall im Land. Besonders gute Qualitäten kommen aus der Gegend um Chitral und aus dem Hhaibargebiet.

Farbe: außen schwarz, innen dunkelbraun oder grünlich. Schnittstelle dunkelt je nach Qualität schnell nach.

Geruch: würzig bis schwer-würzig.

Geschmack: sehr würzig, etwas kratziger als »Afghane«.

Konsistenz: elastisch.

Art der Wirkung: schwer, sedierend (beruhigend).

Wirkungsstärke: mittel bis stark.

Angebot in Deutschland: selten, sehr selten gute Qualitäten.

Sonstiges: Die besten Haschischfelder des Landes wurden Anfang der 80er Jahre auf Opiumanbau umgestellt.

Herkunftsland: Türkei

Bezeichnung: grüner Türke.

Anbaugebiete: unbekannt, mittlerweile kaum noch hergestellt (wegen extremer Bestrafung).

Farbe: hellgrün, bei guter, harter Pressung auch gräulich (an Bruchstelle).

Geruch: leicht würzig.

Geschmack: würzig, mild.

Konsistenz: wenn gut gepreßt, steinhart.

Art der Wirkung: leicht, eher aktivierend, ausgeprägt euphorisierende Komponente.

Wirkungsstärke: mittel bis (selten) stark.

Angebot in Deutschland: selten, wirklich gute Qualitäten sehr selten.

Sonstiges: Türke wird (wurde) meist sehr heiß und unter großem Druck zu millimeterdünnen Platten gepreßt. Wenn man ihn zum Bröseln noch einmal warm macht, anstatt mit dem Messer feine Späne abzuschneiden, verliert er an Qualität.

Herkunftsland: Haschischöl

Bezeichnung: Haschischöl, Honey oil.

Anbaugebiete: wird künstlich erzeugt.

Farbe: schwarz, wenn gegen Licht gehalten, meist honiggelb bis leicht grünlich.

Geruch: reinstes Öl (mit Petroäther extrahiert), riecht etwas »chemisch«.

Geschmack: meist sehr mild, oft leicht chemisch durch Lösungs-mittelreste.

Konsistenz: Reines Haschischöl bricht und splittert wie Glas, wenn es kalt ist. Bei Zimmertemperatur (20 Grad) bleibt es noch ziemlich fest (knetbar); kurze Zeit in den Händen ge-halten, wird das Öl zähflüssig und klebrig. Wenn es kurz er-wärmt wird, ist es flüssig und läuft. Zieht Fäden.

Art der Wirkung: sehr schwer, sedierend (beruhigend), fast schon betäubend.

Wirkungsstärke: stark bis sehr stark.

Angebot in Deutschland: selten. Haschischöl ist nicht beson-ders beliebt.

Sonstiges: In den Ursprungsländern wird das gerade vorhan-dene und greifbare billigste Lösungsmittel zum Extrahieren verwendet, und das ist in fast 100 Prozent der Fälle vergäll-ter Industriealkohol. In Alkohol lösen sich auch alle mögli-chen Stoffe der Hanfpflanze (besonders auch Chlorophyll), die zur Wirkung nichts Positives beitragen. Haschischöl ver-liert bei unsachgemäßer Lagerung seine Potenz sehr viel schneller als Haschisch oder Marihuana.

Der Kauf von Cannabis

Straßenkauf und Betrug

Wie bei allen illegalen Substanzen, so muß man auch bei Ha-schisch und Marihuana damit rechnen, daß man nicht unbe-dingt das angeboten bekommt, was einem der Händler weis-machen will. Die Flower-Power-Zeit, in der man mit einer ge-wissen Berechtigung hoffen durfte, daß die langhaarigen Dealer nicht allein auf Geld aus waren, sondern auch über ein gewisses »Ehrgefühl« verfügten, sind schon lange passé. Vor allen Dingen beim Straßenkauf kann man mit hoher Wahrscheinlichkeit davon ausgehen, daß man betrogen wird.

Welche Motivation, seine Kunden mit hochwertigem Material zu einem fairen Preis zu versorgen, sollte ein Dealer besitzen, der das hohe Risiko eingeht, seine Ware in der Öffentlichkeit anzubieten? Höchstwahrscheinlich wird er sie nicht wiedersehen – und wenn doch, können die Betrogenen ohnehin nichts unternehmen, illegale Geschäfte sind schließlich nicht einklagbar. Gerade wer im Urlaub an Touristenorten der Versuchung nicht widerstehen kann, wenn er (angeblich) Cannabis angeboten bekommt, wird anschließend in den meisten Fällen um einiges Geld ärmer und eine Erfahrung reicher sein. Das gilt besonders für Länder, die sich eines ausgeprägten Drogentourismus erfreuen, z. B. die Niederlande, Marokko oder Indien. Die Vorstellung »Die haben so viel von dem Zeug, daß es sich für sie gar nicht lohnt, einen über den Tisch zu ziehen« geht völlig an der Realität vorbei. Selbst erfahrene Kiffer lassen sich hier immer wieder die abenteuerlichsten Substanzen als Haschisch andrehen. Vom gekneteten Lebkuchen über Pastilin und Suppenwürfel bis hin zu Mischungen aus Moskitospiralen und Straßendreck wird so ziemlich alles verkauft, was in Konsistenz und Aussehen Haschisch auch nur entfernt ähnelt.

Der älteste, aber immer wieder erfolgreiche Trick funktioniert folgendermaßen: Der Händler zeigt die Ware nur kurz, um eine eingehende Prüfung zu verhindern. Während der Übergabe kommt dann ein »Kollege« des Dealers um die Ecke und ruft: »Polizei, Polizei!« Hastig wechseln Geld und »Stoff« ihren Besitzer. Der Betrogene merkt dann meist erst in seinem Hotelzimmer, was ihm angedreht worden ist.

Von diesem Trick gibt es eine Reihe, zum Teil sehr raffinierte Varianten. So wird der Käufer etwa häufig eingeladen, sich durch einen Testjoint von der Qualität der Ware zu überzeugen. Dieser ist natürlich mit hochwertigem Material gefüllt, dem berauschten Kunden kann dann um so leichter die wertlose Fälschung untergeschoben werden. Oft wird auch ein Piece (Stück Haschisch), das für gut befunden wurde, eingepackt und dabei blitzschnell gegen ein anderes mit wertlosem Inhalt ausgetauscht.

Wer in den Niederlanden Haschisch und Marihuana kaufen will, sollte dies ausschließlich in offiziellen Coffeeshops tun. Vielleicht sind dort die Preise ein wenig höher als auf dem Schwarzmarkt, dafür kann man ziemlich sicher sein, keinen Dreck angedreht zu bekommen. Schließlich haben diese Läden einen Ruf zu verlieren. Kunden, die mit bereits gekauftem Material nicht zufrieden sind, können dies meist anstandslos umtauschen.

Auch in anderen Ländern ist der Kauf bei unbekannten Händlern ein unkalkulierbares Risiko, das einen nicht nur Geld kosten kann. Gerade von arabischen Ländern, insbesondere Marokko, wird immer wieder berichtet, daß Dealer mit korrupten Polizisten zusammenarbeiten. Nachdem man sein Haschisch gekauft hat, wird man unvermutet von der Polizei kontrolliert, die die Ware auch sehr schnell findet. Hier muß man anschließend selbst für den Besitz kleiner Mengen sehr hohe Bestechungsgelder bezahlen, die die ganze Reisekasse auffressen können, will man nicht auf unbestimmte Zeit unter unbeschreiblichen Bedingungen in einem marokkanischen Gefängnis verschwinden. Das beschlagnahmte Haschisch wird natürlich umgehend an den nächsten Ahnungslosen verkauft, und das Spielchen geht von vorne los.

Man sollte, will man Cannabis im Ausland kaufen, immer bedenken, daß in vielen Herstellerländern der Besitz von Haschisch und Marihuana durchaus nicht als Bagatelldelikt betrachtet wird, in Malaysia droht etwa für den Besitz von 200 Gramm Cannabis die Todesstrafe, auf den Philippinen gar von 75 Gramm. Die Drogengesetzgebung ist in den meisten Ländern Mitteleuropas wesentlicher liberaler.

Wer vom Straßenkauf partout nicht die Finger lassen kann, sollte zumindest folgende Vorsichtsmaßnahmen berücksichtigen:

1. Haschisch und Marihuana nur in Ländern kaufen, wo diese legal oder entkriminalisiert sind.

2. Wenn Haschisch angeboten wird, auf eine gründliche Prüfung der Ware bestehen. Wird diese verweigert, kann man sicher sein, daß einem eine Fälschung angedreht werden soll.

3. Das Stück (Piece), das man kaufen möchte, sollte man in der Hand behalten und nicht zurückgeben, dann eine Ecke mit dem Feuerzeug anbrennen: Das glimmende Material muß den typischen, wohl nicht zu fälschenden Haschischgeruch haben. Riecht es auch nur im entferntesten »seltsam«, ist es ratsam, die Gier zu zügeln und die Finger vom Kauf zu lassen. Ist man mit dem Test zufrieden, sollte man das Piece auf keinen Fall wieder zurückgeben, auch nicht unter dem Vorwand, daß der Dealer es noch einmal zur Preisbestimmung benötigt. Man kann sicher sein, daß er genau weiß, was und wieviel er aus der Hand gegeben hat.

4. Oft wird einem sehr geschmeidiges und biegsames Material als besonders hochwertiger Afghani angeboten. In der Tat gibt es Spitzenqualitäten, die auch bei Zimmertemperatur elastisch und von brauner bis schwarzer Farbe sind. Allerdings kommen diese extrem selten vor und werden mit an Sicherheit grenzender Wahrscheinlichkeit niemals im Straßenhandel erhältlich sein. Von den Betrügern wird sehr gern Kinderknetmasse als hochwertiges Material angeboten.

5. Niemals einem Unbekannten Geld nach dem Vorwand anvertrauen, daß dieser einem ein Piece dafür besorgt! Auch nicht, wenn er dieses von einem Ort »nur ein paar Meter um die Ecke« holen will. Das ist mit nahezu hundertprozentiger Gewißheit Betrug. Straßenhändler, die pleite sind, erhalten ihre Ware auf Kommission und bezahlen, nachdem sie selbst verkauft haben. Ein Straßenhändler, der von seinem Dealer keinen Kredit mehr bekommt, muß auch diesen schon betrogen haben.

6. Wird Marihuana angeboten, sollte der Augenschein genügen, um festzustellen, ob es sich um Hanf handelt. Wenn der Geruch an Küchengewürze erinnert, handelt es sich wahrscheinlich auch um solche. Besonders gern wird den Leuten Majoran angedreht, weil der Geruch entfernt an Marihuana erinnert. Mancher Unbedarfte hat den Betrug noch nicht einmal beim Rauchen bemerkt, da auch Majoran eine – minimale – Rauschwirkung entfaltet. Wenn das Gras nach nichts riecht, ist dies auch verdächtig, hier kann es sich genauso um altes Material wie um Laubblätter handeln. Man sollte auch schauen, ob es sich um Blüten oder nur um (minderwertige) Blätter handelt. Bei gepreßtem und fermentiertem Material kann es schwieriger werden. Hier sollte nach Samen Ausschau gehalten werden. Finden sich keine, nimmt man besser Abstand vom Kauf.

Selbst wenn man auf diese Weise verhindert hat, daß einem wirkungsloses Material angedreht wurde, gibt es – außer dem »Rauchtest« – doch keine Möglichkeit, die Qualität des »Stoffs« festzustellen. Es existiert aber auch hundertprozentig reines Haschisch, das so gut wie kein THC enthält. Und wer all seinen Sachverstand erfolgreich benutzt hat, um festzustellen, ob es sich um Marihuana handelt, kann immer noch für teures Geld wirkungslosen Faserhanf erworben haben.

Fazit: Straßenkauf lohnt sich in den meisten Fällen nicht und ist in vielerlei Hinsicht riskant.

Streckmittel

Alle Drogen, die man panschen kann, werden auch von gewinnsüchtigen und skrupellosen Menschen mit meist wirkungslosen, aber oft giftigen Substanzen versetzt (s. a. S. 209).

Im Unterschied zu synthetischen oder halbsynthetischen Drogen wie Kokain und Heroin, die praktisch immer mit teilweise abenteuerlichen Mittelchen gepanscht sind, spielen Streckmittel bei Haschisch und Marihuana keine so große Rolle. Oft wird das Material von risikofreudigen Enthusiasten aus dem Herstellerland direkt (illegal) eingeführt und verkauft, so daß die Zwischenhändler, die alles mögliche unterrühren könnten, gar nicht erst zum Zuge kommen. Allerdings ist der Haschischhandel mittlerweile zu einem solchen Geschäft geworden, daß in den Ursprungsländern die hohen Qualitäten, wie sie noch in den 70er Jahren vorkamen, praktisch gar nicht mehr hergestellt werden bzw. nicht in Umlauf kommen. Auf maximalen Ertrag ausgerichtete Massenproduktion geht deutlich zu Lasten der Qualität. So gesehen strecken schon die Hersteller den Stoff, indem sie Pflanzenteile, die zur Rauschwirkung nichts beitragen, unter das Harz mischen. Bei schwarzem Haschisch werden bei der Ernte und zum Pressen auch gern alle möglichen Öle, etwa Butterfett, verwendet, die zudem die Eigenschaft haben, dem Laien einen besonderen Harzgehalt vorzugaukeln. Gelegentlich werden auch Sand und Staub untergemischt. Diese sind schwer und billig, was den Gewinn entsprechend erhöht. Angeblich finden (in den Herstellerländern) zuweilen auch Verschnitte mit dem Pflanzenfarbstoff Henna statt.

Grundsätzlich kann man davon ausgehen, daß Haschisch, welches in großen Mengen Europa erreicht, um dort verkauft zu werden, von überdurchschnittlicher bis sehr guter Qualität ist. Die Importeure haben sicherlich keine Lust, eine Gefängnisstrafe für minderwertiges und damit kaum gewinnbringendes Material zu riskieren. Je potenter die Ware, um so geringer ist natürlich die Masse im Verhältnis zum Wirkstoff. Das mindert das Risiko der Entdeckung ein wenig und erhöht die Gewinnspanne. Auch wenn es im Haschischhandel gelegentlich dilettantische Amateure gibt, die versuchen, auf eigene Faust schnelles Geld zu verdienen, und die dann gelegentlich mit minderwertiger, gepanschter oder gar gefälschter Ware übers Ohr gehauen werden, ist doch der Haschischhandel zum größten Teil in den Händen der internationalen Drogenmafia. Diese Herren werden aus verschiedenen, leicht nachvollziehbaren Gründen wohl eher selten über den Tisch gezogen ...

Allerdings gibt es natürlich keine Aufsicht darüber, was Zwischen-, Klein- und Kleinsthändler so treiben. Zwischenhändler können nur mäßig strecken, schließlich wollen sie größere Mengen weiterverkaufen, und da wird sehr viel sorgfältiger, genauer und oft auch kompetenter geprüft als beim Erwerb von Klein- und Kleinstmengen. Immerhin kann beim Strecken extrem guter Qualitäten ein geschätzter Zusatzgewinn von etwa 20 Prozent erreicht werden, ohne daß Qualitätsverlust und Panscherei besonders auffallen. In der Vergangenheit, wo im Haschischhandel Einheitspreise unabhängig von der Qualität üblich waren, mag dies sicherlich oft eine große Versuchung gewesen sein. Inzwischen hat sich die Situation aber weitgehend umgekehrt: Ist einmal überdurchschnittlich gutes Material auf dem Markt, wird der zwei- bis fünffache Preis der Durchschnittsware verlangt und auch bezahlt. Strecken auf dieser Ebene lohnt sich eigentlich nicht mehr.

Immer wieder wird von »Eierdope« (z. B. Eiermarokk, s. S. 96) berichtet. Haschisch also, das aus konzentriertem Haschischöl (welches sich natürlich wesentlich leichter schmuggeln läßt) im Verkaufsland mit irgendwelchen Trägersubstanzen zu künstlichem Haschisch vermischt wird und von gleichbleibend mäßiger Qualität ist. Das Ganze funktioniert also ein wenig nach dem Prinzip der Fruchtsaftkonzentrate.

Die überhöhten Haschischpreise in Großstädten, die Ahnungslosigkeit vieler Kunden und das Vorhandensein von mehr Nachfrage als Angebot lassen viele Kleinsthändler »kreativ« werden. Sie mischen teilweise die unglaublichsten Dinge unter: Von Mehl über Kaffee bis hin zu Schuhcreme wird so ziemlich alles reingepanscht, was das Volumen vergrößert. Die Verfälschungen sind leicht am Geschmack beim »Rauchtest« und an der Wirkung (die dann nur schwach ist oder ganz ausbleibt) zu bemerken.

Immer noch wird von vielen Drogenaufklärern behauptet, daß Haschisch mit Opium oder sogar Heroin gestreckt würde. Dies ist völliger Unsinn. Beimengungen von Opium im Haschisch kommen in Deutschland praktisch nie, solche von Heroin überhaupt nicht vor. Wer dies bezweifelt, sollte einfach einmal bei einem LKA (Landeskriminalamt) anrufen und sich mit einem Chemiker des Rauschgiftdezernates unterhalten (was auch ich getan habe). Diese Herren sind in der Regel sehr zuvorkommend und freundlich. Ihre Aufgabe ist es unter anderem, festzustellen, welche (artfremden) Substanzen sich in beschlagnahmten Drogen befinden. Mit Sicherheit wird man hier kompetente und zuverlässige Auskunft erhalten können.

Kommerziell gehandeltes Marihuana ist wie gesagt nur sehr selten gestreckt. Dies könnte man einfach zu leicht erkennen, da sind vollständige Fälschungen noch häufiger. Allerdings wird bereits getrocknetes Gras gern mit Wasser besprüht, um es schwerer zu machen. Diese Praxis ist auch bei vielen niederländischen Coffeeshops und deren Zulieferern gang und gäbe. Ein größerer Schaden, als daß man etwa 20 Prozent mehr für die Ware bezahlt als offiziell angegeben, entsteht allerdings nicht.

Insbesondere minderwertiges mexikanisches Gras soll häufiger mit Zucker besprüht werden, dies hilft bei der Fermentierung, und das klebrige Material gaukelt einen hohen Harzgehalt vor. Marihuana aus Mexiko ist in Deutschland allerdings selten, wenn überhaupt im Handel. Hier überwiegt Ware aus einheimischer und niederländischer Produktion. Andere Qualitäten sind mittlerweile kaum noch zu bekommen.

Qualitätsbestimmung

Die Potenz von Haschisch und Marihuana wird wie gesagt allein durch die vorhandenen Cannabinoide, in allererster Linie das THC, bestimmt. Bis heute gibt es keinen einfachen, allgemein zugänglichen Test, mit dem der THC-Gehalt von Cannabis ermittelt werden könnte. Die gelegentlich von Headshops angebotenen Prüfverfahren funktionieren nur extrem unzuverlässig und sind in der Praxis wertlos. Verläßliche chemische Tests gestalten sich zeitaufwendig und werden damit nur in Ausnahmefällen und bei guten Fachkenntnissen von Nutzen sein. So können die meisten Cannabiskonsumenten die Qualität ihres Stoffes erst beurteilen, wenn sie ihn rauchen oder auf andere Art zu sich nehmen.

Allerdings gibt es einige allgemeine Kriterien, die dabei helfen können, sich ein ungefähres Bild von der Qualität des zu prüfenden Materials zu machen (s. u.). Unter anderem können so eventuell Hinweise auf Verfälschungen (Streckmittel) gefunden werden, deren Genuß unerfreulich oder gar schädlich (Gifte) ist. Man sollte sich Haschisch und Marihuana, bevor man es konsumiert, immer gründlich anschauen. Selbst wenn das Material aus zuverlässiger Quelle stammt und keinerlei Zweifel an seiner Qualität bestehen, können so entsprechende Kenntnisse erworben werden: Man bekommt ein Gefühl dafür, wie hochwertiges Haschisch und Marihuana aussehen, sich anfühlen, riechen, brennen und schmecken. Diese Erfahrungen sind bei der Beurteilung zukünftiger Waren natürlich von Nutzen.

Weil es zum einen keinen sicheren Test gibt, durch Augenschein die Qualität von Cannabis zu bestimmen, zum anderen auch die im folgenden beschriebenen Prüfungsmöglichkeiten zum großen Teil ein gewisses Maß an Erfahrung voraussetzen, ist es in der Praxis nach wie vor der beste und sicherste Weg, sich auf den Rat eines vertrauenswürdigen Menschen zu verlassen. Wer beispielsweise in den Niederlanden im Coffeeshop kaufen möchte, sollte keine Hemmungen haben, sich beraten zu lassen! Man hat selbst den Schaden davon, wenn man seine eigene Unsicherheit mit Coolness überspielt und so tut, als hätte man den kompletten Durchblick, während man in Wahrheit keine Ahnung hat. Zwar gilt grundsätzlich die Faustregel »Je teurer, um so potenter«, trotzdem sollte man sich helfen lassen: Manche Sorten sind vielleicht nur teuer, weil sie selten vorkommen und die einheimischen »Kenner« sich ein wenig Abwechslung gern was kosten lassen. Außerdem wirken die verschiedenen Sorten wie gesagt etwas unterschiedlich. Wer eher nach anregendem Material sucht, braucht etwas anderes als jemand, der sich ein natürliches Beruhigungsmittel wünscht. Die Verkäufer helfen einem in aller Regel freundlich und kompetent weiter; denn ihnen ist ein höflicher Kunde, der beraten werden möchte, allemal lieber als ein arroganter Schnösel, der sich nach der ersten Tüte in ihrem Laden übergibt.

Ich hatte schon mehrmals das zweifelhafte Vergnügen, miterleben zu dürfen, wie »Profikiffer« aus Deutschland sich in Holland mit Kennermiene die dicksten Geräte bauten, alle wohlmeinenden Ratschläge in den Wind schlugen (»Ich weiß schon, wieviel ich vertragen kann ...«), nur um nach ein paar Zügen fast aus den Pantinen zu kippen.

Geruchstest
Hochwertiges Haschisch und Marihuana haben praktisch immer einen sehr typischen, intensiven Geruch. Umgekehrt gilt dies leider nicht: Auch minderwertige Qualitäten können heftig duften, da die Riechstoffe nichts mit den Wirkstoffen zu tun haben. Diese sind so gut wie geruchslos. Je intensiver der Geruch, um so frischer ist das Material. Da die Wirkstoffe in Cannabis mit der Zeit abgebaut werden, kann z. B. drei Jahre alte, ehemals hochpotente Ware unter Umständen völlig wirkungslos sein. Je intensiver der Geruch, um so geringer ist auch die Wahrscheinlichkeit, daß Streckmittel vorhanden sind. Diese sind geruchslos oder riechen völlig anders als Cannabis.

Farbe
Haschisch sollte an den Außenseiten einer Platte immer dunkler als in der Mitte sein. Wenn man eine Platte durchschneidet oder ein Stückchen abbricht, sollte ein dunklerer Außenrand und deutlich helleres Material im Inneren sichtbar werden.

Insbesondere Haschisch, das gleichmäßig innen und außen schwarz ist, kaum oder untypisch riecht und sich dann noch bei Zimmertemperatur extrem leicht kneten läßt, ist mit Sicherheit massiv gepanscht oder eine Fälschung.

Auch in ansonsten ausgezeichneter Fachliteratur wird immer noch behauptet, daß die Farbe Rückschlüsse auf die Herkunft und die Qualität zulasse (je dunkler, um so potenter). Ersteres stimmt nur noch bedingt und letzteres überhaupt nicht mehr.

Konsistenz und Farbe von Haschisch sind überwiegend von der Art der Herstellung abhängig und nur zu einem geringen Teil von den Eigenschaften der angebauten Sorte. Obwohl alle Welt nur von »grünem Marokkaner« spricht, läßt sich in Marokko ohne weiteres ein schwarzes Haschisch herstellen, was mittlerweile auch geschieht. Wenn man ein Stückchen grünes Haschisch in ein Leinen- oder Plastiksäckchen gibt und zehn Minuten intensiv mit dem Hammer bearbeitet, wird man feststellen, daß aus dem vormals grünen Material nun »Schwarzer« geworden ist.

Herstellungs- und Qualitätsstandards der einzelnen Erzeugerländer haben sich mittlerweile so weit aneinander angeglichen, daß zumindest bei den Exportqualitäten kaum noch Unterschiede bestehen.

Haschisch, das aus Schichten unterschiedlicher Farben besteht, die nichts mit der Oxidation der Außenschicht zu tun haben, ist grundsätzlich gepanscht. Das gleiche gilt für fleckiges Material.

Struktur

Wenn man mit einem angewärmten Messer eine Haschischprobe zerschneidet, sind schon einige Rückschlüsse möglich: Glänzt das Messer anschließend speckig, liegt entweder ein hoher Harzanteil vor (d. h. vermutlich viel THC), oder es wurde mit Fett(en) verschnitten. Handelt es sich um Harz, klebt die Schnittstelle des Messers. Zugefügte Fette kleben grundsätzlich nicht.

Auch hier kann noch einmal der Geruchstest gemacht werden, da erwärmtes Material intensiver riecht als kaltes. Außer dem typischen Cannabisgeruch sollte nichts wahrzunehmen sein. Riecht es z. B. nach Kokos, weiß man, woher das Fett kommt ...

Wenn man sich den Anschnitt anschaut, sollte das Innere der Platte von einheitlicher Farbe und möglichst feiner Konsistenz sein. Je feiner die Struktur, um so hochwertiger ist das Material. Extrem feine Konsistenz sollte allerdings mißtrauisch machen, die Gefahr einer Verfälschung (Schuhcreme, Fette, Plastilin) ist groß.

Ein kleines Stückchen erwärmtes Haschisch kann man zu einer »Wurst« formen und aufbrechen. Hier werden Fasern (»Haare«) und Gewebeteile sichtbar. Je weniger Fasern zu erkennen sind, um so größer ist der zu erwartende Harzgehalt.

Nach Beimischungen Ausschau halten
Streckmittel sind z. B. am Geruch zu erkennen, wenn ein kleine Probe verbrannt wird.

Feste Verschnittstoffe wie Sand, Staub oder gemahlener Bleischrott lassen sich feststellen, wenn man die Asche zwischen den Fingern zerreibt.

Reines Haschisch sollte nur kurz und ohne zu rußen brennen. Ruß ist ein deutlicher Hinweis auf beigemischte Fette und Öle. Brennt das Haschisch allzu lange, wird dies vom Händler gern als Beweis seines hohen Harzgehaltes ausgegeben. Sehr viel wahrscheinlicher ist auch hier, daß Fette und Öle beigemischt wurden. Dann sollte ein erneuter Geruchstest durchgeführt werden.

Man kann auch ein kleines Stück des Materials kauen. Ein sehr leichtes Knirschen ist normal, alles, was darüber hinausgeht, kann als ein Hinweis auf die Beimischung fester Materialien aufgefaßt werden. Eigentümliche Geschmackserscheinungen, etwa nach Parfüm, oder andere irritierende Empfindungen im Mund sind ein sicherer Hinweis auf Streckmittel.

Elastizität

Entgegen weitverbreiteten Vorstellungen ist Cannabisharz und damit auch THC bei Zimmertemperatur immer noch recht zäh. Selbst hochwertigstes Haschisch läßt sich bei 21 Grad Raumtemperatur nur äußerst selten wie Knetgummi bearbeiten. Wo dies der Fall ist, kann von Fälschungen bzw. Beimischungen großer Mengen von Ölen ausgegangen werden. Je elastischer Haschisch ist, um so klebriger muß sich auch das Material anfühlen!

Qualitativ gutes Haschisch kann durch Handwärme in wenigen Minuten geschmeidig gemacht werden, wird aber, sobald man es wieder weglegt, innerhalb kürzester Zeit erneut recht zäh.

Hitzeverhalten

Sehr potentes Material bildet beim »Blubbertest«, d. h. beim Erhitzen einer kleinen »Wurst« mit dem Feuerzeug, Blasen. Je mehr Blasen entstehen, um so größere Mengen Harz und vermutlich THC sind vorhanden. Allerdings wirft auch Wasser Blasen. Insbesondere schwarzes Haschisch hat in der Regel einen hohen Wasseranteil. Wenn man die technischen Möglichkeiten hat, kann man das Testmaterial eine Weile auf 100 Grad erhitzen, um den Wasseranteil zu entfernen. Das Cannabisharz verdampft erst bei etwa 190 Grad.

Die Lagerung von Haschisch und Marihuana

Die einzige Veränderung, die Haschisch und Marihuana durch längeres Lagern durchmachen, ist, daß sie schlechter werden. Qualitätsverbesserungen gibt es nach der Trocknung keine mehr. In den meisten Herstellungsländern wird Haschisch nur ein Jahr, höchstens drei Jahre gelagert. Beim Besuch einer Haschischfarm, etwa im marokkanischen Rifgebirge, kann man durchaus beobachten, wie kleine Kinder mit riesigen Haschischklumpen Fußball spielen. Es handelt sich dann wohl um Reste der Vorjahresernte, die dort als unverkäuflich und damit wertlos betrachtet werden.

Wer ein vor Jahren verlegtes kleines Törnpiece wiederfindet und es raucht, wird die enttäuschende Erfahrung machen, daß das Material vollständig seine Wirkung eingebüßt hat. Haschisch und Marihuana verlieren bei der Lagerung ihre Potenz durch drei Einflüsse: Licht, Wärme und Luft. Folgerichtig behält das Material am längsten seine Wirkung, wenn es an einem kühlen, dunklen Ort luftdicht verpackt aufbewahrt wird. Wer Cannabis länger aufheben will, kann es beispielsweise in Cellophan oder Alufolie einwickeln und im Kühlschrank lagern. Wer größere Mengen* sehr lange aufbewahren möchte, kann diese auch luftdicht verpacken und in den Gefrierschrank legen.

Soll das Material nicht länger als ein Jahr lagern, reicht es völlig aus, wenn es an einem kühlen Platz liegt. Bei der luftdichten Verpackung sollte das Cannabis jedoch gut getrocknet sein, damit sich kein Schimmel bilden kann.

Wer Marihuana länger aufbewahren will, sollte das Gras nicht reinigen und die Blätter so lassen, wie sie sind, durch das Reinigen und Zerkrümeln vergrößert sich die Oberfläche ganz erheblich – mit dem Ergebnis, daß die Wirkstoffe schneller oxydieren und damit zerstört werden.

In Indien wird Ganja (blühende Spitzen) nach dem Ablauf von zwei Jahren als wertlos angesehen; Bhang (Blätter mit ei-

---

* Auch hier wieder der obligatorische Hinweis, daß der Besitz von (größeren Mengen) Cannabis in der Bundesrepublik Deutschland und den meisten anderen Ländern illegal ist.

nem relativ niedrigen THC-Gehalt) gilt jedoch als recht stabil und kann drei bis vier Jahre gelagert werden. Haschisch verfällt schneller als Ganja, weil es während seiner Herstellung mehr der Luft ausgesetzt ist.

Arten des Cannabiskonsums und der Weg durch den Körper

Haschisch und Marihuana kann man auf unterschiedlichste Weise zu sich nehmen: Cannabis wird geraucht, gegessen, als Tee getrunken, als Dampf oder Spray inhaliert, (in wissenschaftlichen Versuchen) gespritzt, als Zäpfchen eingeführt, geschnupft (!) und (in Salben) als Einreibung verwendet. Traditionell raucht oder ißt man es. Nach einer Umfrage in Großbritannien[106] rauchen 73 Prozent der Konsumenten Joints, 9 Prozent Wasserpfeife, und 2 Prozent essen ihr Haschisch. 60 Prozent der Benutzer bauen inzwischen ihr eigenes Gras an – zumindest einen Teil von dem, was sie konsumieren. Diese Daten dürften auf Deutschland übertragbar sein.

Gerauchtes Haschisch

Das bei Cannabiskonsumenten so beliebte Rauchen ist immer die ungesündere Form, den Wirkstoff aufzunehmen, da bei der Verbrennung in der Regel krebserregende Substanzen entstehen. Die Teerbelastung ist im großen und ganzen mit der von Tabak vergleichbar. Wer also beispielsweise einen Joint pro Tag raucht, belastet seine Lungen in etwa so, als wenn er zirka zwei Zigaretten rauchte. Immer wieder wird behauptet, eine »Tüte« würde vom Kondensat her einer ganzen Schachtel Zigaretten entsprechen. Das ist jedoch übertrieben. Bis heute gibt es keinen belegten Fall, bei dem Lungenkrebs auf Haschisch- und Marihuanagenuß zurückzuführen ist.

Beim Rauchen von Haschisch und Marihuana werden etwa 50 bis 60 Prozent der psychoaktiven Wirkstoffe zerstört bzw. ungenutzt wieder ausgeatmet. Wieviel Material tatsächlich in die Lunge gelangt, wird natürlich von einer Vielzahl von Umständen beeinflußt – wie fest man zieht (je heißer die Rauschmischung, um so mehr Wirkstoffe werden zerstört), wie tief inhaliert wird, wie lange der Rauch in der Lunge verbleibt, ob ein Joint oder eine Pfeife geraucht wird usw. In langen Pfeifen gehen auf dem Weg zur Lunge Wirkstoffe verloren, Wasserpfeifen filtern kleine Mengen an THC aus. Für die Praxis spielt dies allerdings kaum eine Rolle: Gerade das Rauchen von Wasserpfeifen, bei dem der relative Verlust an Wirkstoffen am höchsten ist, erzeugt in der Regel einen deutlich intensiveren Rausch als der Genuß eines gleich starken Joints.

Joints

Ein Joint, das meistverwendete »Medium« beim Haschischkonsum, wird aus einem oder mehreren aneinandergeklebten Zigarettenblättchen »gebaut« und im Prinzip wie eine Selbstgedrehte hergestellt. Man rollte dann noch einen dünnen Pappkarton (etwa von der Zigarettenpapierverpackung) so zusammen, daß er in das untere Ende des Joints als Filter eingeschoben werden kann. Je nach Länge des Filters umschließt man ihn mit Zigarettenpapier, auch um eine feste Verbindung zum Joint herzustellen.

Chillum

Das traditionelle Rauchgerät stilbewußter Hippies war das Chillum oder Schillum, wie es in Indien vor allem von den heiligen Wandermönchen, den Sadhus, benutzt wird. Dieses aus

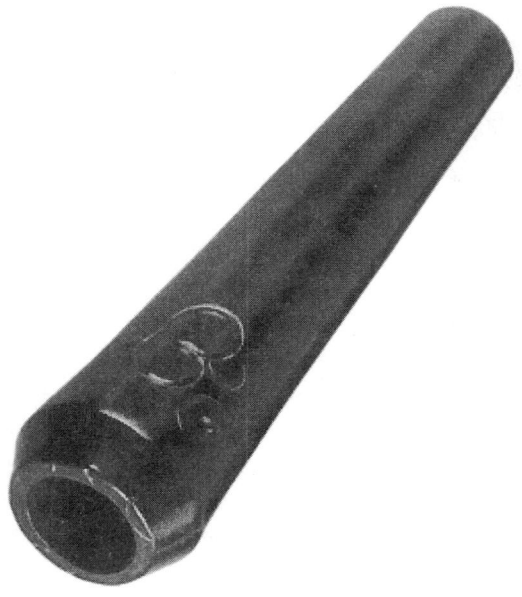

Tonchillum

Holz, Ton oder Stein gefertigte Rauchrohr enthält traditionell einen Stein, der seitlich genug Luft durchläßt, um tief inhalieren zu können, das Chillum jedoch so verschließt, daß keine Glut durchfallen kann. Außerdem wird ein feuchtes Tuch, das sogenannte Safi, um das untere Ende gewickelt. Dies kühlt den Rauch und ist eine zusätzliche Sicherheit, daß nicht versehentlich Glut oder Tabak inhaliert wird. Das Rauchen eines Chillums ist mit verschiedenen Ritualen verbunden. Vor dem Anrauchen wird es oft zur Stirn geführt und mit einem lauten Ausruf wie etwa »Boom Shanka« oder »Bam Boolé« einem der zahllosen Namen Shivas in seiner Eigenschaft als Hanfliebhaber geweiht. Gelegentlich werden mit dem Chillum auch mystische Rauchzeichen ausgeführt.

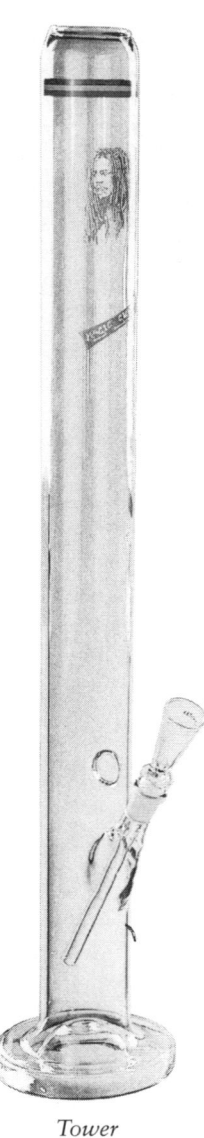
Tower

Das effektive Rauchen eines Chillums verlangt einige Übung, was Handhabung und Inhalationstechnik angeht. Bis auf die geringfügige Filterwirkung des Safis kann das Chillum keine besonders gesundheitsschützenden Wirkungen für sich beanspruchen. Prinzipiell ist es genauso schädlich wie ein gleich starker Joint. Lediglich der Qualm verbrennenden Zigarettenpapiers bleibt einem erspart.

Bongs und Wasserpfeifen

Die jüngere Generation der Cannabisfreunde begeistert sich mehr für Bongs. Im Prinzip ist eine Bong nichts anderes als eine Wasserpfeife (s. u., Kapitel »Kondensat und Gesundheit«), die statt eines Schlauchs über ein festes Rohr zum Inhalieren verfügt. Dieses Rohr kann einen sehr viel größeren Durchmesser als ein Schlauch aufweisen, was den Durchsatz erheblich erhöht; d. h., es kann mehr Rauch schneller und tiefer inhaliert werden. Zusätzlich befindet sich über dem Pfeifenkopf vorne oder hinten ein sogenanntes »Kickloch«, welches beim Inhalieren zugehalten wird. Mitten im Zug läßt man das Loch los, durch den Druckabfall wird der im Rohr befindliche Rauch noch schneller und tiefer in die Lunge gezogen. Man kann auf diese Weise sehr schnell sehr stoned werden.

Außerdem besitzt die Bong die Vorzüge der Wasserpfeife: Ein großer Teil der Schadstoffe wird herausgefiltert, der Rauch ein wenig gekühlt.

Schraubpfeifen
Bei Schraubpfeifen sind alle Teile beliebig miteinander kombinierbar, und man kann sich ein individuelles Rauchwerkzeug herstellen. Außerdem erleichtert dies die Reinigung.

Kawumm
Vom Prinzip her ist ein Kawumm nichts anderes als ein Rohr mit seitlich aufgestecktem Pfeifenkopf. Beim Inhalieren wird das Rohrende zugehalten und dann plötzlich losgelassen. Die Wirkung ist noch ein wenig dramatischer als die des Kicklochs einer Bong. Dafür entfällt die Filterwirkung.

Die »Cooler«-Scheckkartenpfeife
Vor mir liegt ein mit einem Alien bedrucktes Musterexemplar. Es erinnert an alles mögliche, nur nicht an eine Purpfeife. Mit seiner flachen Form paßt dieses Gerät in die Brieftasche, gleich neben die Kreditkarten. Der Rauch wird angenehm gekühlt, was diese Pfeife auch für Tabakabstinente genießbar macht. Sie kommt ohne Verschraubungen aus und läßt sich daher blitzschnell auseinandernehmen, vollständig reinigen und

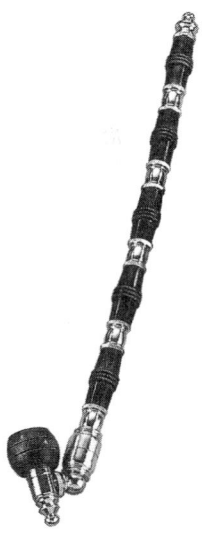

Schraubpfeife

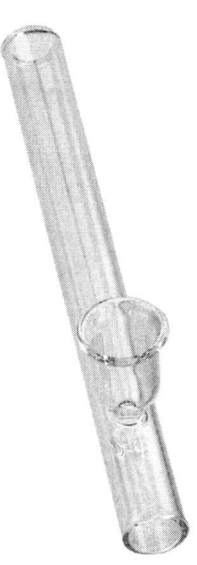

Kawumm

119

Cooler

wieder zusammensetzen. Die Cooler ist vor allem als Haschisch-Purpfeife geeignet.

Die Proto-Pipe

Die Proto-Pipe kommt aus den USA. Der Kopf und der Stopfer können grundsätzlich als Aufbewahrungsbehälter für den »Stoff« genutzt werden. In vollständig zusammengebautem Zustand wird sie nicht unbedingt als Pfeife erkannt. Ein kleiner Schönheitsfehler: Ihr Messingmaterial ist recht empfindlich, und der Stopfer eloxiert schnell, aber das läßt sich vermutlich mit einem passenden Pflegemittel in den Griff kriegen. Die Pfeife läßt sich so auseinandernehmen, daß eine einfache und vollständige Entfernung aller Rückstände möglich ist. Die Proto-Pipe hat einen relativ großen Kopf, der sie universal einsetzbar macht. Sie ist vor allem als Purpfeife für Haschisch und Marihuana geeignet.

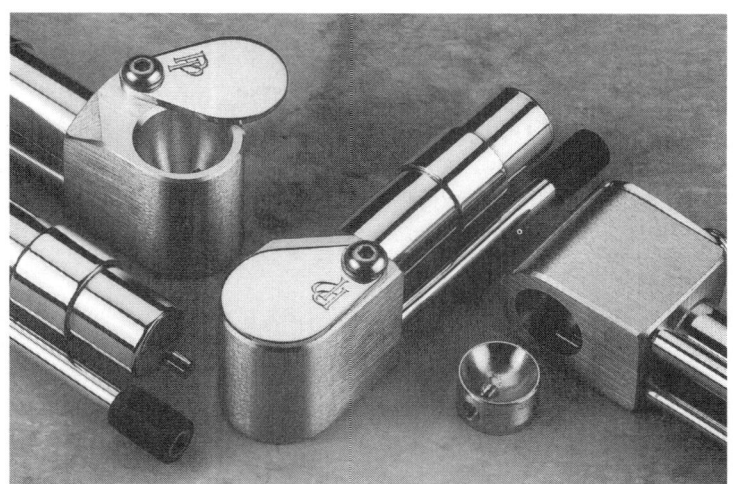

Proto-Pipe

Die SPP1

Dieses Rauchgerät hat ein schlichtes, fast schon unscheinbares Erscheinungsbild, aber perfekt ausgeklügeltes Innenleben und

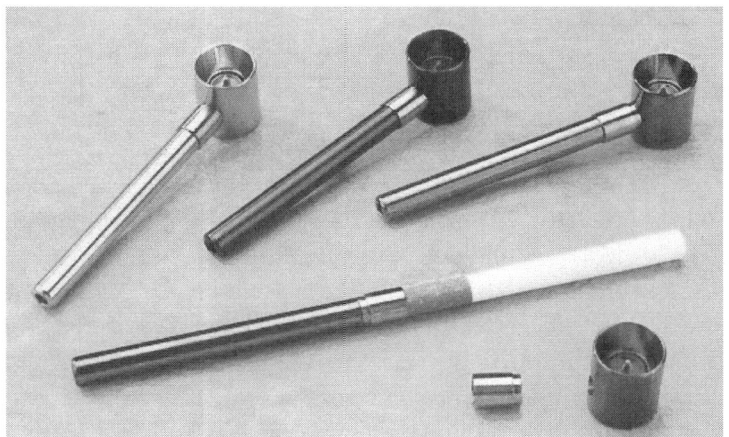

SPP1

ist aus hochwertigem Material. Die Pfeife wurde aus Titan gefertigt, das macht sie ungewöhnlich leicht, und sie wird nicht so schnell heiß. Dank eines patentierten Verfahrens kommt sie ohne Sieb aus, was Pflege und Reinigung erleichtert. Innerhalb von Sekunden ist sie in ihre vier Bestandteile vollständig zerlegt, und es dauert keine Minute, um sie gründlich zu putzen und wieder zusammenzubauen. Die SPP1 ist wegen ihres relativ großen Kopfes sowohl zum Purrauchen von Haschisch als auch von Marihuana geeignet.

Vaporizer
Neben diesen mehr oder weniger traditionellen Inhalationsmethoden gibt es neu entwickelte Vaporizer, welche die schädlichen Nebenwirkungen auf ein Minimum beschränken. Davon soll aber weiter unten in Zusammenhang mit der therapeutischen Wirkung von Cannabis die Rede sein (s. S. 167ff.).

Kondensat und Gesundheit

Das verdampfte THC allein hat wohl keine erkennbar nachteiligen Wirkungen auf den Organismus. Allerdings werden bei allen Verbrennungen von pflanzlichen Materialien Stoffe freigesetzt, die ausgesprochen problematisch sind. Kohlenmonoxid, staubförmige Rauchpartikel und diverse Dämpfe entstehen bei der vollständigen und der teilweisen Verbrennung. Alle diese Abbauprodukte und Abbauzwischenprodukte, Staubpartikel und auch der Niederschlag flüssiger Materialien samt der Wirkstoffe werden als Kondensat bzw. Teer bezeichnet. Das Kondensat von Haschisch und Marihuana ist sehr gesundheitsschädlich. Es hat sich eindeutig herausgestellt, daß es krebserregend sein kann.

THC und die anderen Wirkstoffe in Cannabis sind allerdings nicht karzinogen. Das Gesundheitsrisiko geht vielmehr von den durch die Verbrennung entstandenen chemischen Verbindungen aus. Wenn man allerdings THC-Dämpfe ohne Verbrennung erzeugt, wie dies beispielsweise mit einem Vaporizer möglich ist (s. S. 167ff.), besteht beim Inhalieren keinerlei Krebsrisiko mehr.

Bei der Verwendung von Filtern kann ein Teil dieser schädlichen Substanzen (besonders die Staubpartikel) vor dem Eintritt in die Lunge zurückgehalten werden. Natürlich geht dabei auch etwas mehr THC verloren. Dies hat auf die subjektive Rauschwirkung jedoch keinerlei Einfluß, und die gesundheitlichen Vorteile einer effektiven Filterung überwiegen allemal deutlich. Dies gilt insbesondere für die Filterung mit Wasser oder anderen Flüssigkeiten (Wasserpfeife, Bong).

Wasserfilter und ihre Verwendung beim Rauchen sind bereits seit längerem Gegenstand von Forschungen. Bei Versuchen mit Haschisch- und Marihuanarauch ergab sich, daß Tabak und Marihuana – abgesehen von ihren jeweiligen Wirksubstanzen (Nikotin bzw. THC) – viele gemeinsame Bestandteile und Eigenschaften haben. Die beim Tabakrauch gewonnenen Erkenntnisse lassen sich daher zum großen Teil auch auf den Cannabisrauch übertragen.

Wasser hält geringe Mengen THC und andere psychoaktive Wirkstoffe zurück, der Hauptteil des im Cannabis enthaltenen THC jedoch verläßt die Pfeife völlig unverändert. Zahlreiche Tests mit Mäusen zeigten, daß einige der im Wasser verbliebenen Marihuanarückstände vorübergehend Lähmungen hervorriefen und die Beweglichkeit herabsetzten. Dagegen hatte der wassergefilterte Rauch keinen Einfluß auf die Motorik und erzeugte keine Lähmungserscheinungen, obwohl er einen höheren THC-Gehalt aufwies. Die Ergebnisse legen nahe, daß durch

Wasserfilter mehrere verhaltensaktive Stoffe zurückgehalten, andere Wirkstoffe aber weitergegeben werden; dies könnte beim Vergleich der therapeutischen Effekte von ungefiltertem und wassergefiltertem Cannabisrauch wichtig sein. Forschungen bewiesen, daß der wassergefilterte Tabakrauch, verglichen mit dem verbliebenen Wasser, wesentlich weniger krebserregend ist.[107]

Giftige, die Lunge und die Immunabwehr belastende Substanzen werden durch Wasser sehr effektiv zurückgehalten. Marihuanarauch, durch eine genügende Menge Wasser filtriert, hat weniger Einfluß auf das Immunsystem als nicht gefilterter. Diese Tatsache könnte besonders wichtig bei der Behandlung von Aidspatienten sein.

Allgemein zeigt sich, daß die Wasserfiltration zur effektiven Ausfällung von giftigen Anteilen im Marihuanarauch dienen kann, während der THC-Anteil nahezu unverändert bleibt. Wer sein Cannabis in der Wasserpfeife raucht, geht also ein deutlich geringeres Gesundheitsrisiko ein. Wer mit einem Vaporizer – der weiter unten noch beschrieben wird – inhaliert, belastet seine Lungen überhaupt nicht und nimmt gar keine gefährlichen Stoffe auf.

Gegessenes Haschisch und Marihuana

Es wurde schon gesagt, daß man Haschisch und Marihuana nicht unbedingt rauchen muß, um ihre Wirkstoffe dem Körper zuzuführen; und diese Tatsache hat sich mittlerweile herumgesprochen. Denn diverse Koch- und Backbücher mit zahllosen Rezepten für »Cannabisgourmets« sind in Umlauf. Von traditionellen indischen Spezialitäten über Plätzchen und Kuchen bis hin zu Spaghetti alla bolognese wird so ziemlich jedes bekannte Gericht in seiner psychoaktiven Variante beschrieben. Ohne Zweifel ist es aus gesundheitlichen Gründen prinzipiell empfehlenswerter, Cannabis zu essen, als es zu rauchen. Oral aufgenommenes Haschisch und Marihuana können darüber hinaus einen interessanteren und breiter gefächerten Rausch erzeugen.

Dennoch sind die meisten publizierten Kochbücher und Rezepte von eher zweifelhaftem Wert. Allzu schnell wird nämlich vergessen, daß es schließlich nicht in erster Linie um die Kreation besonderer kulinarischer Köstlichkeiten geht, sondern eben um die Einverleibung eines Rauschmittels, wobei große Sorgfalt hinsichtlich der verwendeten Cannabismengen unverzichtbar ist.

Auch beim Rauchen können »Überdosen« (die es im eigentlichen Sinne bei Cannabis ja so nicht gibt) auftreten, da die Wirkung erst einige Minuten nach dem Ziehen einsetzt und sich danach noch etwas steigert. Diese halten sich jedoch meist in überschaubaren Grenzen, wer wirklich genug hat, hört schon von allein auf, am Rauchgerät zu ziehen. Wer Cannabis ißt, hat diese natürliche Kontrolle nicht und muß im vorhinein bei der Dosierung entsprechend sorgfältiger vorgehen, will er nicht statt des erstrebten angenehmen Rauschs eine ausgesprochen unangenehme Zeit erleben. Hinzu kommt, daß die Wirkung von gegessenem Cannabis sehr viel später einsetzt als beim Rauchen. An die zwei Stunden kann es dauern, bis man den vollen Effekt spürt.

Diese Tatsache sowie die immer noch in den entsprechenden Publikationen verbreiteten Fehlinformationen, daß beim Verzehr sehr viel größere Mengen als beim Rauchen verwendet werden müssen, haben dazu geführt, daß sich wohl fast jeder Konsument bei seinem ersten Versuch mit gegessenem Cannabis eine unangenehme »Überdosis« einverleibt und solche Experimente dann in Zukunft unterläßt.* Dies ist insofern bedauerlich, als oral aufgenommenes Cannabis im Vergleich mit gerauchtem – richtig angewandt – Vorteile hat: Der Rausch ist angenehmer und vielseitiger, er hält beträchtlich länger an (bis zu zehn Stunden), und wie gesagt entfallen vor allen Dingen die Gesundheitsrisiken, die beim Rauchen entstehen.

Weder Haschisch noch Marihuana schmecken gegessen besonders gut. Alle Kochrezepte, die diese Substanzen verwenden, gehen deshalb nach dem gleichen Prinzip vor: Das Cannabis wird möglichst fein gemahlen und anschließend unter irgendein Lebensmittel (Teig, Soße) untergerührt, um den Eigengeschmack möglichst zu überdecken. Wer also nicht gerade den Ehrgeiz hat, traditionelle Cannabisgerichte der Herstellerländer zuzubereiten, kann daher auf spezielle Kochbücher verzichten.

Fast jedes Gericht oder Getränk kann mit Haschisch und Marihuana angereichert werden. Damit die Wirkstoffe vollständig aufgenommen werden, sollte der Speise ein wenig Fett oder Alkohol und auch Zucker zugesetzt sein. Plätzchen oder einfache Kuchen sind für diesen Zweck geeignet. Hier muß man lediglich darauf achten, daß das Material so gleichmäßig wie möglich unter den Teig gerührt wird und die fertigen Portionen gleich groß sind, damit eine identische Dosierung erreicht wird.

---

* Noch auf dem ECBS (Europäischer Kongreß für Bewußtseinsstudien) 1999 versicherte mir eine Wissenschaftlerin, die in der Cannabisforschung tätig ist, es sei durch objektive Daten widerlegt, daß gegessenes Cannabis stärker und anders wirke als gerauchtes. Erfahrungsgemäß trifft dies aber nicht zu. Auch Grotenhermen (1997) schreibt auf S. 110: »Wird Marihuana geraucht, so gelangen 15 bis 25 Prozent des in der Zigarette enthaltenen THC in die Blutbahn, bei geübter Rauchtechnik auch deutlich mehr. Wird Cannabis gegessen, so werden 6 bis 8 Prozent des THC vom Magen-Darm-Trakt aufgenommen. Bei gleichzeitiger Aufnahme von Fett kann die Resorption der fettlöslichen Cannabinoide auf 10 bis 20 Prozent gesteigert werden.«

Kekse sind auch deshalb beliebt, weil sich so mit einem Arbeitsgang ein größerer Vorrat* herstellen läßt. Das dient nicht nur der Bequemlichkeit, da man so schon nach wenigen Versuchen sehr genau weiß, welche Menge die gewünschte Wirkung entfaltet. Von besonderem Vorteil ist dies auch für Menschen, die Cannabis aus medizinischen Gründen einnehmen. Hier kann die Dosis bei bestimmten Krankheiten so genau bestimmt werden, daß zwar der gewünschte therapeutische Effekt, jedoch kein Rausch eintritt.

Wer sich die ganze Mühe ersparen will, kaut seine Portion Haschisch einfach zusammen mit einem Stückchen Schokolade. Man kann es auch in den Tee oder Kaffee geben. Ein Butterbrot oder etwas Sahne, die man etwa zeitgleich ißt, sorgen dann für die hilfreiche Fettzufuhr.

Eine optimale Wirkung wird erzielt, wenn der Magen relativ leer ist, also etwa zwei bis drei Stunden vorher nichts gegessen wurde. Nur so kann man erreichen, daß auch tatsächlich die gleiche Dosis immer die gleiche Wirkung entfaltet. Wer nach einem Haschischkochbuch vorgehen möchte, dem sei dringend empfohlen, die dort vorgeschlagenen Mengenangaben genauestens zu überprüfen. Ich bezweifle nämlich sehr, daß der Mehrzahl der Dosisempfehlungen tatsächliche Erfahrungen zugrunde liegen. Und selbst wenn, so ist der Wirkstoffgehalt des verwendeten Materials doch sehr unterschiedlich. Es kursieren etwa mittlerweile auch in Deutschland die Rezepte einer begeisterten amerikanischen Marihuanaköchin, die sich durch die Betreuung von Aidskranken einen guten Ruf erworben hat. Ihre Rezepte sind sicherlich praxiserprobt, doch sollte man nicht vergessen, daß niederländische Spitzenqualitäten bis zu zehnmal potenter als etwa amerikanische Durchschnittsware sein

---

* Wer größere Mengen Cannabis besitzt, muß mit empfindlichen Strafen rechnen (vgl. das Kapitel »Cannabis in Recht und Gesellschaft«).

können. Es führt deshalb kein Weg daran vorbei, daß man die richtige Dosis selbst herausfinden muß.

Hier ist folgende Vorgehensweise zu empfehlen: Wer keine Erfahrung mit gerauchtem Cannabis hat und vielleicht gerade, weil er Nichtraucher ist, es mit dem Essen versuchen möchte, der sollte es zuerst mit 0,1 Gramm Haschisch oder Marihuana versuchen. Dies wird auch bei sehr potentem Material keinen starken Rausch verursachen können. Ist nach zwei Stunden keinerlei Wirkung aufgetreten oder ist der Effekt sehr viel schwächer als erwartet, können noch einmal 0,1 Gramm zu sich genommen werden. Tritt immer noch keine oder eine zu schwache Wirkung auf, sollte man es an einem anderen Tag mit 0,3 Gramm versuchen und, falls nötig, so lange in 0,1-Gramm-Schritten steigern, bis die richtige Dosis gefunden ist. Selbst wenn dieses Experiment einige Tage in Anspruch nehmen sollte, ist es wichtig, der Versuchung zu widerstehen, die Dosis schneller zu erhöhen. Zwischen keiner Wirkung und »Überdosis« ist nur ein relativ kleiner Bereich. Wer bei 0,2 Gramm nichts spürt, kann bei 0,3 Gramm einen vollständigen Rausch erleben, während 0,4 Gramm jemanden vielleicht schon deutlich stärker benebeln, als ihm lieb ist.

0,3 Gramm guter Durchschnittqualität verursachen in der Regel einen leichten, angenehmen Rausch, der den Betreffenden nicht daran hindern dürfte, seinen normalen Beschäftigungen nachzugehen. In Alkoholkategorien übersetzt, kann man den Grad der Psychoaktivität mit dem von ein bis zwei Gläschen Sekt vergleichen, also einem minimalen »Schwips«. Bei etwa 0,7 Gramm ist meist eine Dosis erreicht, die man gerade noch als angenehm empfinden kann. An Arbeit ist in diesem Zustand wohl sicher nicht zu denken. Akustische und optische Halluzinationen sind dann bereits möglich.

Diese Beobachtung ist allerdings nicht so ohne weiteres auf

jedermann übertragbar. Es scheint so zu sein, daß es beträchtliche individuelle Unterschiede gerade bei gegessenem Cannabis gibt. Man vermutet, daß manche Menschen die Wirkstoffe fast vollständig aufnehmen, während bei anderen ein relativ großer Teil im Verdauungstrakt zerstört wird.

Da die Dosisbestimmung bei jedem unbekannten Haschisch und Marihuana neu erfolgen muß, wäre es natürlich praktisch, wenn von einer Sorte ein etwas umfangreicherer Vorrat, etwa zu Plätzchen, verarbeitet würde (siehe die Fußnote zum Besitz größerer Mengen Cannabis auf S. 126). Enthalten diese pro Stück 0,1 Gramm Material, hat man schnell heraus, ob man von ihnen am besten ein, zwei oder drei Stück ißt.

Ungetrocknetes Marihuana sollte man nicht essen. Es ist nicht psychoaktiv und keineswegs besonders gut bekömmlich. Wie schon gesagt wurde, muß THC, damit es in seine aktive Form umgewandelt wird, erwärmt, d. h. getrocknet sein.

Bei sehr schwachem Stoff kann es sich lohnen, Hanfbutter herzustellen. Darin können die Wirkstoffe konzentriert werden, und so vermeidet man, Blätter und Stiele mitessen zu müssen. Es gibt viele Varianten von Hanfbutter. Im folgenden wird ein besonders einfaches und wirkungsvolles Rezept wiedergegeben.

Herstellung von Hanfbutter

1. Getrocknete Blätter, Stiele und kleine Stengel z. B. mit einer elektrischen Kaffeemühle pulverisieren.
2. Das Pulver in lauwarmes Wasser geben und über Nacht stehenlassen.
3. Mit einem Kaffeefilter oder Sieb das Cannabis vom Wasser trennen. Das (grüngefärbte) Wasser wegschütten. Es enthält keinerlei Wirkstoffe, aber dafür z. B. jede Menge Chlorophyll und andere Pflanzenmaterialien. Dieser Schritt ist nicht un-

bedingt notwendig und wird bei der »klassischen« Hanfbutterherstellung oft weggelassen, hat aber den Vorteil, daß der wenig angenehme Geschmack und Geruch der Hanfbutter deutlich gemildert wird. Außerdem kann sich so im Verhältnis mehr THC in der Butter lösen. Bei sehr schwachem Material, das vielleicht zusätzlich noch intensiv riecht, sollte man diesen Schritt auf jeden Fall machen. Wer potentes Cannabis verwendet, kann auf ihn verzichten, dann macht allerdings auch die Herstellung von Hanfbutter nur begrenzten Sinn.

4. Vier- bis fünfmal soviel Butter in ein Kochgefäß geben.
5. Die Butter erhitzen, bis sie schmilzt; Vorsicht, damit nichts anbrennt.
6. Die gemahlenen Pflanzenteile hinzufügen, alles so lange rühren, bis die Butter eine kräftige grünliche Farbe angenommen hat. Innerhalb von 15 Minuten sollten sich die meisten Wirkstoffe gelöst haben. Je gründlicher das Pflanzenmaterial vorher mit dem Wasserauszug gereinigt wurde, um so weniger ausgeprägt wird die Grünfärbung der Butter sein.
7. Die flüssige Butter durch ein Sieb gießen. Falls sich immer noch viel Pulver in der Hanfbutter befindet, anschließend noch einmal durch ein Küchentuch seihen.

Diese Mischung kann nun als psychoaktiver Zusatz überall verwendet werden, wo man sonst normale Butter nehmen würde. Weder Geruch noch Geschmack sind besonders angenehm, deshalb wird man sie vielleicht nicht unbedingt als Brotaufstrich einsetzen wollen. In Gekochtem und Gebackenem geht dieser Eigengeschmack jedoch fast vollständig unter.

Die Butter kann im Kühlschrank aufbewahrt werden. Wenn man sie mit einer Wasserschicht bedeckt, erhöht das ihre Haltbarkeit. Wer sie länger aufbewahren möchte, kann sie auch einfrieren.

Wie Cannabis den Körper passiert

Beim Rauchen von Cannabis werden die Wirkstoffe über die Lungenbläschen, beim Essen über die Magen- und Darmschleimhäute aufgenommen. Beim Rauchen schlägt sich das THC in Form winziger Tröpfchen auf den Lungenbläschen nieder. Von der Lungenschleimhaut aus werden die Stoffe von den mit frischem Sauerstoff beladenen Blutkörperchen in den Körper transportiert.

Als fettlösliche Substanzen reichern sich die Wirkstoffe schnell in verschiedenen Organen an. Bei Versuchen mit Affen ließ sich 30 Minuten nach Eintritt in den Blutkreislauf die höchste Konzentration in der Galle, gefolgt von der Leber und schließlich in der Nebenniere nachweisen. Überall im Körper, überwiegend jedoch in der Leber, findet eine Umwandlung der aufgenommenen Wirkstoffe in wasserlösliche Formen statt, die als Metaboliten bezeichnet werden. Nur ein Bruchteil der Substanzen, sowohl Wirkstoffe als auch Metaboliten, erreicht das Gehirn.

Mittels Sauerstoff wird das THC bald zu einem Alkohol umgewandelt. Weitere Oxidation führt zur Entstehung von Säuren, die über eine zusätzliche Hydroxylgruppe an verschiedenen Positionen des Moleküls verfügen können.

Bei der Ausscheidung liegen die Wirkstoffe dann in einer wasserlöslichen Form vor. Diese findet überwiegend mit dem Kot statt, ein Teil verläßt den Körper mit dem Urin. Die weit größte Menge wird mit den unmittelbaren Ausscheidungen abgebaut, der Rest bleibt allerdings sehr lange im Körper, noch nach Tagen oder Wochen lassen sich Spuren nachweisen.

2.

Cannabis,
andere Drogen und die Medizin

Die medizinische Bedeutung
von Haschisch und Marihuana

Es war einmal im Jahre 1975 ... Auf einer Tagung in Kalifornien treffen sich fast alle namhaften Cannabisforscher, um die Ergebnisse der vergangenen fünfzehn Jahre zu diskutieren. Es besteht Einigkeit darüber, daß sich Cannabis bis Mitte der 80er zu einem der verbreitetsten Medikamente entwickeln dürfte, man fordert mehr Forschungsgelder sowie eine breite Aufklärungskampagne, um die Bevölkerung über die Falschmeldungen der vorangegangenen fünfzig Jahre aufzuklären. Die vielversprechendsten Resultate wurden gefunden bei der Behandlung von Asthma, grünem Star, Tumoren, Epilepsie, Übelkeit, Arthritis, Herpes, Rheumatismus, Lungenemphysemen, Schlaf- und Entspannungsstörungen, Depressionen sowie für die Lungenreinigung (Sekretlösung). Aids, das sich durch Cannabis besonders günstig beeinflussen läßt, war damals noch nicht bekannt.

Über den medizinischen Einsatz von Haschisch und Marihuana wird indessen noch immer lebhaft diskutiert. In den letzten drei Jahrzehnten fand die fachliche Auseinandersetzung mit diesem Thema in wachsendem Maße statt. In den folgenden Abschnitten werde ich die wichtigsten Ergebnisse der klinischen Haschischforschung darstellen. Über die meisten therapeutischen Wirkungen von Haschisch und Marihuana sind sich Wissenschaft und gutinformierte Ärzte weitgehend einig.

Da Cannabisprodukte nach wie vor zu den illegalen Drogen zählen, gab und gibt es allerdings auch von politischer Seite in Auftrag gegebene Studien, welche die Schädlichkeit dieser Substanzen belegen sollen. Weil die erwünschten Ergebnisse von vornherein feststehen, ist zu vermuten, daß nicht bei allen Untersuchungen objektiv und unparteiisch vorgegangen wurde.

Die immer wieder vorgetragenen gesundheitsschädlichen Wirkungen von Haschisch und Marihuana sind nahezu ausschließlich auf Ergebnisse von Tierversuchen zurückzuführen, die sich so niemals auf den Menschen übertragen lassen. Wer etwa Affen zwingt, ununterbrochen Cannabisrauchschwaden einzuatmen, um dann anschließend Hirnschädigungen bei seinen Opfern festzustellen, ist nicht nur ein Tierquäler, sondern unterschlägt einfach die Tatsache, daß diese Symptome auf Sauerstoffmangel bzw. eine Kohlenmonoxidvergiftung zurückzuführen sind. Derartige Experimente fanden und finden leider zuhauf statt.* Diese völlig sinnlosen Torturen sind offenbar nur darauf angelegt, mit allen Mitteln ein abschreckendes Ergebnis zu generieren, ihre Wissenschaftlichkeit muß in höchstem Maße angezweifelt werden.

Hanf sowie seine Produkte Haschisch und Marihuana hatten bekanntermaßen schon vor Jahrtausenden eine große Bedeutung als Heilmittel, das noch bis Anfang dieses Jahrhunderts in keiner Hausapotheke fehlen durfte. Fast überall auf der Welt wurde Cannabis in der Schul- und Volksmedizin verwendet.

---

* Anslinger hat beispielsweise solche grausamen und sinnlosen Experimente durchgeführt (nachzulesen unter anderem bei: www.datacom.ch/~virus/dbc/; s. a. S. 63).

Vor allem die schmerzlindernde und krampflösende Wirkung stehen außer Zweifel und sind in allen Kulturen bekannt, ebenso die erfolgreiche Behandlung von Asthma, Rheuma, Schlaf- und Appetitlosigkeit.

In den 30er Jahren des 19. Jahrhunderts beschäftigte sich der britische Arzt William O'Shaughnessey[108] während seiner Stationierung in Indien mit den Wirkungsweisen von Cannabis und brachte als Ergebnis eine Tinktur aus indischem Hanf nach England, mit der er bei rheumatischen Leiden, Krämpfen und Cholera erstaunliche Erfolge erzielte. Bald waren Cannabispräparate in allen Apotheken Europas erhältlich, bis sie in den 40er und 50er Jahren verboten wurden. In Deutschland können sie noch als homöopathisches Mittel verordnet werden. Neuerdings sind die synthetischen Cannabismedikamente Nabilon, Marinol und Dronabinol als Heilmittel zugelassen. Alle diese Medikamente können nur auf Betäubungsmittelrezept verschrieben werden. Die Krankenkassen sind in der Regel nicht zu einer Übernahme der erheblichen Kosten verpflichtet.

In vielen unabhängig voneinander, zumeist in den USA, durchgeführten Studien konnte eine Reihe von medizinischen Anwendungsmöglichkeiten von Cannabis nachgewiesen werden. Angesichts des vielversprechenden Potentials von Haschisch und Marihuana als Heilmittel sind die bisherigen Untersuchungen noch lange nicht vollständig. Oft wurden sie in zu kleinem Umfang ausgeführt, oder es fehlen Vergleichsstudien mit anderen Medikamenten.

Das relativ geringe Interesse der Forschung ist natürlich einfach zu erklären: Nur wenige Wissenschaftler sind bestrebt, sich mit einem verbotenen Stoff auseinanderzusetzen. Denn dabei besteht die Gefahr, daß die Ergebnisse auf unbestimmte Zeit in Schubläden verschwinden, was auch der eigenen Karriere nicht gerade förderlich ist. Außerdem dürfte die Pharmaindustrie kein Interesse daran haben, die Erforschung eines Heilmittels zu fördern, das sie sich nicht patentieren lassen und entsprechend vermarkten kann. Naturprodukte kann man sich nicht schützen lassen, und wo ausreichend Konkurrenz vorhanden ist, können eben auch keine »Apothekenpreise« diktiert werden. Es gibt zahlreiche wirksame Medikamente, die allein aus diesem Grund kaum bekannt sind und nur selten verschrieben werden.*

Als 1994 das Buch *Marihuana, die verbotene Medizin* (siehe Literaturverzeichnis) von Grinspoon und Bakalar in Deutschland erschien, setzte allenthalben eine heftige Diskussion ein. Aufgrund des wachsenden öffentlichen Drucks forderte das Bundesgesundheitsministerium vom Bundesinstitut für Arzneimittel und Medizinprodukte (BfArM) 1995 eine Stellungnahme zu dem Thema. Darin heißt es: »Die in dem derzeit offenbar viel gelesenen Buch ›Marihuana, die verbotene Medizin‹ beschriebenen therapeutischen Wirkungen werden durch – auch dort teilweise zitierte – wissenschaftliche Untersuchungen in einem gewissen Umfang bestätigt und durch die uns vorliegende Literatur keinesfalls bestritten.«[109] Das Bundesinstitut wirft den Autoren allerdings vor, sie würden die therapeutischen Erfolge bei Anwendung von Cannabis im Vergleich zu bereits eingeführten Wirkstoffen übertrieben hervorheben und unerwünschte Nebenwirkungen verschweigen oder verharmlosen. »Mit Ausnahme einiger Untersuchungen … fehlen den derzeitigen Anforderungen entsprechende, kontrollierte klinische Prüfungen, insbesondere auch vergleichbare Prüfungen gegen Referenztherapeutika«, heißt es in dem Bericht weiter.

---

* Ein Beispiel: Das wirksamste natürliche Medikament gegen Herpes ist die völlig ungiftige Aminosäure L-Lysin. Bei richtiger Anwendung hilft es oft besser als das teurere und bekannte Standardpräparat Zovirax. Die wenigsten Ärzte scheinen dies zu wissen. Lysin wird kaum verschrieben.

Die Ausnahmen bilden die Untersuchungen zum Einsatz von THC zur Linderung der Übelkeit von Krebspatienten in der Chemotherapie sowie zur Appetitsteigerung bei Aidskranken. Seit der Änderung des Betäubungsmittelgesetzes vom 1.2.1998 ist der therapeutische Einsatz von THC in Deutschland erlaubt. Die medizinische Anwendung natürlicher Cannabisprodukte, etwa in Form von Haschisch und Marihuana, bedarf hierzulande allerdings noch immer eines aufwendigen Genehmigungsverfahrens. Dabei weist selbst die Arzneimittelbehörde in ihrer obengenannten Stellungnahme darauf hin, daß Patienten das Rauchen von Marihuana oft besser vertragen und dadurch günstigere therapeutische Erfolge erzielen als durch das verarbeitete Medikament. Zudem sollte man bedenken, daß eine Hauptanwendung der Cannabisheilmittel die Bekämpfung von extremer Übelkeit ist. Gerauchte Wirkstoffe können nicht erbrochen werden. Das Inhalieren scheint also gerade in solchen Fällen das Mittel der Wahl zu sein.

Im Berliner Institut für onkologische und immunologische Forschung findet derzeit (1999) eine Untersuchung unter der Leitung von Privatdozent Dr. med. Robert W. Gorter, Associate Clinical Professor der University of California, statt, welche die Wirksamkeit von Cannabis als ganze Pflanze im Vergleich zu THC gegen Übelkeit und Appetitlosigkeit bei Aids- und Krebspatienten testen soll. »Ich habe in den 80er Jahren in den USA Studien durchgeführt, die die Wirksamkeit der THC-Tinktur Marinol bewiesen haben. Aus Umfragen hat sich aber ergeben, daß Cannabis als ganze Pflanze besser vertragen wird. THC allein verursacht oft Kopfschmerzen oder Schwindelgefühl.«[110]

Der Gedanke, daß mit gigantischen Entwicklungskosten Medikamente entwickelt werden, die auch im Handel extrem teuer sind, aber offenbar keinem anderen Zweck dienen, als ein bereits vorhandenes, natürliches und billiges Mittel zu ersetzen, das zudem auch noch besser wirksam ist, mag arg befremden!

Wenn Studien zur medizinischen Wirksamkeit von Cannabis nach Meinung der bundesdeutschen Behörden nicht im ausreichenden Umfang durchgeführt wurden, dann liegt das allerdings auch an der Haltung der Behörde selbst. So meint Dr. med. Ingo Flenker, Vorsitzender des Ausschusses Sucht und Drogen der Bundesärztekammer, daß der derzeitige Status der Illegalität eine weiterführende Forschung zum medizinischen Einsatz von Cannabis kaum möglich mache. Ebenso werde eine vertiefende Forschung der Wirkmechanismen, verbesserter Pflanzenzüchtungen, geeigneter Einnahmeformen usw. mehr als nur massiv erschwert.[111]

Der sinnvolle medizinische Einsatz von Haschisch und seinen Wirkstoffen hängt auch von der Frage ab, über welche sonstigen Behandlungsmöglichkeiten die klassische Schulmedizin und verschiedene Naturheilverfahren verfügen. Selbstverständlich ist immer dem Mittel mit den günstigsten Effekten und den geringsten Nebenwirkungen der Vorzug zu geben. Es soll hier nicht der Eindruck erweckt werden, Haschisch und Marihuana seien so etwas wie Allheilmittel, auch wenn es gelinde gesagt verblüfft, wie groß der Bereich der theoretischen und praktischen Anwendungsmöglichkeiten ist.

In bestimmten Einzelfällen und bei diversen Krankheiten wirken Haschisch und Marihuana besser und mit wesentlich weniger unangenehmen Begleiterscheinungen als alle anderen bekannten Medikamente. Es wäre das nächstliegende, sie dort auch anzuwenden! In Fällen, in denen es z. B. um die Linderung sonst nicht behandelbarer chronischer Übelkeit geht – die vielleicht sogar zum verfrühten Tode führt, weil keine Nahrung mehr aufgenommen oder behalten werden kann –, muß es geradezu als verantwortungslos bezeichnet werden, daß man auf den einzigartigen therapeutischen Nutzen dieser Pflanze verzichtet. Ärzte, die ein lebensrettendes Medikament nicht verordnen, obwohl sie davon wissen oder wissen könnten, machen sich normalerweise der fahrlässigen Tötung schuldig. Wenn es sich um ein illegales Medikament handelt, ist es die moralische Pflicht der Ärzteschaft, sich für seine Legalisierung einzusetzen. Abgesehen von der Arbeitsgemeinschaft Cannabis als Medizin e. V. (ACM), über die weiter unten noch berichtet wird, gibt es in Deutschland in dieser Hinsicht leider keine nennenswerten Initiativen.

Von Ärzten und gerade auch von Politikern wird immer wieder behauptet, daß noch weitere Forschungen nötig wären, um natürliches Cannabis, also Haschisch und Marihuana, als Medikament zuzulassen. Diesen Äußerungen liegt ein völliges Ignorieren der Realität zugrunde: Die Zahl der positiven Forschungsergebnisse über den medizinischen Wert von Cannabis ist erdrückend hoch. Die Tatsache, daß Medikamente, die den Hauptwirkstoff von Haschisch und Marihuana enthalten, mittlerweile verschreibungsfähig sind, läßt es darüber hinaus noch widersinniger erscheinen, daß ausgerechnet die natürlichen Ausgangssubstanzen nicht medizinisch genutzt werden dürfen. Wie gesagt berichten fast alle Patienten, die künstliches THC in Form von Nabilon oder Marinol eingenommen hatten, die Mittel würden zwar helfen, aber sie seien weniger wirksam als die natürlichen Ausgangssubstanzen und wiesen mehr Nebenwirkungen auf. Es ist also vermutlich nicht allzu weltfremd, wie oben anzunehmen, daß hier einfach der Einfluß der pharmazeutischen Industrie eine gewichtige Rolle spielt.

Wäre die Hanfpflanze in all ihren Spielarten legal, bräuchten wir die entwürdigende Diskussion um die Zulassung als Medizin überhaupt nicht – Hanf wäre ein billiges und allgemein zugängliches Genuß- und Heilmittel. Ärzte dürften ihren Patienten straflos den Gebrauch von Haschisch oder Marihuana empfehlen, wenn es aus ihrer Sicht medizinisch angezeigt wäre. Bestünde die Illegalität nicht, würde die Erforschung der medizinischen Möglichkeiten von Cannabis noch einmal explosionsartig ansteigen, und die eingeforderten »weitergehenden Untersuchungen« lägen innerhalb kürzester Zeit vor. Da die Harmlosigkeit von Hanfprodukten inzwischen objektiv feststeht und keinerlei Schaden erkennbar ist, welcher der Gesellschaft bei der Legalisierung entstünde, handelt es sich bei dem Ganzen in Wahrheit um ein künstlich geschaffenes Problem.

Dort, wo Haschisch und Marihuana hilfreich wären, gehören sie zu den sichersten Medikamenten überhaupt. Gefährliche Nebenwirkungen kommen nicht vor. Ein besonders günstiger Effekt ist natürlich in all den Fällen zu erwarten, in denen mehrere Aspekte der Haschisch- oder Marihuanawirkungen sich ergänzen (z. B. bei Chemotherapie und Spastik, s. u.) oder Cannabinoide eine Wirkungsverstärkung konventioneller Therapieverfahren herbeiführen, die eine Senkung der Dosierung eines risikoreichen Medikaments möglich macht.

Wie bei vielen anderen auf das zentrale Nervensystem wirkenden Medikamenten gibt es zwischen verschiedenen Anwendern oft erhebliche individuelle Unterschiede in der erwünschten Wirkung. In einigen Fällen mag Haschisch oder Marihuana auch da gute Dienste leisten, wo in der alleinigen Betrachtung eines Durchschnittseffekts nur ein mäßiger oder kein meßbarer Erfolg festzustellen ist. Menschen, denen mit üblichen Therapien nicht zufriedenstellend geholfen werden kann oder die vielleicht aus persönlicher Überzeugung bestimmte konventionelle Heilverfahren ablehnen (etwa weil sie sich keine »chemischen Keulen« zumuten wollen), sollten das Recht haben, selbst zu bestimmen, welche Alternativen sie ausprobieren möchten.

Natürlich ist hier die Zusammenarbeit mit einem Arzt des Vertrauens wichtig und nützlich. Allerdings muß man auch sehen, daß die Zeiten des unmündigen Patienten, der kritiklos einnahm, was ihm verordnet wurde, mehr und mehr der Vergangenheit angehören. Wer etwa sein Asthma oder seine Migräne mit Cannabis behandeln möchte, obwohl es aus Sicht der Schulmedizin genauso wirksame Standardpräparate gibt, der sollte dies trotzdem tun dürfen. Schließlich ist es der Patient selber, der die Wirkungen und Nebenwirkungen eines Medikaments erdulden muß. Ich kann nicht erkennen, weshalb von staatlicher Seite das Recht und die Notwendigkeit bestehen sollen, Ärzten und Patienten vorzuschreiben, welche Therapieversuche sie unternehmen dürfen und welche nicht – wenn die Harmlosigkeit der betreffenden Mittel so offenkundig ist.

Schlimme Auswüchse sind diesbezüglich z. B. aus den USA bekannt, wo Menschen mit schwersten Erkrankungen durch Unterstützung ihrer Ärzte und nach einem langwierigen Papierkrieg natürliches Cannabis, in diesem Fall Marihuana, als Medikament anerkannt bekamen. Immer wieder kam es vor, daß die Patienten beim Besuch eines anderen amerikanischen Bundesstaates wegen Rauschgiftbesitzes ins Gefängnis gesperrt wurden und durch Vorenthaltung ihres Medikamentes teilweise lebensbedrohliche Situationen erlebten. Der Hinweis, daß sie ihr Marihuana legal über die amerikanische Regierung erhalten hatten, selbst bei Vorlage der entsprechenden Papiere, wurde mit der Bemerkung abgeschmettert, daß dies im betreffenden Bundesstaat nicht anerkannt würde.

Prinzipiell ist die Situation auch bei uns nicht anders: Wer etwa Hanfpflanzen züchtet, um ein Leiden selbst zu therapieren und vom Schwarzmarkt unabhängig zu sein, muß mit empfindlichen Strafen bis hin zur Inhaftierung rechnen. Und natürlich wird ihm die Chance genommen, das Medikament weiter anzuwenden. Selbst wenn er den Nachweis führen könnte, daß er dies ausschließlich zur Behandlung einer Krankheit getan hat, und der Arzt den therapeutischen Nutzen eindeutig bestätigt, nützt ihm dies überhaupt nichts.

Die wichtigsten therapeutischen Einsatzmöglichkeiten

Einsatzmöglichkeiten für natürliche Cannabisprodukte bzw. THC ergeben sich heute vor allem bei organisch bedingter Spastik, bei Schmerzzuständen, bei Appetitlosigkeit und Abmagerung im Rahmen fortgeschrittener Aids- und Krebserkrankungen, bei Nebenwirkungen der Chemotherapie sowie bei anderen Ursachen von Übelkeit und Erbrechen sowie beim Glaukom (grünem Star). Daneben wird über eine erfolgreiche Anwendung bei Epilepsie, Asthma, Bewegungsstörungen, Entzugssymptomen, reaktiver Depression und einigen weiteren Erkrankungen berichtet.

Ich habe im folgenden den wissenschaftlichen Forschungsstand hinsichtlich der Heilwirkung von Cannabis bei verschiedenen Krankheiten verkürzt zusammengefaßt, wie er etwa von der Arbeitsgemeinschaft Cannabis als Medizin (ACM) beschrieben wird. Allerdings machen einige Hanfkonsumenten verblüffende Heilerfahrungen, zu denen es noch keine oder keine eindeutigen medizinischen Forschungen gibt. Es liegen hierzu zahlreiche glaubwürdige Berichte vor. Einen davon gebe ich im Zusammenhang mit der tumorhemmenden Wirkung von Cannabis wieder (s. S. 162ff., »Fallbeispiel«).

Aids

(S. a. die Abschnitte »Appetitlosigkeit«, »Depression« sowie »Übelkeit und Erbrechen [Antiemesis]«.) Nicht wenige Aidskranke leiden entweder aufgrund der Erkrankung oder infolge von Medikamentennebenwirkungen unter Übelkeit, Durchfällen, Abmagerung und depressiven Zuständen. Hier bedeuten Haschisch und Marihuana für viele von ihnen eine deutliche Verbesserung der Lebensqualität. Das gilt sowohl für das subjektive Befinden, also die Stimmung, wie auch die objektive Lebenserwartung. Eine große Zahl von Aidspatienten, die wesentlich länger in guter geistiger und körperlicher Verfassung leben, als es nach der ärztlichen Prognose zu erwarten wäre, führen das auf ihren Cannabiskonsum zurück. Etwa 44 Prozent aller nordamerikanischen Ärzte haben (entgegen dem geltenden Recht) ihren HIV-positiven Patienten daher schon empfohlen, diesen Wirkstoff therapeutisch einzusetzen. In den USA kämpfen Aidspatienten um die Möglichkeit, Marihuana für den medizinischen Einsatz ohne Strafverfolgung beziehen zu können. Zu diesem Zweck wurde eine bislang von der Polizei geduldete Einkaufsgemeinschaft gegründet.[112]

Eine legale Möglichkeit, THC therapeutisch anzuwenden, wäre in Deutschland die Verschreibung von Nabilon, Marinol oder Dronabinol. Nabilon und Marinol muß man über Arzt und Apotheke im Ausland bestellen, Dronabinol kann gegen Betäubungsmittelrezept in einer Frankfurter Apotheke erworben werden. Auch wenn das Verfahren aufwendig ist und es sich möglicherweise schwierig gestaltet, einen aufgeschlossenen Arzt zu finden: Als HIV-Positiver sollte man sich unbedingt eines dieser Präparate verschreiben lassen. Sich als Aidskranker auch noch mit Gerichtsverfahren herumschlagen zu müssen ist sicherlich mehr als entwürdigend. Wer den besser verträglichen und natürlichen Cannabispräparaten den Vorzug gibt, kann deshalb auch den Umzug in die Niederlande in Erwägung ziehen.

Aggressivität

Viele Menschen leiden unter Reizbarkeit und sind sogenannte Choleriker. In manchen Fällen hat die Neigung, chronisch unangemessen wütend und aggressiv zu reagieren, Krankheits-»wert«. Obwohl sie einsehen, daß ihr Tun falsch ist, es ihnen nur Feinde schafft und die Menschen, die sie lieben, kränkt und verletzt, sind manche bedauernswerte Zeitgenossen nicht in der Lage, ihr cholerisches Temperament nachhaltig zu zügeln.

In solchen Fällen verschreiben Ärzte in der Regel Beruhigungsmittel aus der Benzodiazepingruppe (z. B. Valium). Diese Mittel sind sehr wirksam, aber leider nicht frei von Nebenwirkungen. Vor allen Dingen stehen sie in ihrem Suchtpotential dem Heroin kaum nach. Hat man länger als drei Wochen täglich Benzodiazepine genommen, ist man in aller Regel psychisch und körperlich abhängig. Wer über Jahre hinweg regelmäßig derartige Medikamente konsumiert, kommt nur noch unter allergrößten Schwierigkeiten von diesen legalen Drogen wieder los. Der Entzug ist so langwierig und schmerzhaft, daß manche Ärzte ihren Patienten sogar »empfehlen«, die Mittel einfach lebenslang weiterzunehmen.*

Während für fast alle Drogenabhängigen Therapiekonzepte vorliegen, wie mit Hilfe von Medikamenten der körperliche Entzug erleichtert werden kann, ist man bei der Abhängigkeit von Beruhigungsmitteln weitgehend hilflos. Kein Wunder, sind es doch gerade die Tranquilizer, die man bei der Behandlung

---

* Das ist keine unhaltbare Unterstellung: Diese Auffassung haben mir Ärzte schon verschiedentlich auf Anfrage persönlich mitgeteilt. Auch einige ältere Menschen, die den Beruhigungsmittelkonsum einstellen wollten, berichteten von derartigen Äußerungen ihres behandelnden Arztes.

verschiedener Süchte einsetzt. Ist man erst einmal von diesen abhängig, gibt es außer Niazin und Melatonin praktisch nichts, was die Schulmedizin an lindernden Mitteln anbieten kann.

Um so bemerkenswerter ist deshalb die häufig gemachte Beobachtung, daß bereits geringste, praktisch nicht psychoaktive Mengen von Haschisch und Marihuana sonst kaum kontrollierbare Wutanfälle erst gar nicht entstehen lassen. Ich weiß von keinen systematischen wissenschaftlichen Untersuchungen hierzu. Allerdings ist der aggressionsmildernde Effekt von Cannabis allgemein von der Forschung anerkannt. Angesichts der großen Probleme, die die Abhängigkeit von Benzodiazepinen schafft, wären hier eingehendere Forschungen zur therapeutischen Wirkung von Haschisch und Marihuana wünschenswert.

Allergien

Allergien sind Überempfindlichkeiten gegenüber bestimmten Stoffen, die von harmlosen Hautrötungen bis zu lebensgefährlichen Erstickungsanfällen und Schockzuständen reichen können. Man kann auf fast alles allergisch reagieren: Gräser, Hausstaub, Milben oder Medikamente. Häufig besteht eine Überempfindlichkeit gegenüber vielen verschiedenen Stoffen gleichzeitig. Die einzige erfolgversprechende Therapie, die systematische Desensibilisierung, erstreckt sich über Jahre und ist in manchen Fällen kaum möglich, da es nicht immer gelingt, die Allergieauslöser zu entdecken. Ansonsten können lediglich die Folgen eines akuten Allergieanfalls mit zum Teil sehr starken und nebenwirkungsreichen Medikamenten unterdrückt werden.

Viele Allergiker haben die Feststellung gemacht, daß der Konsum von Cannabis ihre Beschwerden lindert oder sogar vollständig beseitigt. Regelmäßige Kiffer berichten immer wieder, daß sie den Gebrauch von Medikamenten drastisch verringern oder sogar völlig einstellen konnten.

Antibakterielle und antivirale Wirkungen

Antibakterielle Wirkungen sind für CBD, CBG und THC beschrieben. CBD und THC wirken in Zellkulturen gegen Bakterien wie Streptokokken und Staphylokokken.[113] Die dazu erforderlichen hohen Dosen machen eine innerliche Anwendung zur Behandlung bakterieller Infekte beim Menschen allerdings wenig praktikabel; eine äußerliche, etwa in Salbenform, ist jedoch möglich und vermutlich auch nützlich.

Appetitlosigkeit

Haschisch und Marihuana besitzen appetitanregende Wirkungen,[114] die vor allem bei der Abmagerung von Schwerkranken mit Krebs oder Aids genutzt werden können. Günstig ist auch der gleichzeitige brechreizhemmende Effekt (s. a. »Übelkeit und Erbrechen [Antiemesis]«).

Eine Anregung der Eßlust bei Aids und Krebs wird oft schon mit Tagesdosen von 5 Milligramm THC erreicht. Diese sind nicht psychoaktiv, verursachen also keinerlei Rausch. Die Dosierung kann bei Bedarf bis auf täglich 20 Milligramm gesteigert werden. In einer Studie mit Magersüchtigen brachte THC keinen Erfolg. Jüngst wurde über eine positive Beeinflussung des Gewichts bei Patienten mit Morbus Alzheimer berichtet, welche die Nahrungsaufnahme verweigerten. Überraschenderweise nahm unter der Einwirkung von THC im Vergleich zu Placebos auch das verwirrte Verhalten ab. Meine Vermutung ist, daß die durch den Cannabisgenuß gesteigerte Hirndurchblutung mit für diesen positiven Effekt verantwortlich sein könnte.

Asthma

Der Cannabisrausch führt bei gesunden Menschen zur Erweiterung der Bronchien.[115] Im Vergleich mit bekannten Asthmamitteln wie Salbutamol zeigt in Aerosolform inhaliertes THC ähnliche Verbesserungen der Atemfunktion.[116] In Einzelfällen soll es nach Haschischgenuß auch zu einer Bronchienverengung kommen können.[117] Eine Bronchienerweiterung zeigen nur deutlich psychoaktive Cannabinoide wie Delta-8- und Delta-9-THC, für CBD und CBN wird sie nicht beobachtet.[118]

Die Wirkungen einer Marihuanazigarette bzw. von 15 Milligramm oral verabreichtem THC entsprechen hinsichtlich der bronchienerweiternden Wirkung etwa derjenigen klinischer Dosen bekannter Asthmamittel. Nach der Inhalation hält die Wirkung zirka zwei Stunden an. Die Firma Unimed, Hersteller von Marinol, plant die Entwicklung eines Inhalators für THC.

Augenkrankheiten

Es gibt Berichte zu unterschiedlichsten, zum Teil sehr seltenen und schwerwiegenden Augenleiden, die durch den Gebrauch von Haschisch und Marihuana gelindert oder geheilt werden konnten. Vielleicht spielt die durch Cannabis verursachte Erweiterung der Blutgefäße im Auge dabei eine Rolle. Eine Sammlung von Fallbeispielen und deren wissenschaftliche Auswertung wäre wünschenswert.

Benzodiazepinabhängigkeit

Wer von Beruhigungsmitteln wie Valium oder Lexotanil abhängig ist, hat von der Schulmedizin nicht allzuviel medikamentöse Unterstützung zu erwarten (s. a. »Aggressivität«). Es gibt allerdings zahlreiche Beispiele, die glaubhaft machen, daß Haschisch und Marihuana bei der Entwöhnung von Benzodiazepinen gute Dienste leisten können. Dies ist nur allzu plausibel, da Cannabis z. B. den Krämpfen entgegenwirkt, die sich beim Entzug einstellen. Auch entspannende und schlaffördernde Wirkungen sind nachgewiesen.

Bewegungsstörungen

Es liegen positive Erfahrungen über eine Behandlung mit Cannabis beim Tourette-Syndrom und bei einigen anderen Bewegungsstörungen vor (dystonische Störungen wie spastischer Schiefhals und tardive Dyskinesien).*

Die meisten Betroffenen erleben nur eine geringe, manche jedoch bemerkenswert gute Besserungen bis zur völligen Symptomkontrolle. Trotz gelegentlicher positiver Berichte einzelner Patienten fanden sich keine objektivierbaren Erfolge bei Morbus Parkinson und Chorea Huntington (s. u.).

Bipolarität

Mit »Bipolarität« bezeichnet man heute eine Krankheit, die im allgemeinen Sprachgebrauch noch unter dem Namen »manisch-depressives Irresein« bekannt ist. Hier wechseln manische, also besonders euphorisch-selbstüberschätzende Phasen mit solchen krankhaften Niedergeschlagenseins ab. Bipolarität wird den sogenannten Psychosen zugerechnet und ist eine sehr schwerwiegende seelische Erkrankung. Die Behandlung erfolgt mit starken Psychopharmaka. Wenn man Glück hat, reicht Lithium, ein bewährtes und – im Vergleich zu anderen Medikamenten für dieses Leiden – nebenwirkungsarmes Mittel.

Ansonsten versucht man, es mit Neuroleptika in den Griff zu bekommen, was auch halbwegs funktioniert, allerdings um einen furchtbaren Preis: Neben zahlreichen körperlichen Beschwer-

---

* Tourette-Syndrom: Erkrankung mit blitzartigen Zuckungen (Tics), vor allem im Gesicht, ruckartigen Halsdrehungen und Zwangshandlungen. Dystonie: fehlerhafter Spannungszustand. Tardive Dyskinesie: motorische Fehlfunktion.

den, dem Verlust der Libido und Störungen des Hormonsystems wird der Patient praktisch in eine psychische Zwangsjacke gesteckt. Kreativität, Phantasie, Spontaneität und Lebensfreude gehen völlig verloren oder sind zumindest stark eingeschränkt. Viele Patienten werden depressiv bis hin zur Selbstmordneigung. Es kann zu unheilbaren Bewegungsstörungen, etwa chronischem Zittern (Parkinson-Syndrom) kommen. Es ist deshalb eine aufregende Beobachtung, wenn Patienten immer wieder von dramatischen Verbesserungen ihrer Situation nach der Selbstmedikation mit Cannabis berichten.

Da auf der anderen Seite Haschisch und Marihuana auch zu einer Verschlechterung psychischer Erkrankungen führen können, besteht hier ein besonderer Forschungsbedarf.

Blutgerinnung

An menschlichen Blutplättchen konnte eine Hemmung der Aggregation (des Aneinanderklebens) durch die Stoffe CBG, CBD, Olivetol, THC und CBN – mit abnehmender Stärke dieser Reihenfolge – festgestellt werden.[119] So findet eine günstige Beeinflussung der Viskosität (Fließeigenschaften) des Blutes statt. Cannabis kann damit sinnvoll bei der Verhinderung von Thrombosen (Blutgerinnseln) sein. Möglicherweise wird so das Risiko eines Herzinfarkts und eines Schlaganfalls vermindert.

Chorea Huntington (»Veitstanz«)

Die Chorea Huntington ist ein erbliches Nervenleiden, das sich meist zwischen dem 35. und 50. Lebensjahr bemerkbar macht. Es treten unkontrollierbare, ruckartige körperliche Bewegungen auf, was einhergeht mit Schwierigkeiten beim Sprechen und Schlucken. Außerdem kommt es zu Persönlichkeitsveränderungen, Depressionen und einem Nachlassen der geistigen Fähigkeiten. Zur Unterdrückung dieser Symptomatik wird Reserpin genutzt, Haschisch hat allein keinen derartigen Effekt, potenziert jedoch die hypokinetische (bewegungsmindernde) Wirkung von Reserpin um ein Vielfaches (s. a. »Bewegungsstörungen«).[120]

Depression

Schon 1857 wies Moreaux de Tours auf die antidepressiven Wirkungen von Haschisch hin. Diese konnten jedoch in neuerer Zeit nicht überzeugend reproduziert werden.[121] Die aktuelleren Studien wurden allerdings mit Einzelsubstanzen – mit THC oder Synhexyl, einem synthetischen Präparat – durchgeführt. Vielleicht werden Haschisch und Marihuana dem Krankheitsbild eher gerecht.

Eine weitere Studie, in der bei depressiven Krebspatienten mit THC gute Wirkungen erzielt wurden,[122] legt eine differenzierte Betrachtung der Arten von Depression nahe, bei denen Cannabis helfen kann. So vermag Marihuana bei depressiven Krankheitszuständen aufgrund schwerer körperlicher Leiden offenbar stimmungsaufhellend zu wirken.[123]

Nach Patientenberichten wird Hanf in der modernen Volksmedizin, oft mit Duldung der behandelnden Ärzte, auch bei endogenen Depressionen eingesetzt.

Entzugssymptome

(S. a. »Benzodiazepinabhängigkeit« und »Opiateabhängigkeit«.) Nach historischen und einigen Fallberichten ist Cannabis ein gutes Mittel zur Bekämpfung der Entzugssymptomatik bei Benzodiazepin-, Opiat- und Alkoholabhängigkeit.

Entzündungshemmung

Einzelfallbeobachtungen über Wirkungen von Marihuana bei bakteriellen Entzündungserscheinungen der Haut (etwa Neurodermitis) werden durch jüngere Forschungsergebnisse ergänzt, in denen Cannabis entzündungshemmende Effekte zeigt.[124] Diese Eigenschaften der Cannabinoide sind vermutlich auf spezifische Wirkungen vermittels peripherer Cannabiniodrezeptoren auf Zellen des Immunsystems zurückzuführen.[125]

Epilepsie

Erfolgreiche Effekte bei Krampfleiden sind für unterschiedliche Haschischwirkstoffe und künstliche Präparate auf Cannabisbasis beschrieben worden.[126] Einige der untersuchten Cannabinoide wirken dabei potenzierend auf die krampfvermindernden Eigenschaften von Phenytoin[127] und Diazepam[128], zwei weitverbreitete Antiepileptika, so daß eine kombinierte Gabe Vorteile bringen könnte.

Erfahrungsberichte belegen, daß Cannabis für einige Patienten mit generalisierter Epilepsie ein Mittel ist, um eine sonst nicht kontrollierbare Anfallserkrankung zu beherrschen. Cannabis zeigt gelegentlich allerdings auch anfallauslösende Effekte (nur bei Epileptikern).

Glaukom (grüner Star)

Beim Glaukom steigt der Augeninnendruck von normal etwa 3 bis 30 mm HG (Millimeter-Quecksilber) auf bis zu 70 mm HG. Die Ursache ist meist eine Abflußstörung der im Auge befindlichen Flüssigkeit, des Kammerwassers. Mit fortschreitendem Verlauf droht die Erblindung. Die gängige medikamentöse Therapie ist nicht immer erfolgreich, und manche Patienten vertragen sie schlecht. Ebenso zeitigt eine operative Behandlung manchmal keinen Erfolg.

Die gute Wirkung mehrerer Cannabinoide (geraucht, gegessen oder lokal angewendet) ist vielfältig belegt. Sie können auch in Kombination mit anderen Medikamenten eingesetzt werden. In den USA erhalten Patienten in Ausnahmefällen Cannabis zur Behandlung des Glaukoms. Denn THC und Cannabigerol vergrößern den Wasserabfluß aus dem Auge um das Zwei- bis Dreifache.[129]

Nach dem Rauchen von Cannabis kommt es bei erhöhtem Augeninnendruck zu einer Senkung um bis zu 50 Prozent.[130] In Form öliger Augentropfen angewandt, ist der Effekt dem konventioneller Augentropfen wie Pilocarpin vergleichbar. Die Wirkung hält allerdings häufig länger an. Ein Rausch kommt bei örtlicher Anwendung nicht vor.[131] In einigen Untersuchungen zeigte der lokale Einsatz keine nützliche Wirkung.[132] Vermutlich spielen hier Unterschiede im verwendeten Lösungsmittel eine Rolle. Verschiedene Abkömmlinge natürlicher Cannabinoide erwiesen sich noch wirksamer als die Ausgangssubstanzen.[133] Durch gleichzeitige Verabreichung mit Standardtherapeutika können additive Effekte erzielt werden.[134]

Marihuanarauchen und die orale Gabe von THC in Dosen von 10 bis 20 Milligramm senken den Augeninnendruck bei Gesunden und bei Menschen mit Glaukom um durchschnittlich 25 bis 30 Prozent, gelegentlich um bis zu 50 Prozent. Die Wirkung hält vier bis sechs Stunden an.

Herpes

Verschiedene Forscher stellten fest, daß Haschisch auf Herpesviren eine entwicklungshemmende Wirkung hat, weswegen Cannabissalben möglicherweise zur Behandlung des von diesen Erregern ausgelösten Bläschenausschlags geeignet sind.[135] Viele Betroffene berichten denn auch, das Rauchen von Haschisch habe bei ihnen das Abklingen einer Herpesinfektion beschleunigt.

Heuschnupfen

Es sind mir keine wissenschaftlichen Untersuchungen hierzu bekannt. Überraschend viele Heuschnupfenkranke berichten jedoch, daß ihre Anfälle durch Haschisch- und Marihuanakonsum in akuten Fällen oder sogar dauerhaft verschwinden. Diese Krankheit kann, wie alle Allergien, sehr bedenkliche Beschwerden bis hin zum Ersticken verursachen.

Juckreiz

Juckreiz ist ein komplexes Geschehen, an dem die Schmerzsinnesorgane, das vegetative Nervensystem, verschiedene Überträgersubstanzen (Gewebshormone, biogene Amine etc.), das Hormonsystem, innere Organe, die Blutgefäße der Haut, Gehirn und Psyche beteiligt sind. Die in Erfahrungsberichten beschriebene juckreizhemmende Wirkung von Marihuana (etwa bei Neurodermitis) ist wenig erforscht. Erklärungsansätze bieten die Schmerzbekämpfung von Haschisch, seine Wirkungen auf das vegetative Nervensystem, auf Prostaglandine, Serotonin, Gehirn und Psyche.

Krebs

(S. a. »Appetitlosigkeit«, »Depression«, »Schmerzbekämpfung«, »Tumorhemmende Wirkung« sowie »Übelkeit und Erbrechen [Antiemesis]«.) Eine chemotherapeutische Behandlung von Krebserkrankungen erfolgt mit starken Zellgiften, welche die Krebszellen töten sollen, dabei aber auch gesunde Zellen nicht verschonen, was zu starken Nebenwirkungen führen kann (zu Haarausfall, der Schädigung des blutbildenden Systems, Nierenschäden, Übelkeit und unstillbarem Erbrechen etc.). Übelkeit und Erbrechen machen eine chemotherapeutische Behandlung oft zur Qual, und die üblichen Medikamente bringen hier häufig nicht den gewünschten Erfolg.

Wer kein Haschisch konsumieren sollte

Haschisch und Marihuana sind im allgemeinen gut verträglich. Neben gelegentlichen unerwünschten körperlichen Reaktionen (Übelkeit und Erbrechen, Blutdruckabfall) werden von manchen die akuten Rauschwirkungen als unangenehm empfunden. Recht starke unerwünschte seelische Nebenwirkungen kommen vor, wenn Menschen im Rahmen von wissenschaftlichen Studien unvorbereitet einem Cannabisrausch ausgesetzt werden. Eine entsprechende seelische Vorbereitung kann das Problem beseitigen oder mildern.

Daneben spielt beim Rauchen von Haschisch die schädigende Wirkung auf die Atemwege (Bronchitis, eventuell Karzinombildung) eine Rolle. Die Fahrtüchtigkeit und die Fähigkeit zum Bedienen von Maschinen ist innerhalb einiger Stunden nach Haschischkonsum eingeschränkt.

Wer an Bronchitis leidet, sollte kein Cannabis rauchen, hier kann man sich mit Vaporisieren (Verdampfen) oder Essen helfen. Psychisch Kranke im allgemeinen und Schizophrene im besonderen müssen beim Konsum psychoaktiver Substanzen besonders vorsichtig sein. Haschisch und Marihuana vermögen in manchen Fällen zu helfen (insbesondere bei Bipolarität), sie können das Leiden aber auch verschlimmern. Wer psychisch krank ist und Cannabis konsumiert, sollte mit einem informierten Arzt seines Vertrauens darüber sprechen, um jegliches Risiko so gering wie möglich zu halten. Das gleiche gilt für Epileptiker. In manchen Fällen ist Cannabis hier als Medikament allen anderen Mitteln überlegen, in anderen kann es aber auch krampfauslösend wirken. Auch hier ist die Rücksprache mit einem kompetenten Arzt unverzichtbar.

Wer unter schweren Blutdruckstörungen leidet oder herzkrank ist, sollte besser ganz auf den Genuß von Haschisch und Marihuana verzichten.

In den USA sind natürliches Marihuana sowie das synthetische Delta-9-THC-Präparat Marinol als wirksame Mittel zur Behandlung von Übelkeit und Erbrechen bekannt. Positiv wirkt sich zudem der appetitanregende, schmerzhemmende und stimmungsaufhellende Effekt aus.

Krebspatienten in chemotherapeutischer Behandlung können in den Staaten in Ausnahmefällen Marihuana als Heilmittel erhalten. In Deutschland ist es möglich, Marinol, Nabilon und Dronabinol zu verschreiben.

Menstruationsbeschwerden

Häufig wird von guten bis sehr guten Erfolgen bei der Behandlung von Menstruationskrämpfen berichtet. Cannabis findet in der Volksheilkunde vieler Länder zu diesem Zweck Anwendung. Die Kombination mit Colagetränken vermag die Wirkung eventuell noch zu steigern.

Migräne

Wiederholt wird über erfolgreiche Behandlungen des Migränekopfschmerzes mit Marihuana berichtet.[136] Eine Studie[137] deutet über den rein schmerzstillenden Effekt hinausgehende Erklärungsmöglichkeiten für die Wirkung von Haschisch bei Migräne an, und zwar die Hemmung der Serotoninfreisetzung* während des Anfalls.

Multiple Sklerose

Einige der Begleiterscheinungen dieser schweren, in Schüben verlaufenden und bis heute nicht heilbaren Krankheit sind Muskelzittern und plötzliche Krämpfe sowie Lähmungserscheinungen. Bei zahlreichen Patienten können die Krampfanfälle so heftig und plötzlich einsetzen, daß sie stürzen und sich dabei manchmal schwer verletzen. Viele Betroffene gehen aus Angst vor diesen Krampfanfällen überhaupt nicht mehr aus dem Haus.

Oft sind astronomische Mengen von Beruhigungsmitteln (Diazepam) und Alkohol die einzige Möglichkeit, die Sym-

---

* Serotonin: biogenes Amin und Gewebshormon, das aus der Aminosäure Tryptophan gebildet wird und als Neurotransmitter im Zentralnervensystem, im Magen-Darm-Trakt und in den Blutplättchen vorkommt. Spielt eine wichtige Rolle beim Entstehen der Migräne.

ptome für einige Stunden unter Kontrolle zu halten. Cannabis kann hier eine ungiftige und wesentlich wirksamere Alternative sein, wie viele Patienten aufgrund persönlicher Erfahrungen berichten. Auch wissenschaftliche Untersuchungen bestätigen die lindernden Effekte bei Krämpfen und Muskelzittern.[138]

Muskelrelaxierung/Fehlspannungen der Muskulatur

Der Cannabiswirkstoff THC zeigt bereits in geringer Dosis (5 bis 10 Milligramm) gute krampflösende Effekte bei zentraler rückenmarksbedingter Spastizität[139] und bei multipler Sklerose.[140] Zu diesen Anwendungsmöglichkeiten liegen zwei der wenigen Studien aus dem deutschsprachigen Raum vor – aus Zürich[141] und Göttingen[142]. Auch unwillkürliches Zittern (Tremor) kann durch Haschisch gebessert werden.[143] Bei Patienten mit muskulären Fehlspannungen (Dystonie) wird von guten Erfolgen mit Cannabinoiden, mit CBD[144] sowie einem künstlichen Cannabinoid[145] berichtet.

Viele Erkrankungen (z. B. Querschnittslähmungen, multiple Sklerose, idiopathische Dystonie*, innere Erkrankungen, Menstruationsbeschwerden) gehen mit zum Teil schmerzhaften Fehlspannungen der Muskulatur (Krämpfen, Zittern, Fehlhaltungen, unwillkürliche Bewegungen) unterschiedlicher Ursachen einher. Zufriedenstellende Therapiekonzepte liegen oft nicht vor. Häufig bringen erst starke Medikamente mit meist unerwünschten Nebenwirkungen eine merkliche Linderung. Cannabinoide, darunter nicht nur THC, sondern auch CBD, zeigten in mehreren Studien oft in bereits geringer Dosierung gute Erfolge bei nur geringen Nebenwirkungen. Schmerzhemmung und Stimmungsverbesserung sind oft erwünschte zusätzliche Effekte.

---

* Idiopathisch: ohne erkennbare Ursache entstanden (medizinisch oft auch gleichbedeutend mit »essentiell« gebraucht).

In der Züricher Studie erwiesen sich bereits 5 Milligramm THC bei einem Patienten mit rückenmarksbedingter Spastik und Schmerzen dem Vergleichpräparat Kodein (50 Milligramm) so deutlich überlegen, daß der Patient zwischen 1985 und 1988 im Rahmen einer wissenschaftlichen Untersuchung und überwiegend ambulant zusätzlich zu seinen bisherigen Medikamenten (Baclofen, Clonazepam) legal Haschisch erhielt. Sein Zustand, der vor Studienbeginn 1985 bereits über mehrere Jahre unverändert gewesen war, verbesserte sich so, daß er den Einsatz aller Medikamente langsam reduzieren konnte. 1989 nahm er seit zwölf Monaten keine Medikamente mehr und arbeitete wieder zeitweise als Rechtsanwalt.[146]

Neurodermitis

Die Anwendung von Haschisch und Marihuana bei dieser mit quälendem Juckreiz (Pruritus) und ekzematösen Veränderungen einhergehenden Hauterkrankung ist wenig erforscht. Die therapeutischen Möglichkeiten der konventionellen Neurodermitisbehandlung sind allerdings recht bescheiden, wenn man den Einsatz von Cortisonsalben vermeiden will und die Umstellung der Lebensweise, Ernährung u. a. keinen Erfolg bringt. Da die juckreizlindernde Wirkung einer Behandlung mit Haschisch oder Marihuana unmittelbar spürbar wird, ist dies einen Versuch wert. Hier addieren sich die den Pruritus stillende, entzündungshemmende und seelische Effekte.

Hanföl hat mit etwa 2 Prozent einen ungewöhnlich hohen Anteil an Gamma-Linolsäure, der eine starke Wirksamkeit bei dieser Krankheit zugeschrieben wird. Hanföl kann man bereits in Reformhäusern kaufen.

Opiateabhängigkeit

Die historischen Berichte über die Wirksamkeit von Haschisch zur Milderung der Symptome beim Opiateentzug[147] finden durch neuere Forschungen Unterstützung.[148] Allerdings ist die klinische Wertigkeit im Vergleich etwa zu Methadon eher gering.[149] Dies soll hier nicht in Zweifel gezogen werden. Methadon ist einer der ganz wenigen Wege, die die Schulmedizin gefunden hat, um Heroinabhängigen zu helfen. Allerdings muß man bedenken, daß Methadon ein starkes Opioid ist, welches ein noch größeres Suchtpotential entfaltet als Heroin und den Körper erheblich belastet. In gesundheitlicher Hinsicht wird hier also der Teufel mit dem Beelzebub ausgetrieben. Cannabis ist sicherlich weniger stark wirksam, dafür jedoch frei von schädlichen Nebenwirkungen.

Querschnittslähmung (Paraplegie und Quadriplegie)*

Querschnittslähmungen haben oft als »Nebenwirkung« starke Schmerzzustände und Krämpfe. Diese werden in der Schulmedizin mit Opiaten (Morphium, Kodein) und Benzodiazepinen (Valium) behandelt. Derartige Mittel haben nicht nur starke unerwünschte Effekte, sie helfen auch oft schlechter als Cannabis. Bei vielen Gelähmten scheinen Haschisch und Marihuana die »chemischen Keulen« der Schulmedizin ersetzen zu können oder zumindest eine erhebliche Verringerung deren Dosis zu ermöglichen. Besondere Aufmerksamkeit sollte auch der Tatsache gewidmet werden, daß viele Betroffene über die Rückkehr ihrer durch die Krankheit verlorenen sexuellen Erlebnisfähigkeit berichten.

---

* Paraplegie: die vollständige Lähmung zweier symmetrischer Extremitäten, vor allem der Beine. Quadriplegie: Lähmung aller vier Extremitäten.

Schlaflosigkeit

Haschisch fördert den Schlaf. Es reduziert wie konventionelle Hypnotika dosisabhängig den REM-Schlaf (Traumphase), allerdings ohne den bei anderen chemischen Mitteln zu beobachtenden ausgeprägten REM-Rebound* nach Absetzen der Droge.[150]

Schmerzbekämpfung

Haschisch besitzt sowohl schmerzlindernde als auch schmerzsteigernde Eigenschaften. Dieser scheinbare Widerspruch kann durch genaue Betrachtung der verschiedenen Schmerzarten aufgelöst werden. Medikamente wie Azetylsalizylsäure (Aspirin) wirken etwa peripher auf die äußere Haut durch Hemmung der Prostaglandinsynthese**. Haschisch führt dagegen zu einer Erhöhung der Prostaglandinkonzentration.[151] Es läßt sich eine gesteigerte Sensibilität und Schmerzempfindlichkeit der Haut messen.[152] Der tiefe Eingeweideschmerz, wie er etwa bei Krebspatienten auftritt, wird dagegen wirksam mit Opiaten bekämpft. Opiate wirken auf das zentrale Nervensystem und Schmerzbahnen im Rückenmark. Zudem ermöglichen die seelischen Wirkungen der Opiate dem Patienten eine Distanzierung vom Schmerz, der dann nicht mehr als so bedrohlich und allesbeherrschend erlebt wird. THC, Nantradol und Nabilon zeigen einige vergleichbare Eigenschaften.[153]

---

* REM ist das Kürzel für *rapid eye movements* (»schnelle Augenbewegungen«). In der Schlafforschung hat man entdeckt, daß die für das seelische Gleichgewicht vermutlich sehr wichtigen Traumphasen von einem Beobachter an schnellen Bewegungen der Augäpfel erkannt werden können. Von »normalen« Schlafmitteln werden diese Traumphasen unterdrückt. Nach Absetzen der Medikamente treten sie häufig sehr verstärkt und manchmal auch bedrohlich in Form von Alpträumen auf. Dies ist mit »REM-Rebound« gemeint (englisch *rebound* = »zurückfallen«).
** Prostaglandine sind hormonähnliche Stoffe, welche gefäßerweiternd, aber auch wehenauslösend wirken.

CBD und CBC sollen die schmerzlösenden Eigenschaften von THC potenzieren.[154] Hierzu liegen allerdings noch keine jüngeren Forschungsergebnisse vor.

Ein Teil der schmerzlindernden Eigenschaften wird offenbar durch Wechselwirkungen mit Opioidrezeptoren vermittelt.[155] Dies könnte auch eine Erklärung dafür sein, warum Cannabis beim Heroin- und Alkoholentzug hilfreich ist. Die schmerzhemmende Eigenschaft von Haschisch entsteht durch zerebrale (auf das Großhirn bezogene) und spinale (auf das Rückenmark bezogene) Wirkungen.[156] Auch bei der Schmerzbekämpfung sind sich gegenseitig potenzierende Effekte etwa von Opiaten und Haschisch festzustellen[157], so daß bei kombinierter Gabe eine Verminderung der sonst erforderlichen Dosen gefährlicher Stoffe oft möglich ist.

THC erwies sich in einer oralen Dosis von 15 bzw. 20 Milligramm als gut wirksam bei Schmerzen von Krebspatienten. Es traten jedoch bei einem Teil der Betroffenen nicht tolerierte Nebenwirkungen auf. In einer Einzelfall-Doppelblindstudie konnte ein Patient mit Mittelmeerfieber* durch die Gabe von 5 mal 10 Milligramm THC die Bedarfsmedikation mit Opiaten deutlich vermindern.

Weitere Indikationen sind Migräne und andere Kopfschmerzformen, degenerative Erkrankungen des Bewegungsapparates, Phantomschmerzen, alle Schmerzerkrankungen, bei denen eine Entspannung der glatten oder quergestreiften Muskulatur günstig wirkt, wie Spasmen, schmerzhafte Menstruation, Colitis ulcerosa (Dickdarmentzündung) etc.

---

* Mittelmeer- oder Maltafieber: in unregelmäßigen Abständen immer wiederkehrende Schmerz- und Fieberanfälle mit Milz- und Leberschwellung. Diese Infektionskrankheit wird meist durch Ziegen übertragen. Hauptsächlich Menschen aus dem Mittelmeerraum sind von dem spezifischen Krankheitsbild betroffen.

Schwangerschaftsübelkeit

Cannabis wird von vielen Frauen erfolgreich eingesetzt, um die teilweise kaum erträgliche Übelkeit, die oft mit einer Schwangerschaft einhergeht, in den Griff zu bekommen. Viele Ärzte werden ein solches Verhalten im Hinblick auf eine vermutete Fruchtschädigung als verantwortungslos betrachten. Hier muß jedoch gesehen werden, daß zum einen keine derartigen Wirkungen von Cannabis auf den Fötus nachgewiesen wurden, zum anderen in einigen Kulturen Hanftee traditionell zu diesem Zweck eingesetzt wird, ohne daß Nachteiliges bekannt wurde. Eine der wenigen Studien zu diesem Thema, die es überhaupt gibt, kommt sogar zu dem Ergebnis, daß Kinder von Müttern, die während der Schwangerschaft Cannabis konsumiert haben, gesünder sind als die der Vergleichsgruppe ...[158] Dieses Ergebnis ist absolut erstaunlich, und es sollten weitere Forschungen unternommen werden, um zu sehen, ob es kritischen Überprüfungen standhält.

Spastik

In einigen Studien im kleineren Rahmen wurde eine gute Beeinflussung der Spastik* im Rahmen der multiplen Sklerose oder in Zusammenhang mit der Querschnittslähmung durch THC und Marihuana beobachtet. Die Ansprechbarkeit ist individuell sehr variabel. Weitere günstig beeinflußte Symptome umfaßten Schmerzzustände, Mißempfindungen, Zittern und Koordinationsstörungen der Muskulatur. Die Muskelkoordination kann dosisabhängig auch verschlechtert werden. In Umfragen wurde darüber hinaus wiederholt von einer verbesserten Kontrolle der Blasen- und Mastdarmfunktion berichtet. Die Dosierungen

---

* Spastik: Unter »Spastik« versteht man einen vermehrten Muskeltonus (Muskelanspannung) mit anwachsendem Widerstand gegen passive Bewegungen, wie er z. B. auch nach einem Schlaganfall zu beobachten ist.

bewegen sich in einer Größenordnung von täglich 5 bis 30 Milligramm THC.

Tumorhemmende Wirkungen

(S. a. »Krebs«). Eine tumorhemmende Wirkung auf Lungenkrebszellen wurde in Zellkulturen für Delta-9-, Delta-8-THC und CBN belegt.[159] Als Ursache wird eine Hemmung der Nukleinsäuresynthese* diskutiert (s. a. das Fallbeispiel).

Ein Fallbeispiel[160]

»Lange hatte ich den Arztbesuch vor mir hergeschoben, und nun, da ich den Befund mit Schrecken zur Kenntnis nahm, schien alles zu spät zu sein. Auch wenn ich so gut wie nichts von Medizin verstand: Die Röntgenbilder sprachen eine klare Sprache und erklärten auf grausame Weise, weshalb ich kaum noch Luft bekam. Gepackt voll mit Metastasen zeigte sich meine Lunge, während der eigentliche Tumor beinahe die Größe eines Tennisballs erreicht hatte. Ich war gerade 26 Jahre alt, und so, wie ich aussah, würde ich auch nicht viel älter werden.

Die Diagnose war über mich hereingebrochen wie ein Schneeschauer im Hochsommer; und hatte ich mich eben noch auf der Sonnenseite befunden, so fand ich mich jetzt in einem finsteren Schattental wieder. Nicht der kleinste Hoffnungsschimmer vermochte noch zu mir vorzudringen; und irgendwie hatte ich bereits weitestgehend kapituliert, als ich wenige Tage später in eine Spezialklinik in Hamburg eingeliefert wurde. Wie ich später erfahren sollte, hatte auch die Ärzteschaft arge Bedenken gehabt. In meinem fortgeschrittenen Zustand gab es derart wenige Chancen auf eine Heilung, daß man schlichtweg befürchtete, sich die Statistik zu ›verunschönen‹. Nur dem Forschungsdrang des leitenden Professors war es zu verdanken, daß man mich doch aufnahm. Ich war als Versuchskaninchen auserkoren für ein neues Medikament, welches gerade erst die amtliche Zulassung erhalten hatte und über das noch keine praktischen Erfahrungen existierten. Dieses Zellgift sollte mir per Herzkatheter und für die Dauer von jeweils einer Woche verabreicht werden. Danach war eine Woche

---

* Nukleinsäure: besonders in den Zellkernen und den Ribosomen (für den Eiweißaufbau wichtiges submikroskopisches Körnchen) vorkommende Verbindung, die als Grundsubstanz der Vererbung fungiert.

zur ›Regenerierung‹ angesetzt, gefolgt von sieben weiteren Tagen In-
fusionsfolter. Keinem meiner Mitpatienten hatte man diese Tortur bisher zumuten wollen, aber mich betrachtete man wohl eh schon als
scheintot. Entweder es half oder nicht. Über mein Ableben brauchte
sich anschließend niemand Vorwürfe zu machen ...
All die ›netten‹ Nebenwirkungen stellten sich denn auch umgehend
ein, nur das Röntgenbild wollte keine Veränderung zeigen. Das bedeutete zwar auch, daß keine neuen Metastasen dazukamen, doch
konnte ich diesem Umstand schon nicht mehr allzuviel Freude abge-
winnen. 20 Kilo hatte ich bereits verloren, dazu jeglichen Appetit und
natürlich meine schöne lange Haarpracht. Während die hochdosierten Zytostatika unentwegt in meinen Körper tröpfelten, würgte ich
mir die Seele aus dem Leib. Etwas anderes konnte es gar nicht gewesen sein, was sich da in der Kotzschale befand, denn gegessen
hatte ich schon lange nichts mehr. Was mich noch irgendwie auf-
recht erhielt, waren die täglichen Besuche meiner Freundin und ihre
Drohung, mich sofort zu verlassen, wenn ich die Behandlung ab-
bräche. Denn genau dieser Gedanke begann sich in mir festzuset-
zen: ›Wozu diese scheinbar nutzlose Quälerei? Wäre es nicht die
bessere Alternative, in Ruhe zu sterben?‹
Seit der Tumor entfernt war und ich wieder einigermaßen atmen
konnte, empfand ich nur noch die Therapie als Belastung; der Krebs
war zu einer fast unspürbaren, gestaltlosen Bedrohung geworden.
Drei Monate waren bereits ins Land gegangen, als ich eines Tages
auf die Idee kam, mir von Andrea ein Stückchen Haschisch mitbringen zu lassen. Seit mehr als einem Vierteljahr hatte ich jetzt nicht gekifft, und mir war klar, daß der erste Joint einfahren würde wie der
Leibhaftige. Aber verdammt: Ich wollte mich endlich mal wieder gut
fühlen. Und irgendwie ahnte ich auch, daß mir eine Tüte helfen
könnte, meine aufs Depressive beschränkte Sichtweise zu verändern. Schon am nächsten Tag besaß ich ein Klötzchen feinsten Liba-
nesens, der zu meiner Erleichterung sogar recht lungenfreundlich
war. Nachdem meine Freundin gegangen war, nutzte ich eine Pause
zwischen zwei Kotzattacken, um mich auf dem Klo einzuschließen
und einen Joint zu bauen.
Auf dem Korridor hatte ich bereits den Boden unter den Füßen verloren, und als ich endlich glücklich auf meinem Bett gelandet war,
setzten auch schon Zustände ein, die wohl mit ›psychedelisch-high‹
am treffendsten beschrieben sind. Ein unglaubliches Körpergefühl
bemächtigte sich meiner; und so elend, wie ich mich über lange Zeit
gefühlt hatte, so wohlig war mir jetzt zumute. Zum ersten Mal seit lan-

gem fühlte ich und litt nicht nur. Ich fühlte die unerschütterliche Liebe meiner Freundin, die Liebe zu meinen Eltern und Liebe zum Leben. Ich hatte vergessen, wie das Leben sich anfühlte. Und vor allem hatte ich vergessen, dafür zu kämpfen. Wie konnte ich diese Krankheit besiegen, wenn ich nur vor mich hin vegetierte und mich in Selbstmitleid erging? Ich wußte zwar noch nicht, wie das genau aussehen sollte, dieses »Kämpfen«, aber ich spürte, daß ich plötzlich die Energie dazu hatte. Positive Energie. Hoffnung. Den unbedingten Willen zum Leben.

Andrea bemerkte die Veränderung sofort. Und nicht nur deshalb, weil ich mich wesentlich weniger erbrechen mußte als sonst. Sie stellte, wie sie sagte, ein Leuchten in meinen Augen fest, das seit langem erloschen war, und sie sah, daß ich nicht mehr nur ein passives, leidendes Bündel war. Auch den Ärzten fiel etwas auf: Zum ersten Mal, seit ich hier war, hatte sich die Anzahl der Metastasen verringert. Einige schienen sich verkapselt zu haben, während andere bereits ganz verschwunden waren. Es blieben immer noch mehr als genug übrig, aber das Signal war nicht zu übersehen: Der bereits Totgesagte durfte sich wieder Hoffnungen auf Genesung machen. Und bis es soweit war, würde ich weiter versuchen, die Chemokeule mit ›Natur in Form von Haschisch‹ zu relativieren.

Es war unglaublich, welche Veränderungen praktisch von einem Tag auf den anderen eingetreten waren. Ich entwickelte einen derart gesunden Appetit, daß mir sogar das Spitalessen schmeckte. Und erfreulicherweise behielt ich das meiste jetzt bei mir. Zwei, drei Joints genehmigte ich mir am Tag – mit Inhaltsmengen, von denen ich heute absolut nichts merken würde. Aber für meinen entwöhnten und malträtierten Körper langten diese Dosierungen völlig. Natürlich litt ich noch immer unter dem *heavy treatment**, nur wußte ich endlich, wofür – und daß es mit etwas Glück und viel ›Eigenleistung‹ nicht umsonst sein würde. Diese neu erblühte Hoffnung produzierte ihrerseits positive Energien, die meinem Immunsystem anscheinend halfen, eine Krebszelle nach der anderen nachhaltig zu vernichten. Hatten die Zytostatika vorher so gut wie nichts bewirkt, schien ihnen jetzt eine Tür geöffnet worden zu sein, durch die hindurch sie wirken konnten. Und der Schlüssel zu dieser Tür hieß eindeutig Cannabis ...

Für die Ärzteschaft stellte ich ein medizinisches Phänomen dar: Während mein Zimmergenosse gerade ob seines ›vergleichsweise harmlosen‹ Seminoms** das Zeitliche gesegnet hatte, befand ich mich kurz vor der Entlassung.

* *Heavy treatment:* harte Behandlung.
** Seminom: bösartige Geschwulst des Hodens.

Nur drei Monate hatte die Kombination aus Chemie und Naturstoff gebraucht, um auch der letzten Metastase den Garaus zu machen. Zu gern hätte ich den Oberarzt darüber in Kenntnis gesetzt, was genau – meiner Meinung nach – zu dieser schnellen Genesung geführt hatte. Aber ich war auch sicher, daß ich eine negative Resonanz erhalten würde. Einzig einem jungen Stationsarzt, der mir einmal von seiner studentischen Kifferzeit erzählt hatte, vertraute ich mich an. Er hatte die Entwicklung von Anfang an verfolgen können und sich wie all die anderen auch gewundert, daß nach einem Vierteljahr erfolgloser Therapie der Heilungsprozeß praktisch explodiert war. Nun wußte er, warum.
Für ihn lag der Grund ebenso klar auf der Hand wie für mich, nur warnte er mich davor, auch mit den anderen Ärzten darüber zu reden. Er war sicher, daß seine höherrangigen Kollegen nicht nur jeden Zusammenhang leugnen, sondern mir auch eine Rüge erteilen würden, weil ich in ihrem Hoheitsbereich ›Rauschgift‹ konsumiert hatte.
Exakt zwanzig Jahre ist das nun her, und wenn ich befürchtet hatte, der Krebs könnte irgendwann wiederkommen, sehe ich mich auf angenehme Weise getäuscht. Auch die Prophezeiung der Ärzte, ich wäre künftig ›mehr als anfällig‹ für Infektionskrankheiten, hat sich nicht bestätigt. Ganz im Gegenteil: Mein Immunsystem ist stärker denn je. Wobei allerdings zu erwähnen wäre, daß ich noch immer mindestens zwei, drei Joints am Tag genieße. Was sicherlich einen entscheidenden Anteil an dieser Tatsache hat ...«

Übelkeit und Erbrechen (Antiemesis)

Günstige Wirkungen von Haschisch sowie Cannabis in Verbindung mit Nabilon sind in mehreren vergleichenden Studien auch bei sonst mit anderen Medikamenten nicht behandelbarem schwerem Erbrechen (etwa im Rahmen einer Chemotherapie) belegt.[161] Die Dosierung liegt bei 10 bis 20 Milligramm THC pro Einzelgabe, die mehrmals am Tag gereicht wird. Das entspricht einem Joint. 20 bis 30 Prozent der Patienten erleben die seelischen Wirkungen als unangenehm. Bei einer Umfrage mit 1035 Krebstherapeuten in den USA schnitt Marihuana hinsichtlich Wirksamkeit und Verträglichkeit signifikant besser ab als Marinol. 44 Prozent der Befragten hatten mindestens einem ihrer Patienten illegales Marihuana empfohlen.[162] Die kombinierte Gabe von Cannabis und verschiedenen Medikamenten mit unterschiedlichen Angriffspunkten ist nach Meinung der Ärzte möglich, um so die Dosis und die erwartete Nebenwirkungsrate der chemischen Mittel zu senken.[163]

Nebenwirkungen der Chemotherapie bei Krebs ist die am besten untersuchte Anwendung von Cannabis(produkten) mit etwa vierzig Studien (THC, Nabilon, Marihuana), vor allem in den 80er Jahren. THC muß hierbei in relativ hohen Mengen gegeben werden – 7,5 bis 10 Milligramm alle vier Stunden –, so daß bei einem Teil der Patienten psychische Nebenwirkungen auftreten. Es ist dem hochdosierten Medikament Metoclopramid unterlegen. Vergleiche mit einem der modernen spezifischen Serotoningegenspieler (s. a. »Migräne«) fehlen. Cannabisprodukte haben in der schulmedizinischen Behandlung von Nebenwirkungen der Chemotherapie an Bedeutung verloren. Sie werden jedoch in der Selbsttherapie bei allen Ursachen von Übelkeit eingesetzt, besonders bei Aids.

Vegetatives Nervensystem

Das vegetative Nervensystem oder autonome Nervensystem reguliert mit seinen zwei Gegenspielern Sympathikus und Parasympathikus weitgehend unabhängig vom Bewußtsein die wichtigen Lebensfunktionen wie Atmung, Kreislauf, Verdauung, Stoffwechsel etc. Der Haschischkonsum führt zu einem Überwiegen des Sympathikus mit Herzschlagbeschleunigung, Bronchienerweiterung und Verlangsamung der Darmbewegungen. Dabei spielt offenbar sowohl eine Hemmung des Parasympathikus[164] als auch eine Aktivierung des Sympathikus[165] eine Rolle. Gegenüber dieser Wirkung auf das vegetative Nervensystem entsteht eine gewisse Toleranz[166] – daher wird vermutet, daß bei der Bronchienerweiterung noch andere Mechanismen eine Rolle spielen, weil diese Wirkung nach wiederholter Gabe nicht abnimmt.[167]

Eine faszinierende Perspektive: Die Vaporizer

Seit einiger Zeit sind sogenannte Vaporizer auf dem Markt, die das gesundheitsfördernde Inhalieren von Heil- und Wirkstoffen der Cannabispflanze ermöglichen, ohne daß man die schädlichen Nebenwirkungen des beim Rauchen entstehenden Kondensats in Kauf nehmen muß. »Vaporisieren«* bedeutet »verdampfen«, womit ein Prozeß bezeichnet wird, wie wir ihn z. B. von Kamilledampfbädern kennen. Das Grundprinzip ist einfach: Wirkstoffe werden zum Inhalieren so weit erhitzt, daß sie zwar vaporisieren, aber eben nicht verbrennen. Die Verbrennungstemperatur von Pflanzenmaterialien liegt wesentlich höher als ihre Verdampfungstemperatur, ein Umstand, den findige Köpfe schon seit geraumer Zeit für die Konstruktion rauchfreier Inhalationsgeräte, eben die Vaporizer, nutzen. Vorreiter und Konstrukteur der ersten Vaporizer war ein gewisser »Eagle Bill«. Die meisten im Umlauf befindlichen Bauanleitungen basieren auf seiner Erfindung.

Vaporizer sind natürlich besonders für die medizinische Anwendung interessant, bei der Rauch ja grundsätzlich unerwünscht ist. Dies gilt im übrigen nicht nur für Haschisch und Marihuana: Praktisch alle natürlichen und pflanzlichen Wirkstoffe können auf diese Weise schonend und effektiv verabreicht werden. Ich vermute, daß Vaporizer in absehbarer Zeit zu einer der letzten großen Revolutionen in der Applikation**

---

* Das lateinische Wort *vapor* heißt »Dampf, Wasserdampf«.
** Applikation: die Verordnung bzw. Anwendung von Medikamenten sowie therapeutischer Maßnahmen.

von Medikamenten führen werden. Ähnlich wie die Erfindung der Spritze Behandlungsmöglichkeiten erschloß, an die vorher nicht zu denken war, werden wohl auch Vaporizer völlig neue Horizonte eröffnen. Denn über die Lungen können eine Vielzahl von Heilmitteln sehr schnell aufgenommen werden. Im Unterschied zu Tees oder Tabletten tritt die Wirkung schon nach wenigen Minuten ein. Durch die Aufnahme von Wirkstoffen über die Atmung kann die erwünschte Dosis genau bestimmt werden, was ein großer Vorteil bei Medikamenten ist, deren individuelle Verträglichkeit sehr unterschiedlich ausfällt und bei denen erwünschte Effekte und Nebenwirkungen eng beieinanderliegen. Selbst Nichtraucher werden sich bei der Anwendung eines derartigen Geräts wohl fühlen können, denn Dampf kratzt nicht in den Bronchien und Lungen. Auch für »Feinschmecker« und Sparsame wären die Vaporizer offensichtlich eine gute Wahl: Das Aroma verdampfter Blüten ist sehr fein und dezent, weist aber ein unnachahmliches Bukett auf. Das vermag selbst Menschen in Begeisterung zu versetzen, die den Geruch von Haschisch- und Marihuanarauch eher als Gestank empfinden. Da das verwendete Material nicht verbrannt wird, gehen auch keine Wirkstoffe verloren, was natürlich vor allem den Geldbeutel schont.

Im Internet finden sich zahlreiche Bauanleitungen dafür, wie man sich einen Vaporizer selbst herstellen kann. Die allermeisten verwenden dabei als Hitzequelle einen umgebauten Föhn, dessen Heißluft das gewünschte Material so erwärmt, daß die Wirkstoffe in die Umgebungsluft abgegeben werden. Der Hauptnachteil ist hier neben der für viele unangenehmen Geräuscheentwicklung, daß so eingeatmet werden muß, wie es der Föhndruck vorschreibt; d. h., sobald die richtige Betriebstemperatur erreicht ist, entströmt das Luft-Wirkstoff-Gemisch gleichmäßig und pausenlos. Wer hier allein inhaliert, muß also relativ große Verluste in Kauf nehmen, denn alles, was nicht direkt eingeatmet wird, verströmt nutzlos. Verwenden mehrere einen solchen Vaporizer gleichzeitig, kann dieser Nachteil umgangen werden, aber das wird bei der medizinischen Nutzung eher selten in Frage kommen.

Natürlich könnte der Dampf auch in einem Schlauch gesammelt und erst anschließend inhaliert werden, wie dies z. B. Markus Storz für seinen »Vulkan-Vaporizer« (s. u.) beschreibt. Damit wäre es möglich, beide Nachteile zu umgehen: Lärmbelästigung und »Zugzwang« beim Inhalieren. Eine andere Lösung bietet Frank Fuchs mit seinem »aromed Vaporizer« (s. u.) an, dem meines Erachtens besten und ausgereiftesten Vaporizer, den man zur Zeit erwerben kann: Mit einer ausgeklügelten Elektronik und temperaturgesteuerten Lampe als Hitzequelle werden die Dämpfe geräuschlos dann freigesetzt, wenn man auch tatsächlich inhalieren möchte.

Der »aromed Vaporizer«

Der »aromed Vaporizer« ist bis jetzt das einzige Gerät, das seit längerer Zeit auf dem Markt erhältlich und dementsprechend praxiserprobt ist. In wachsendem Maße wird es auch von Ärzten und Heilpraktikern zur Kenntnis genommen.[*]

In der Anwendung unterscheidet sich der »aromed« von allen anderen Geräten durch eine patentgeschützte Heizquelle, mit der verschiedene Temperaturen zur Verdampfung von Wirkstoffen genau eingestellt werden können. Dadurch ist die verwendete Heißluft garantiert rückstandsfrei und jegliche Verbrennung ausgeschlossen. Dies ist ein wesentlicher Aspekt, da

[*] So werden z. B. mit dem »aromed Vaporizer« seit 1998 Tests an der Universität Santiago de Cuba durchgeführt.

bei vielen Substanzen Verdampfungs- und Verbrennungstemperatur relativ eng beieinanderliegen. Die exakte Bestimmbarkeit der Verdampfungstemperatur kann auch dabei helfen, tatsächlich nur die erwünschten Wirkstoffe zu inhalieren. Im Unterschied zu praktisch allen anderen Geräten entstehen weder schädliche Metalloxide noch Schwermetallionen.

In der Anwendung verhält sich der »aromed Vaporizer« ganz ähnlich wie eine Wasserpfeife: Zuerst wird der »Pfeifenkopf« aus Spezialglas mit dem zerkleinerten Pflanzenmaterial gefüllt. Die gewünschte Verdampfungstemperatur wird am Regler eingestellt, das Gerät heizt einige Minuten vor und ist dann betriebsbereit. Das in den »Pfeifenkopf« gefüllte Material wird im Unterschied zur Wasserpfeife nun nicht entzündet, sondern durch die aufgesteckte Heizquelle auf die gewünschte Temperatur erhitzt. Die Heizquelle erinnert ein wenig an einen Zigarettenanzünder, wie er in den meisten Autos vorhanden ist. Sie berührt jedoch nicht das Pflanzenmaterial, sondern verdampft dieses aus einigen Zentimetern Entfernung.

Der »Pfeifenkopf« ist mit einem Wasserfilter und dieser mit einem Inhalationsschlauch verbunden. Der Wasserfilter ist nicht unbedingt notwendig, hilft jedoch, die allerletzten Schwebeteilchen aus dem Dampf zu entfernen, und erleichtert durch seinen kühlenden Effekt die Inhalation. Dies ist besonders für Nichtraucher und Bronchien- bzw. Lungenkranke ein zusätzliches Plus. Die optimale Betriebstemperatur ist je nach verwendeter Heilpflanze unterschiedlich. Das Gerät wird mit einer ausführlichen Anleitung geliefert, die genau angibt, welcher Wirkstoff bei welcher Temperatur vaporisiert werden sollte.

Der Clou dieses Vaporizers liegt darin, daß das Heizgerät quasi mit dem Inhalationsschlauch gekoppelt ist: Sobald man am Schlauch zieht, wird das Inhalat automatisch auf die gewünschte Verdampfungstemperatur erhitzt. Wenn man mit

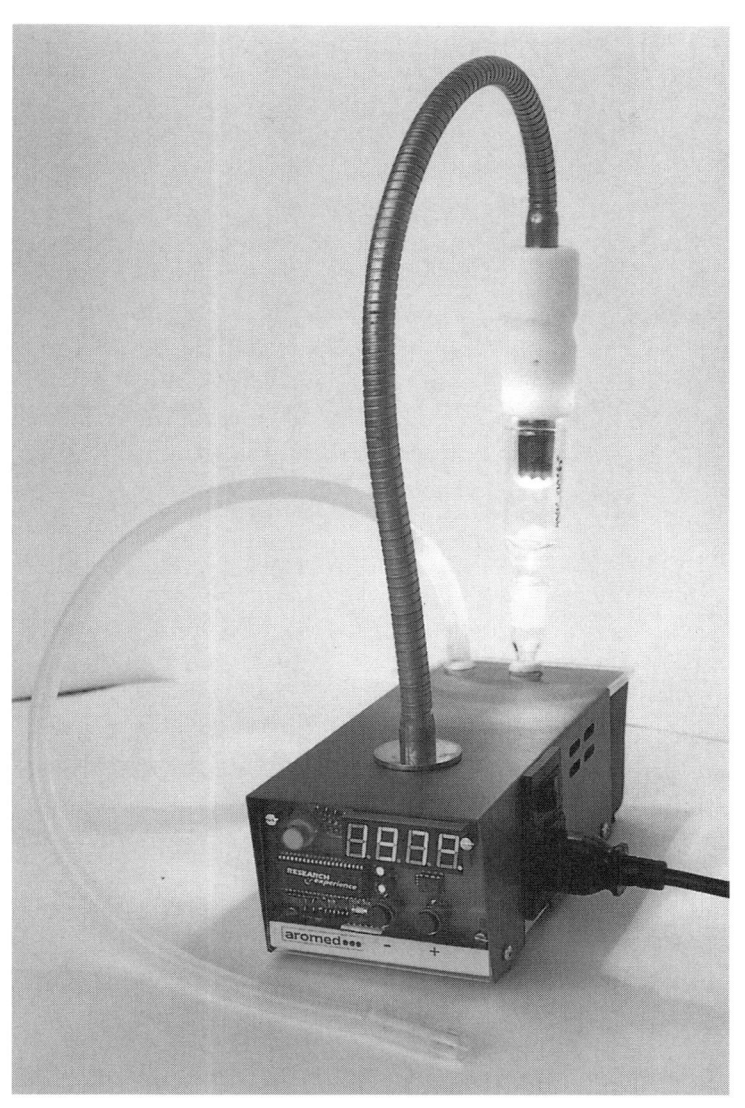

Der »aromed Vaporizer«

171

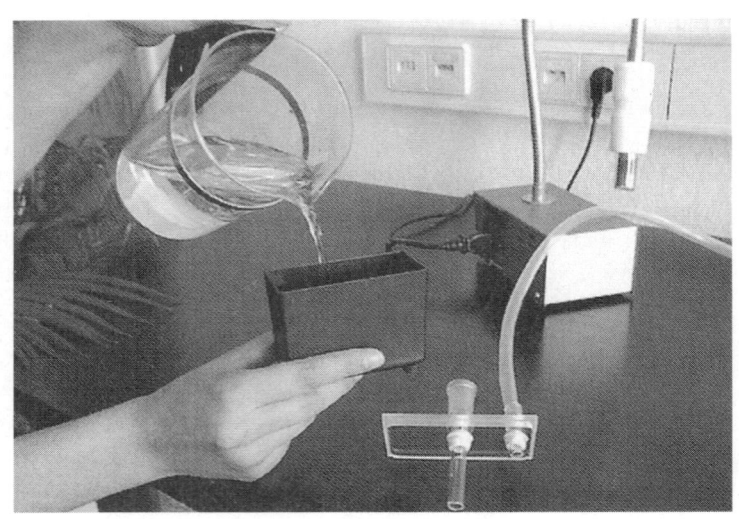

1. Zunächst den Filter mit Wasser füllen.
Dadurch werden Schwebstoffe aus dem Pflanzenmaterial gefiltert.

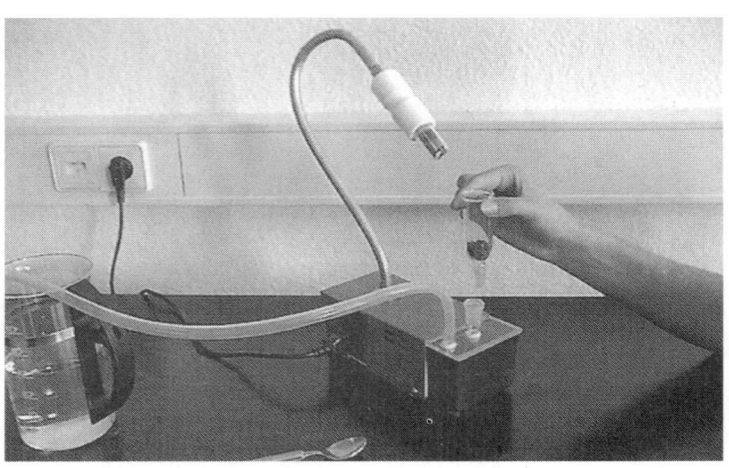

2. Gehäuseunter- und -oberteil zusammenstecken. Ca. 1 Teelöffel Kräuter
in den Filterkopf geben. Den Filterkopf auf das Gerät aufsetzen, das
Heizteil am Flexrohr mit dem Filterkopf verbinden.

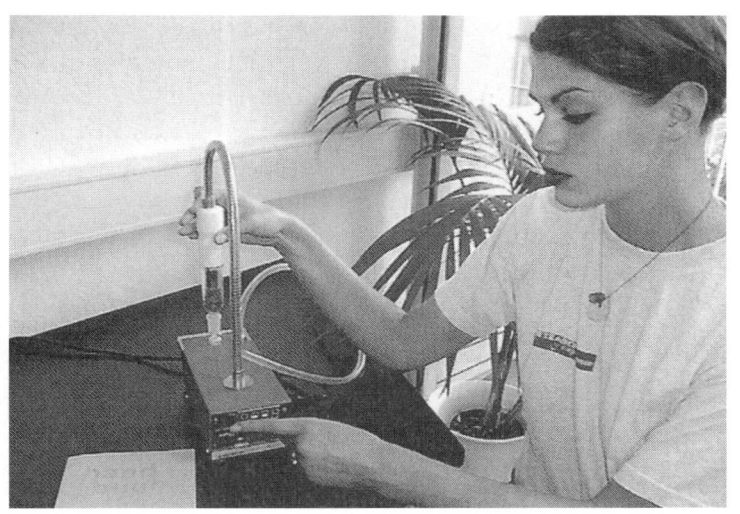

3. Den »aromed Vaporizer« einschalten und die passende Temperatur auswählen. Diese Temperatur ist je nach Heilkraut unterschiedlich.

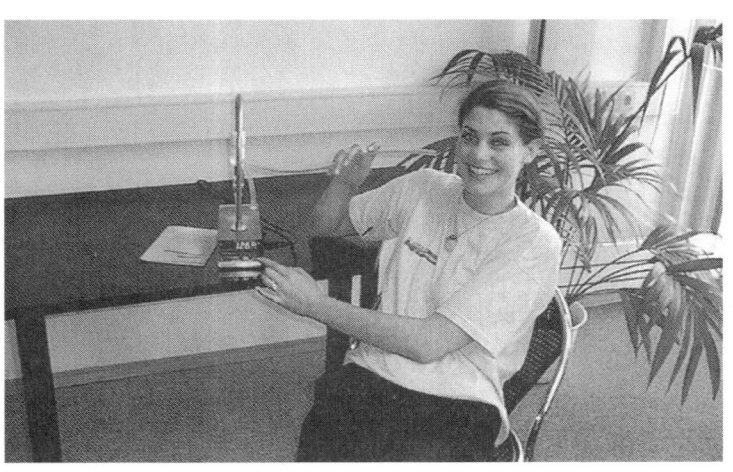

4. So lange inhalieren, bis die Heilpflanzen ihre Wirkung entfalten. In der Regel ist dies nach wenigen Minuten der Fall.

173

dem Ziehen aufhört, sinkt auch die Temperatur der Heizquelle. Das Inhalieren der Wirkstoffe unterscheidet sich also in der Tat vom Vorgang her nicht vom Rauchen einer Wasserpfeife: Beim Ziehen werden Wirkstoffe freigesetzt, dazwischen kann man pausieren. Im Unterschied zum Rauchen allerdings gehen in den »Pausenzeiten« kaum Wirkstoffe verloren, man kann die Inhalation also vollständig an die persönlichen Bedürfnisse anpassen.

In einer neuen Variante des Geräts ist zur Unterstützung der Inhalation ein bei Bedarf zuschaltbares Gebläse integriert; d. h., man muß nicht mehr »ziehen«, sondern kann die mit Wirkstoffen angereicherte Luft normal atmen. Insbesondere für Schwerkranke liegt darin ein besonderer Vorteil. Außerdem können traditionelle aromatherapeutische Anwendungen mit Duftölen – und zwar ohne Wasser – mit einem Aufsatz auf dem Heizteil durchgeführt werden.

Bei dieser Anwendung wird also nicht mehr inhaliert, sondern direkt in die Raumluft verdampft. Auch hier wird ein optimaler Wirkstoffgehalt in der Luft durch die frei wählbare Verdampfungstemperatur erreicht.

Der »Vulkan-Vaporizer«

Der Hauptunterschied zu allen anderen Vaporizern ist, daß beim »Vulkan« die Inhalation getrennt vom Dampferzeuger stattfindet. Dabei werden die entstehenden Dämpfe über einen ausgeklügelten, aber einfachen Ventilmechanismus in einen Ballon geblasen, aus dem dann inhaliert wird. Diese Methode hat den großen Vorteil, daß man in aller Ruhe, bequem und ganz individuell seine Portionen nach und nach so einatmen kann, wie es einem am besten zuträglich ist. Ob im Liegen, Sitzen, Stehen oder Gehen – komfortabler wie mit dem Ballon wird man die Dämpfe nicht genießen können. So kann man völlig gefahrlos z. B. im Bett oder wo auch immer »rauchen« bzw. »dampfen«, ohne mit dem Dampferzeuger verbunden zu sein. Das ist ideal für die medizinische Anwendung. Man kann auch den befüllten Ballon (mit Ventil und Mundstück) mit in den Garten nehmen etc., ohne von lästigen Schläuchen behindert zu werden.

Die entstehenden Dämpfe können zu 100 Prozent inhaliert werden. Weder beim Befüllen noch beim Entleeren des flexiblen Ballons werden die Dämpfe mit wirkstoffloser Luft gemischt, wie das bei starren Behältern der Fall ist.

Die Ballonhülle besteht aus einer durchsichtigen, speziellen Polyesterfolie, die völlig geschmacksneutral, lebensmittelecht und temperaturbeständig ist.

Durch die große Oberfläche des Ballons kühlen die Dämpfe schon während des Befüllens so weit ab, daß sofort danach mit der Inhalation begonnen werden kann.

Ein solcher Inhalator muß auch für kranke, in ihrer Feinmotorik stark beeinträchtigte Menschen noch problemlos zu bedienen sein. Ein Freund des Erfinders leidet an multipler Sklerose. Seine zitternden Hände waren die »Meßlatte«. Durch die trichterförmige Krateröffnung braucht beim Aufsetzen der Balloneinheit nicht genau gezielt zu werden, das Füllstück mit dem daran befestigten Ventil und Ballon gleitet von selbst an den richtigen Platz. Dieses Konzept setzt sich im Ventilbereich fort. (Das »Vulkan«-Design mit Kegel, Krater und Schlot ist also nicht nur ein optischer Gag, sondern hat auch ergonomische Gründe.) Die Inhalation läuft dann folgendermaßen ab:

1. Zunächst wird die Füllkammer mit dem zerkleinerten Pflanzenmaterial befüllt. Dann wird das Sieb eingesetzt und die

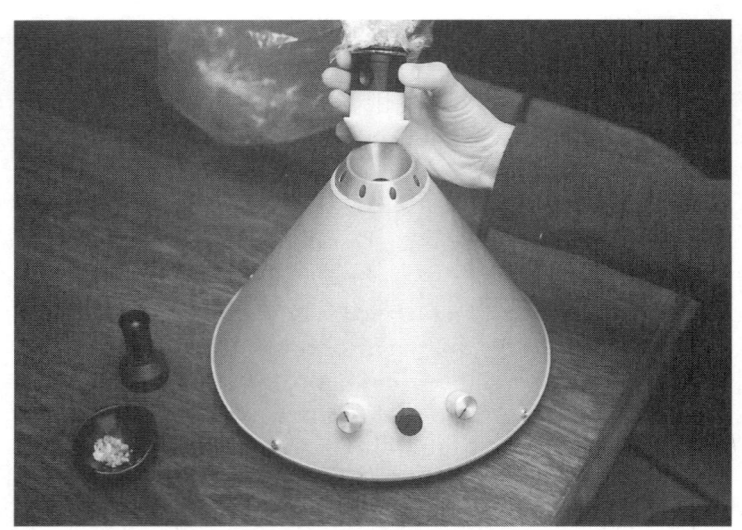

Der »Vulkan-Vaporizer«

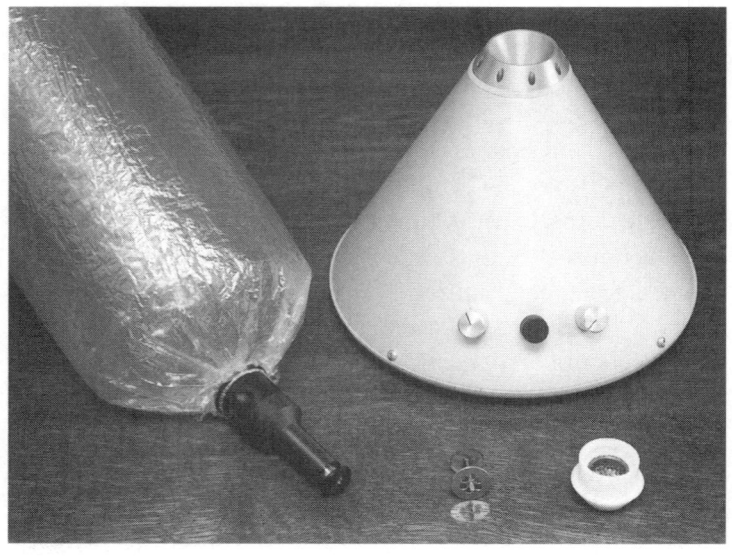

Füllkammer mit dem Ventil und dem daran befestigten, leeren Ballon durch einfaches Zusammenklicken verbunden.

2. Die erforderliche Temperatur wird am Regler eingestellt, das Gerät eingeschaltet und die Balloneinheit aufgesetzt.

3. Nachdem der Ballon befüllt ist, wird er vom Heißlufterzeuger abgenommen und das Mundstück anstelle der Füllkammer am Ventil angebracht.

4. Mit leichtem Druck der Lippen auf das Mundstück wird das Ventil geöffnet, und der Balloninhalt kann bequem und individuell nach und nach eingeatmet werden. Sobald man das Mundstück von den Lippen nimmt, schließt sich das Ventil selbsttätig.

Das Gerät wird voraussichtlich im Laufe des Jahres 2000 auf dem Markt erhältlich sein. Aktuelle Informationen zum Thema Vaporizer finden sich unter dem entsprechenden Suchbegriff im Internet.

Die Arbeitsgemeinschaft Cannabis als Medizin

Die Arbeitsgemeinschaft Cannabis als Medizin e. V. (ACM) ist ein gemeinnütziger Verein, der sich für die Wiedereinführung von Cannabis als Arzneimittel einsetzt. In der ACM haben sich seit dem Jahr 1997 Ärzte, Apotheker, Patienten und viele andere Interessierte, vor allem aus Deutschland, der Schweiz und Österreich, organisiert. Die ACM hatte im Juli 1999 etwa 800 Mitglieder.

In der ACM-Satzung heißt es: »... Die Drogeninhaltsstoffe der Hanfpflanze werden seit Jahrtausenden als Heilmittel verwendet. Sie können auch heute erfolgreich bei einer Vielzahl schwerer Krankheitszustände eingesetzt werden, die mit dem verfügbaren medizinischen Repertoire nicht oder nur unzureichend behandelt werden können. Die medizinischen Anwendungsmöglichkeiten natürlicher Drogenhanfprodukte und einzelner pharmakologisch wirksamer Inhaltsstoffe sind allerdings durch bestehende Gesetze und Verordnungen erheblich beschränkt.« Hier will die ACM Abhilfe schaffen.

Die Arbeitsgemeinschaft Cannabis als Medizin fordert,
1. daß natürliche Cannabisprodukte und einzelne Cannabinoide, insbesondere Delta-9-THC, auf einem einfachen ärztlichen Rezept über jede Apotheke bezogen werden können,
2. daß Patienten und gegebenenfalls Betreuer oder Betreuerinnen mit einer entsprechenden ärztlichen Bescheinigung Drogenhanf für den eigenen medizinischen Bedarf anpflanzen, ernten, besitzen und konsumieren dürfen,
3. daß Ärztinnen und Ärzte keinen Nachteil durch die Verschreibung von Drogenhanfprodukten an Kranke erleiden und
4. daß die weitere Erforschung des arzneilichen Potentials der Hanfpflanze und der Cannabinoide gefördert wird.

Am 4. 12. 1999 kündigte die ACM eine Verfassungsklage für die Verwendung von Haschisch als Medizin an. In der Erklärung[168] heißt es:

»... Am 14. Dezember legen sechs Mandanten von Prof. Dr. Lorenz Böllinger und Ass. jur. Robert Wenzel Verfassungsbeschwerde für die Verwendung von Cannabis als Medizin ein. Die Mandanten leiden an unterschiedlichen Krankheiten (HIV, multiple Sklerose, Tourette-Syndrom, Hepatitis C, Epilepsie und schwerer Migräne) und wollen Cannabis als Medizin unter ärztlicher Aufsicht einnehmen. Allen Mandanten wurde von ihren

Ärzten bescheinigt, daß die Einnahme von Cannabis als Medizin ihnen helfen kann, ihre Leiden zu mindern. Anders als Methadon, Morphium und Kodein kann sich ein erkrankter Bürger allerdings Cannabis nicht durch den Arzt verschreiben lassen.

Obwohl die internationale medizinische Forschung ergeben hat, daß Cannabis bei diesen Krankheiten helfen kann, bleibt der Gesetzgeber in diesem Bereich untätig. Auch die Übergabe der Frankfurter Resolution von verschiedenen Verbänden an das Bundesgesundheitsministerium, die auch von bekannten Personen des öffentlichen Lebens ... unterstützt wird, änderte an dieser Situation zunächst wenig. Sogar in Ländern, die eher für eine repressive Drogenpolitik (USA/GB) bekannt sind, steht das Thema Cannabis als Medizin auf der aktuellen politischen Tagesordnung.

Auch die Rechtsprechung gegen Verwender von Cannabis als Medizin ist unverständlich. So hat das Amtsgericht Hof bei einer Beschwerdeführerin zwar strafmildernd berücksichtigt, daß sie Cannabis nur zu Therapiezwecken, um ihr gesundheitliches Leiden zu mildern, eingenommen hat. Trotzdem ist die Amtsrichterin der Meinung, daß die Beschwerdeführerin 6 Wochen im Gefängnis sitzen muß, da sie ja nicht bereit ist, sich einer Cannabis-Entwöhnungstherapie zu unterziehen.

Unsere Mandanten sind der Meinung, daß eine Gesetzgebung, die sie einerseits zwingt, auf dem Schwarzmarkt illegal erworbenes Cannabis ohne medizinische Begleitung einzunehmen, und die sie andererseits der ständigen Angst vor der Strafverfolgung aussetzt, inhuman und verfassungswidrig ist.

Unsere Mandanten klagen beim Bundesverfassungsgericht die Umstufung von Cannabis (Marihuana) von der Anlage I zum Betäubungsmittelgesetz in die Anlage III zum BtMG ein, damit sie unter ärztlicher Kontrolle Cannabis als Medizin einnehmen können ...

Unsere Beschwerdeführer sind nicht mehr bereit hinzunehmen, daß sie mit ihrem Körper, ihrer Gesundheit und Freiheit dafür haften sollen, daß der Gesetzgeber keine Differenzierung zwischen arzneilicher Einnahme von Cannabis und dem Konsum von Cannabis als Freizeitdroge getroffen hat. Der Strafverfolgungsdruck trifft die schwächsten Mitglieder unserer Gesellschaft, nämlich Kranke, die Cannabis als Medizin unter ärztlicher Kontrolle einnehmen wollen, um ihr Leid zu mindern. Wir unterstützen dieses Anliegen, indem wir die Verfassungsbeschwerde der Beschwerdeführer betreuen ...«

Am 8.2.2000 hat das Bundesverfassungsgericht entschieden, daß Haschisch als Mittel der Schmerzlinderung grundsätzlich erlaubt werden kann. Der Vertreter der klagenden Patienten, Prof. Böllinger, sieht in der Entscheidung des Verfassungsgerichtes einen »relativen Erfolg«. Cannabis sei jetzt auf Antrag von Patienten genehmigungspflichtig.

Die Arbeitsgemeinschaft Cannabis als Medizin lehnt es ab, daß Patienten, die heute Cannabis zu therapeutischen Zwecken verwenden wollen, ihre Medizin teuer auf dem illegalen Markt besorgen, möglicherweise verunreinigte Produkte verwenden müssen und kriminalisiert werden.

Die Arbeit der ACM hat verschiedene Facetten. Dazu zählen vor allem die Aufklärung, Unterstützung von betroffenen Einzelpersonen, Forschungsförderung und politische Arbeit. Daraus ergeben sich folgende Schwerpunkte:

1. Informationsarbeit: Mitglieder der ACM erhalten alle drei Monate einen Rundbrief, die ACM-News, sowie weitere Informationen über aktuelle Entwicklungen. Alle zwei Wochen erscheinen im Internet die deutschsprachigen ACM-In-

formationen und das englischsprachige ACM-Bulletin, die von jedem kostenlos abonniert werden können durch eine E-Mail an info@acmed.org.

2. Öffentlichkeitsarbeit: ACM-Mitglieder informieren Journalisten über wissenschaftliche Erkenntnisse zu Cannabis oder ihre persönlichen Erfahrungen, treten in Rundfunk und Fernsehen auf, verfassen Beiträge in Zeitschriften und Fachzeitschriften. Seit Bestehen der ACM hat das Interesse der Medien an der Thematik stark zugenommen – mit positiver Rückwirkung auf die öffentliche Meinung.

3. Einflußnahme: Die ACM unterstützt Kontakte zu Institutionen und Vertretern aus Politik, Medizin und Justiz, um hier Veränderungen im Denken und Handeln zu erzielen. Die ACM wird zunehmend als kompetenter und seriöser Gesprächspartner angesehen.

4. Regionale Arbeit: Die ACM versucht im Rahmen ihrer Möglichkeiten, Selbsthilfeaktivitäten von Patienten und andere regionale Aktivitäten der Mitglieder zu unterstützen. Hier ist jedoch auch viel Eigeninitiative gefragt.

5. Internationale Kontakte: Die ACM unterhält vielfältige internationale Kontakte. Zu nennen sind hier beispielsweise Verbindungen zu Mitgliedern der Internationalen Gesellschaft für Cannabinoid-Forschung sowie zur Allianz für Cannabis-Therapeutika in Großbritannien und den USA.

6. Forschungsfonds: Die Wiedereinführung von Cannabis und den Cannabinoiden als Medikament wird durch Forschungsergebnisse unterstützt und erleichtert, die ihren therapeutischen Wert zweifelsfrei nachweisen. Daher unterstützt die ACM solche Forschungsaktivitäten und hat einen Forschungsfonds eingerichtet (Adresse und Spendenkonten finden Sie am Ende dieses Buches [»Nützliche Adressen«]).

Erste Hilfe bei Drogenunfällen*

Innerhalb eines Jahres starben zwei gute Bekannte von mir an den Folgen relativ harmloser Drogenvergiftungen, weil die behandelnden Ärzte unfähig waren, geeignete Maßnahmen durchzuführen ...

Ich selbst geriet durch die (undokumentierte) Wechselwirkung zweier rezeptfreier Medikamente in eine lebensbedrohliche Bluthochdruckkrise, bei der sich der Arzt in der Gift-Notaufnahme eines Nürnberger Krankenhauses außerstande sah, angemessene Gegenmaßnahmen zu ergreifen. Zahlreiche Gespräche mit Drogenbenutzern und Personen, die sich (versehentlich) mit irgend etwas vergiftet haben, bestätigen ein beängstigendes Informationsdefizit seitens der Ärzteschaft.

Hinzu kommt, daß gerade Drogenbenutzer Angst haben, einen Notarzt zu rufen, da sie Komplikationen mit der Polizei fürchten. Auch dies hat leider schon zu allzu vielen Todesfällen geführt. Dieses Kapitel soll deshalb in kompakter Form alle notwendigen Informationen geben, mit denen ein Laie gegen die meisten Formen von Vergiftungen selbständig vorgehen kann, falls kein Notarzt erreichbar ist. Dies ist um so notwendiger, als bei manchen Vergiftungen (z. B. Heroin) nur wenige Minuten für Erste-Hilfe-Maßnahmen bleiben – viel zuwenig Zeit, um die Ankunft des Rettungswagens abzuwarten. Die folgenden Ausführungen sollen Ärzten, Drogenbenutzern und Laien helfen, Leben zu retten.

---

* Der Inhalt dieses Kapitels ist bereits in mehrfacher Auflage als Broschüre erschienen.[169] Der Text wurde in formaler Hinsicht geringfügig für dieses Buch verändert. Auf keinen Fall können die hier gegebenen medizinischen Hinweise die Behandlung durch einen Facharzt ersetzen. Die Ratschläge zum Umgang mit Drogen stellen keine Aufforderung zum Gesetzesbruch dar, sondern sollen den Betroffenen dabei helfen, Schlimmeres zu verhüten.

Wie schon im Kapitel über die Wechselwirkungen von Cannabis und anderen Substanzen gesagt wurde, ist Angst vor der Polizei grundsätzlich unnötig: Der Arzt ist an seine Schweigepflicht gebunden. Er darf keinem Außenstehenden über den Vorgang Auskunft geben, auch nicht der Polizei! Falls notwendig, sollte er ausdrücklich darauf hingewiesen werden.

Wann immer möglich, muß in bedrohlichen Umständen unbedingt ein Arzt hinzugezogen werden. Selbstmedikation ist nur angezeigt, wenn man über außerordentlich weitreichende medizinische Kenntnisse verfügt und kein Notarzt erreichbar ist!

Wer sich ernsthaft mit dem Thema Vergiftung und ihrer Bekämpfung beschäftigen möchte, kommt nicht umhin, sich mit den entsprechenden Präparaten auseinanderzusetzen; d. h., die Beipackzettel zu lesen. Sämtliche Beipackzettel sind in den sogenannten »gelben« und »roten Listen« enthalten, die allen Ärzten zur Verfügung stehen. Da vierteljährlich eine neue »gelbe Liste« erscheint, läßt sich mit etwas gutem Willen ein freundlicher Arzt finden, der einem eine ältere Ausgabe überläßt.

Wer sich aus Sicherheitsgründen zur Vorsorge ein Gegenmittel (z. B. Naloxon bei Heroingebrauch) besorgen will, muß sich ohnehin gründlich informieren und mit einem Arzt seines Vertrauens beraten.

Drogen und Gifte werden nicht verschwinden, am allerwenigsten durch eine kriminalisierende Drogenpolitik. Wer Kinder, Freunde, Eltern, Geschwister oder sonstwen hat, den er mag und der mit Drogen hantiert, der sollte sich genauso über Erste-Hilfe-Maßnahmen informieren, wie dies z. B. zur Führerscheinprüfung Pflicht ist. Hier kann auch ein (kostenloser) Kursus beim Roten Kreuz nichts schaden, auch wenn solche Aktivitäten von vielen als »uncool« empfunden werden.

Wenn man selbst Drogen nimmt, sollte man auch genügend Verantwortungsgefühl besitzen, um sich mit den Risiken und ihrer Minimierung auseinanderzusetzen.

Die wenigsten akuten Drogenvergiftungen sind wirklich lebensgefährlich. Unangenehmes Vergiftungsgefühl, Paranoia mit nachfolgenden »Ausrastern« wie Hyperventilation, Todes- und Erstickungsängste sind gerade bei ungewohnten Drogen »normal«. Hier ist zwischenmenschlicher Zuspruch, d. h. beruhigendes Zureden, an die frische Luft gehen, den anderen von seiner Panik »runterreden« etc. sicherlich der geeignete Weg. Allerdings sollte man zwischen gefährlichen Vergiftungen und »normaler Paranoia« unterscheiden können. Bei ernsthaften Vergiftungen darf auf ärztliche Hilfe nicht verzichtet werden.

Allgemeine Maßnahmen

Fünf-Finger-Regel bei Vergiftungen
Bei der Behandlung einer akuten Vergiftung sind fünf wesentliche Regeln zu beachten:

1. Giftentfernung (Erbrechen, Abwaschen etc.),
2. Gegenmittel verabreichen,
3. Elementarhilfe,
4. Transport und
5. Sicherstellung des Giftes für die Analyse im Krankenhaus.

Wenn man nicht weiß, welches Gift der/die Betroffene genommen hat, muß man sich auf Giftentfernung und Elementarhilfe konzentrieren. Man versuche dabei nicht, »den Helden zu spielen«: *Wenn man sich nicht absolut sicher ist, daß man die Situation 100 Prozent im Griff hat, muß unbedingt der Not-*

arzt verständigt werden! Wenn der Vergiftete die Substanz mit dem Mund aufgenommen hat und bei klarem Bewußtsein ist, sofort Erbrechen auslösen: Finger in den Hals und/oder viel gesättigtes warmes Salzwasser trinken lassen.

Achtung: Dies gilt nicht für Kinder! Hier verdünnten Fruchtsaft zu trinken geben!

Bewußtlosigkeit: flache Bauchlage, ohne Kopfkissen, Kopf zur Seite und nach hinten geneigt. Fenster auf. Auf keinen Fall Milch, Alkohol oder Rizinusöl geben. Überprüfen, ob der Vergiftete ausreichend atmet. Ansonsten künstlich beatmen (s. Elementarhilfe).

Elementarhilfe

Die in diesem Kapitel beschriebenen Maßnahmen können wirklich über Leben und Tod entscheiden. Man sollte sich deshalb mit ihnen vertraut machen und sie üben, damit man sie im Ernstfall beherrscht. Hilfreich sind hier z. B. die Erste-Hilfe-Kurse des Roten Kreuzes.

Die wichtigsten lebensrettenden Maßnahmen sind:

1. Atemhilfe und
2. Kreislaufhilfe.

Wenn der Vergiftete länger als dreieinhalb Minuten nicht atmet, können nicht umkehrbare Hirnschäden und der Tod die Folge sein. Ähnliches gilt für den Herzstillstand.

Wenn die Atemwege nicht frei sind: Rückenlage, Kopf nach hinten (in den Nacken) überstrecken. Falls Erbrochenes oder anderes die Atmung versperrt, dieses entfernen.

Bei Atemlähmung: sofort mit der künstlichen Beatmung beginnen: Rückenlage, Kopf nach hinten (in den Nacken) überstrecken. Falls Erbrochenes oder anderes die Atmung versperrt, dieses entfernen.

Die eine Hand auf die Stirn legen, mit der anderen den Kiefer andrücken. Den Mund fest über die Nase des Bewußtlosen stülpen (bei Ekelgefühl Taschentuch dazwischen) und kräftig in die Lunge pusten. Während man selbst tief Luft holt, auf den Bauch des anderen schauen, ob dieser sich senkt und Luft entweicht.

Falls nicht, die Hand vom Kinn nehmen, damit Luft über die Lippen entweichen kann.

Dauer: fünf- bis zwanzigmal wiederholen. Spätestens nach dem zwanzigsten Mal eine Erholungspause von einer halben Minute einlegen. Dann ruhig und ohne Anstrengung im eigenen Atemrhythmus weiter beatmen, auch wenn der Vergiftete noch keine Reaktion zeigt. Während der Atemspende wird der andere auf jeden Fall mit Sauerstoff versorgt, also jede Panik und Überanstrengung vermeiden.

Sollte die Atemspende über die Nase nicht möglich sein, so kann diese auch über den Mund geschehen.

Kreislaufhilfe: Bei Herzstillstand (kein Puls, fehlende Herztöne) muß man sofort mit der Wiederbelebung beginnen: den Bewußtlosen flach auf den Rücken und dann beide Hände übereinander auf das Brustbein legen (das ist in der Mitte des Brustkorbs, an der Stelle, wo die geschlossenen Rippen aufhören). Jetzt im Rhythmus einmal pro Sekunde kräftig drücken, bis das Herz wieder zu schlagen beginnt. Die Herzmassage auf keinen Fall zu zaghaft angehen!

Gleichzeitig muß eine zweite Person die Atemspende geben. Ist man allein, muß man beides abwechselnd machen: Nachdem man fünfmal tief beatmet hat, fühlt man den Puls. Ist dieser nicht tastbar, fährt man mit der Wiederbelebung wie folgt fort: fünfmal, einmal pro Sekunde, das Brustbein niederdrücken, dann einmal beatmen. Das Ganze so lange fortsetzen, bis Kreislauf und Atmung wieder selbständig arbeiten oder der Arzt eintrifft.

Wie erkenne ich eine Vergiftung?

Vergiftungen können über die Atmung (Rauch), den Magen (Trinken, Essen), die Haut (z. B. Verätzungen) und über Injektionen entstehen. Die in diesem Kapitel beschriebenen Vergiftungen sind meist auf Überdosierungen von Drogen zurückzuführen.

Vorteil: Die verabreichte Substanz ist prinzipiell bekannt, was die Behandlung erleichtert. Nachteil: Die meisten Drogen werden entweder geraucht, geschnupft oder gespritzt, was eine Giftentfernung praktisch unmöglich macht.

Drogenkonsumenten, die eine Überdosis erwischt haben, bekommen dies meist unmittelbar zu spüren, da die Wirkung schneller und stärker eintritt als erwünscht. Erfahrene User merken auch sehr schnell, daß »etwas nicht stimmt«, die Droge also z. B. mit giftigen Streckmitteln gepanscht ist. Hier muß schnellstens gehandelt werden: Notarzt rufen und Elementarhilfe leisten, da innerhalb kürzester Zeit Bewußtlosigkeit, Atemlähmung und Herzstillstand eintreten können. Heroinüberdosen sind leicht daran zu erkennen, daß die Nadel meist noch in der Vene steckt, während der Vergiftete bereits bewußtlos ist. Wenn vorhanden, sofort »Naloxon« injizieren und Elementarhilfe leisten, da sonst innerhalb kürzester Zeit der Tod durch Ersticken eintritt.

Vorzeichen einer (unbeabsichtigten) Vergiftung sind oft: allgemeines Unwohlsein, Benommenheit, Brechreiz, unnatürlich erweiterte Pupillen (Nachtschattendrogen und Ecstasy), unnatürlich verengte Pupillen (Opiate), reduzierte Ansprechbarkeit, Halluzinationen und diffuse Angstzustände. *Hier sollte unbedingt nachgefragt werden, was der Kranke zu sich genommen hat. Falls noch Reste vom Gift vorhanden sind, diese unbedingt aufbewahren, damit sie im Krankenhaus untersucht werden können.*

Ist der Klient bereits bewußtlos, sollten Atmung und Puls überprüft werden. Falls der Puls am Handgelenk nicht tastbar ist, kann er an der Halsschlagader gefühlt werden.

Die Pupillenreflexe können mit einer Taschenlampe überprüft werden: Augenlid öffnen und mit der Taschenlampe auf die Pupille leuchten, diese muß sich dann verengen (zusammenziehen). Dieser Test ist jedoch nur möglich, wenn keine Opiatvergiftung vorliegt, da hier die Pupillen grundsätzlich unnatürlich verengt sind.

Bei Vergiftungen mit Nachtschattendrogen (Tollkirsche, Datura, Stechapfel, Bilsenkraut, Alraune, Mandragora etc.) können umgekehrt die Pupillen so extrem erweitert sein, daß sie ebenfalls nicht auf Licht reagieren.

Ein weiterer Test besteht in der Zufügung von Schmerz: Zwicken, Kneifen, notfalls Ohrfeigen sollten entsprechende Reaktionen auslösen. Findet keinerlei Reaktion statt, müssen sofort lebensrettende Maßnahmen eingeleitet werden! Beachten muß man, daß die Schmerzempfindlichkeit bei Opiaten grundsätzlich stark reduziert ist.

Der vielleicht einfachste und sicherste Test ist der Armreflextest: Man lege den Bewußtlosen auf den Rücken, hebe einen seiner Arme und lasse ihn auf sein Gesicht fallen. Liegt keine schwere Vergiftung vor, sondern »nur« ein Rauschschlaf, wird die Hand instinktiv neben das Gesicht fallen. Trifft die Hand das Gesicht, muß von einer schweren Vergiftung ausgegangen werden. In diesem Fall sollte man den Vergifteten in Seitenlage bringen (siehe Elementarhilfe), damit die Atemwege frei bleiben, und den Notarzt rufen. Wenn Atmung und Kreislauf halbwegs stabil sind, bleibt genügend Zeit bis zum Eintreffen des Notarztes.

Was tun im Drogennotfall?

Grundsätzlich sollte man sich allzeit bereit halten, um Menschen, denen es sichtbar schlechtgeht, zu helfen. Manchmal nutzen schon Anteilnahme, Handhalten, Streicheln, Umarmen, Zureden, Frischluft und warmer Tee oder einige Schlucke Wasser, um jemanden wieder aus einer Krise zu holen.

Bei Substanzen wie MDMA und LSD kommt es auch sehr stark auf »Set & Setting« an, d. h. die Stimmung, den Geisteszustand beim Einnehmen der Substanz und die Umgebung, in der man auf Trip ist. In hektischer Umgebung kommt man schneller auf einen paranoiden Trip als in einer ruhigen. Im Notfall sollte man entsprechend die Szene wechseln, Ängste verstärken bei vielen Substanzen vorhandene Symptome nur. Deshalb sollten Sie neben ganz praktischer Hilfe Körperkontakt und einfühlsamen Zuspruch anbieten. Versuchen Sie, Fremdheitsgefühle und Berührungsängste zu überwinden, wenn es ums Überleben geht.

Bei allen gängigen Drogen aus der Gruppe der Halluzinogene kommen wirklich lebensbedrohliche Situationen so gut wie nie vor. Die seelische Komponente ist hier viel wichtiger! Der Hinweis, daß die unangenehmen Effekte in spätestens einigen Stunden vorbei sein werden, und zuckerhaltige Getränke können hier zu einer raschen Besserung des Zustands führen. Bei diesen Substanzen würde ich auch vor einem allzu voreiligen Rufen des Notarztes abraten: Ein »Horrortrip« wird durch Ärzte, Krankenhaus und eventuell Psychiatrie nicht unbedingt besser.

Nicht oft genug kann darauf hingewiesen werden, daß man, wenn man schon psychoaktive, bewußtseinsbewegende Substanzen benutzt, diese nur von Menschen akzeptieren sollte, zu denen man ein starkes Vertrauensverhältnis hat. Solchen, denen man »keinen Gebrauchtwagen abkaufen« würde, sollte man nicht sein Gehirn ausliefern ...!

Wie finde ich die richtige Notfalladresse?

Wenn Sie gefährliche Substanzen nehmen, sollten Sie unbedingt einen Arzt haben, den Sie ins Vertrauen ziehen. Er wird Sie am besten beraten können, was Sie im Falle einer Überdosis tun können. Von ihm können Sie auch erfahren, über welche Telefonnummer Sie notfalls den geeigneten Rettungsdienst rufen können.

Hat man keinen Arzt und liegt bereits ein Notfall vor, rufe man die Feuerwehr (112) an! In vielen Städten sind die Rettungsdienste mit der Feuerwehr verbunden. Wo dies nicht der Fall ist, wird man Sie umgehend an die richtige Stelle weiterleiten. Wenn es um Minuten geht, weil z. B. der Vergiftete nicht mehr atmet, muß man dies dem Menschen am anderen Ende der Leitung auch unmißverständlich, aber möglichst ruhig klarmachen. Nur so kann man sicherstellen, daß schnellstmöglich jemand kommt. Wenn Sie wissen, um was für eine Vergiftung es sich handelt, verlangen Sie den Notarzt zu sprechen, und fordern Sie ihn auf, die entsprechenden Gegenmittel mitzubringen.

Wenn dies nicht gehen sollte, teile man, wenn bekannt, die Gegenmittel der Person mit, die den Arzt verständigt.

Geben Sie, wenn es irgend geht, eine Telefonnummer an, unter der man Sie erreichen kann. Wenn Sie schwer zu finden sind, vereinbaren Sie ein Zeichen, z. B. eingeschaltetes Licht beim vor der Tür geparkten Auto, der Rettungswagen soll hupen, wenn er in Ihre Straße kommt – usw.

Wenn Sie Pech haben, kommt jemand, der als Rettungsarzt nicht geeignet ist und lediglich anordnet, daß der Vergiftete ins Krankenhaus gebracht wird. Bei wirklich schweren Fällen sollten Sie darauf bestehen, daß der Arzt an Ort und Stelle Erste Hilfe zu leisten hat!

Medikamentöse Gegenmittel

Hinweis:
Die Verabreichung von Gegenmitteln sollte nur durch den Notarzt geschehen. Man sollte niemals aus (unbegründeter!) Angst vor der Polizei ein Gegenmittel geben, ohne ganz genau zu wissen, was man tut. Gegenmittel sind oft gefährlicher als die Droge selbst, also Vorsicht!

- Alkohol: Chlorethiazol, Adrenalin, Atemhilfe, Kreislaufhilfe.
- Chinin (Streckmittel bei Heroin): Beta-Blocker, Sauerstoff.
- Ecstasy: Diazepam in niedriger (!) Dosis, reichlich Flüssigkeit, Zucker.
- Haschisch: nicht notwendig, in Ausnahmefällen Novadral, Koffein, Diazepam.
- Heroin: Naloxon, Atemspende, Kreislaufhilfe.
- Hexendrogen: Diazepam, Beta-Blocker.

- Kokain: Diazepam, Imap.
- LSD: nicht notwendig, in Ausnahmefällen Diazepam, zuckerhaltige Flüssigkeit.
- Schlafmittel: Kreislaufmittel, Aufputschmittel.
- Speed: Diazepam, Beta-Blocker, Imap.
- Strychnin (Streckmittel bei Heroin), bei Krämpfen: Diazepam, sehr viel Zuckerwasser trinken.

Sicherheitsmaßnahmen für Fixer

Keine harte Droge macht bei einmaligem Gebrauch süchtig. Keine harte Droge ist so harmlos, daß man sie sicher ohne Schäden permanent konsumieren kann.

Wenn man selbst drückt (Drogen spritzt) und schon länger auf harten Drogen ist, wird man vermutlich trotzdem daran interessiert sein, noch eine Weile am Leben zu bleiben ...

Die bekannten Hauptrisiken beim Drücken sind: schlagartige, oft tödliche Überdosis, giftige Streckmittel, die ungefiltert in den Körper gelangen, und Infektionen (Hepatitis, Aids) durch verseuchtes Spritzbesteck. Der sicherste Weg, die Risiken zu minimieren, ist das Umsteigen auf (Folien)rauchen: Infektionen sind damit weitgehend ausgeschlossen, und giftige Streckmittel werden zum Teil zerstört.

Wenn man sich für unfähig hält, auf das Drücken zu verzichten, sollte man wenigstens folgende Sicherheitsmaßnahmen beachten: Spritzen Sie nur Material, das Sie genau kennen bzw. von dem Sie genau wissen, daß es andere ausprobiert und vertragen haben. Setzen Sie den ganzen Schuß nicht auf einmal, wenn Sie sich nicht sicher sind, wie sauber und stark die Droge ist: Drücken Sie erst die halbe Spritze, und warten Sie ein paar Minuten, wie stark die Droge wirkt. Wenn alles o. k. ist, können Sie den Rest immer noch nachschieben, wenn nicht, sind Sie froh, nicht zuviel erwischt zu haben.

Daß Sie ausschließlich sauberes, steriles Besteck verwenden dürfen, sollte eigentlich klar sein. Wenn Sie meinen, unbedingt drücken zu müssen, und kein sauberes Besteck zur Verfügung steht, reinigen Sie die Spritze und Nadel sehr gründlich mit heißem Wasser und Spülmittel, das tötet mit einiger Wahrscheinlichkeit Krankheitserreger ab. Wenn Sie noch einen Rest an Vernunft zusammenbringen, sollten Sie aber auf jeden Fall dafür sorgen, daß immer nur sterile Spritzen und Nadeln verwendet werden. Viele alte User sind inzwischen auf das Rauchen umgestiegen, was sicherlich die am wenigsten gefährliche Form ist, Heroin zu konsumieren. Gefährlicher, aber immer noch besser als das Drücken ist das Sniefen.

Die Drogen im einzelnen

Alkohol

Chemische Kurzbezeichnung: Äthylalkohol, Äthanol.

Allgemeine Gefährlichkeit: mäßig bis lebensgefährlich. Alkohol ist die verbreitetste Rauschdroge, die direkt oder indirekt (Straßenverkehr) sehr viel mehr Tote fordert als alle anderen Drogen zusammen.

Gesundheitliche Risiken bei einmaliger Einnahme: Bei mäßiger Dosierung sehr gering, obwohl bei entsprechender (seltener) Veranlagung auch schon kleinste Mengen zum Ausbruch von Psychosen und Epilepsie führen können. Die durchschnittliche tödliche akute Dosis liegt bei Nichtalkoholikern im Schnitt bei zirka 300 Milliliter Alkohol; eine Menge, die mit einer Einliterflasche Schnaps schon überschritten ist. Bei Kindern liegt die tödliche Dosis noch sehr viel niedriger.

Gesundheitliche Risiken bei Dauereinnahme: Bauchspeichel-drüsenentzündung, Krebs, Epilepsie, Leberzirrhose, Hirnschäden.

Gefährliche Wechselwirkungen mit anderen Substanzen: Alkohol und Beruhigungsmittel verstärken sich gegenseitig in ihrer Wirkung.

Mögliche unerwünschte Wirkungen: Disphorie, Erbrechen, lebensbedrohliche Vergiftung.

Gegenmittel: Chloretiazol bei Delirium tremens, das sonst häufig tödlich endet. Darf nur vom Arzt verabreicht werden! Bei akuter Vergiftung: Notarzt, Elementarhilfe. Behandlung wie bei einer Schlaf- bzw. Beruhigungsmittelvergiftung, insbesondere, wenn der Kranke bewußtlos ist.

Hinweis an den Notarzt: Bei Alkoholvergiftungen mit psychotischen, aggressiven Schüben scheint sich die i. m. Injektion einer Mischung von Apomorphin und Norfenefrin à 0,01 Gramm bewährt zu haben.

Ecstasy

Chemische Kurzbezeichnung: MDMA, MMDA, MDEA.

Andere Bezeichnungen und Substanzen mit ähnlicher Wirkung: MDA, Safrol, XTC, Cadillac, Adam, E.

Allgemeine Gefährlichkeit: gering, wenn nicht mehr als 50 Milligramm genommen werden. Dosen über 150 Milligramm können recht unangenehme Effekte haben und sind nicht ungiftig. Über keine Droge gehen die Ansichten gegenwärtig weiter auseinander als bei Ecstasy. Vielfach wird über sehr tiefgehende, positiv lebensverändernde Erfahrungen berichtet. Von vielen Psychotherapeuten wird der hohe Therapiewert dieser Substanz bestätigt. Entsprechend stark sind die Bestrebungen, eine Relegalisierung zu erreichen. Meines Erachtens macht der möglicherweise hohe Wert als Therapeutikum Ecstasy allerdings noch lange nicht zu einer harmlosen Partydroge! Obwohl schon seit Jahrzehnten immer wieder auf dem Drogenmarkt angeboten, hat sich Ecstasy erst in letzter Zeit durchsetzen können. Auch das ist ein zumindest bedenkenswerter Umstand. Wer mit dieser verbotenen Substanz unbedingt experimentieren will, sollte sich das Buch *Ecstasy* von Saunders/Walder, Verlag Ricco Bilder, Zürich, besorgen, in dem alle bekannten Für- und Wider-Argumente zu dieser umstrittenen Substanz kompetent und unvoreingenommen beschrieben werden.

Gesundheitliche Risiken bei einmaliger Einnahme: gering, wenn nicht überdosiert wird. Bei Überdosen hat man nur noch reine Speed-Effekte, und man vergiftet sich dafür um so mehr. Bei »unsachgemäßer« Einnahme (vor allem in Verbindung mit Alkohol) und/oder Überdosierung kann ein monatelanger (!) Kater die Folge sein. Ecstasy ist ein MAO-Hemmer und sollte nicht mit anderen Drogen und MAO-Hemmern kombiniert werden, da sonst gefährliche Kreislaufkrisen die Folge sein können. Zuckerkranke, Herzkranke, Menschen mit »grünem Star«, Bluthochdruck und Unterzuckerung sind dazu disponiert, mit Ecstasy eher unangenehme Erfahrungen zu machen. Man sollte keine Kapseln oder Tropfen kaufen (diese sind ohnehin kaum noch auf dem Schwarzmarkt). Wenn man schon Ecstasy konsumiert, dann sollte man nur Pillen nehmen, die andere bereits getestet und gut vertragen haben. Alles deutet darauf hin, daß es auch bei reinem Ecstasy *bad trips* mit Atemnot, Angstzuständen und ähnlichem geben kann. *Frische Luft und persönliche Zuwendung (in den Arm nehmen, beruhigen durch Reden und Streicheln) sind hier oft die schnellste und wirkungsvollste Hilfe. Das gilt für alle Drogenkoller, für Ecstasy jedoch in ganz besonderem Maße.*

Gesundheitliche Risiken bei Dauereinnahme: Ecstasy entspricht in chemischer Hinsicht einer Verbindung aus Speed und MDA, die beide erwiesenermaßen hirnschädigend sind. Man nimmt eine ähnliche Wirkung deshalb auch von dieser Droge an. Leberschäden sind möglich. Asthma, Allergien, Störungen des Kurzzeitgedächtnisses und des Kreislaufs wurden nachgewiesen. Ecstasy wirkt im Gehirn als kurzzeitiger Serotoninblocker. Serotonin greift maßgeblich in unser seelisches Gleichgewicht ein. Zu häufiger Ecstasykonsum kann die körpereigene Serotoninproduktion drosseln, so daß unter anderem schwere Depressionen mittelfristige oder Langzeitfolge sein können.

Das größte Risiko bei der Dauereinnahme scheint zu sein, daß Ecstasy individuell sehr unterschiedlich gut vertragen wird und erwünschte Dosis und Überdosis extrem eng beieinanderliegen. Da Ecstasy bekanntlich in der Techno-Szene konsumiert wird, in der man exzessiv tanzt, kann es zum »Hitzetod« durch Flüssigkeitsmangel und Überanstrengung kommen.

Hauptproblem scheint jedoch zu sein, daß »sauberes« Ecstasy nur sehr schwer herzustellen ist. Untersuchungen in Deutschland haben ergeben, daß die allermeisten Ecstasyproben gar keine sind oder mit hochgiftigen anderen Stoffen verseucht wurden. Ich weiß von einem Amsterdamer Hinterhoflabor, das zwei Jahre experimentierte, bis die erste saubere MDMA-Synthese gelang. Nicht alle Drogenhersteller arbeiten so »gewissenhaft«! Mitte der neunziger Jahre hatte sich die Situation zum Besseren geändert. Freiwillige Qualitätskontrollen sowie die schwer streckbare Darreichung in Tablettenform hatten nach Auskunft verschiedener Bundeskriminalämter und niederländischer Behörden zu einem sehr hohen Reinheitsgrad der Ware geführt. Inzwischen (1999) enthalten allerdings nur noch zirka 20 Prozent aller als Ecstasy angebotenen Pillen reines MDMA oder einen gleichwertigen Wirkstoff. Da die zur Ecstasyherstellung benötigten Chemikalien in den Niederlanden (der allergrößte Teil des in Deutschland verkauften Ecstasy stammt von dort) inzwischen streng kontrolliert werden und der Einkaufspreis stark angestiegen ist, sind viele Hersteller auf Ersatz-chemikalien umgestiegen. Die Ergebnisse sind unvorhersehbar, die Wirkungen auf den Menschen auch. Als Versuchskaninchen werden die Raver auf ihren Technopartys mißbraucht. Kommt es zu Problemen (Vergiftungen, Lähmungen etc.), wird das Produkt vom Markt genommen und etwas Neues probiert. »Knallt« das neue Produkt, wird eifrig weiterproduziert. Ansonsten sind zahllose Fälschungen und Verfälschungen in Umlauf. Wer noch Glück im Unglück hat, erwischt reines Speed (Amphetamin), aber es wurden auch schon Fliegenpilzextrakt, Atropin und sogar das lebensgefährlich giftige Strychnin gefunden. Ecstasy und MDMA ist dasselbe, auch MMDA und MDEA, zwei eng verwandte Substanzen mit ähnlichem Wirkungsbild, werden als Ecstasy angeboten.

Bei den meisten Menschen dauert es etwa sechs Wochen, bis sich das Gehirn vollständig von den Nachwirkungen des Ecstasy erholt hat. Manche können es anscheinend jedes Wochenende nehmen, andere bekommen schnell eine »weiche Birne« oder gar Psychosen. Keiner weiß bis jetzt, ob sich diese Schäden mit der Zeit zurückbilden oder nicht. In der englischen »Raverszene« werden exzessive Ecstasy-Dauerkonsumenten aufgrund ihrer Gehstörungen, hervorquellenden Augen etc. gelegentlich als »Zombies« bezeichnet.

Gefährliche Wechselwirkungen mit anderen Substanzen: MDMA sollte, wenn schon, dann als einzige Droge eingenommen werden. Die beliebte Kombination mit Cola, Kokain oder Speed reduziert die eigentliche Ecstasywirkung auf ein Aufputschmittel und erhöht unnötig das Gesundheitsrisiko.

Mögliche unerwünschte Wirkungen: Krämpfe, Angstzustände, Halluzinationen (bei Überdosierung), extrem langer Kater, asthmatische und epileptische Anfälle, Kreislaufstörungen, Psychosen, Hitzewallungen, unverhältnismäßig ausgiebiges Schwitzen, Augenzittern, Atemstörungen, sehr starke Schwindelgefühle, permanentes Erbrechen, Depressionen, Selbstmordneigungen.

Gegenmittel: Aus der Disco sollte man sofort an die frische Luft gehen und Elektrolyte (z. B. »Isostar«) nehmen, da Ecstasy einerseits dem Körper Flüssigkeit entzieht, andererseits das gesteigerte Flüssigkeitsbedürfnis durch körperliche Anstrengung (Tanzen) nicht mehr wahrgenommen wird. Bei Angstzuständen und Krämpfen kann Diazepam (Valium) in niedriger (!) Dosis versucht werden. Da die Wirksamkeit von Beruhigungsmitteln verstärkt wird, sollte man mit 5 bis maximal 20 Milligramm auskommen. Bestehen danach noch Krämpfe, Angstzustände und extrem geweitete Pupillen, sollte alle 20 Minuten eine weitere Valium 10 gegeben werden. Neben Elektrolyten sollten auch reichlich Traubenzucker und Vitamin-B-Komplex (Bierhefe) verabreicht werden.

Haschisch

Chemische Kurzbezeichnung: Cannabis (indica).

Andere Bezeichnungen und Substanzen mit ähnlicher Wirkung: Dope, Hasch, Shit, Grass, Marihuana.

Allgemeine Gefährlichkeit: gering.

Gesundheitliche Risiken bei einmaliger Einnahme: sehr gering, oft sogar keinerlei Wirkung; sehr selten Ausbruch latenter seelischer Krankheiten; Kreislaufkollaps; darf nicht von Personen mit Herzfehlern genommen werden! Die sicherste Einnahmeform ist das Rauchen, da hier die Wirkungsintensität am besten abgeschätzt werden kann. Essen (»Haschkuchen«) ist vermutlich (nach dem Vaporisieren) die gesündeste Einnahmeform, birgt aber ein sehr hohes Risiko der zu hohen Dosierung in sich. Dann sind Kreislaufkollaps und Bewußtseinstrübungen oft schon programmiert. Wer Haschisch essen möchte, sollte sich vorsichtig an die geeignete Dosis herantasten (ver-

gleiche auch den Abschnitt »Gegessenes Haschisch und Marihuana«).

Gesundheitliche Risiken bei Dauereinnahme: gering.

Gefährliche Wechselwirkungen mit anderen Substanzen: Alkohol, Kreislaufmittel.

Mögliche unerwünschte Wirkungen: Kreislaufkollaps, selten
auch Angstzustände.

Gegenmittel: bei Kreislaufkollaps Füße hochlegen, etwas Koffein (Kaffee), blutdrucksteigernde Medikamente, falls nötig.
Besser: Guarana geben, da dies den Puls nicht weiter beschleunigt, sondern senkt. Bei oraler Überdosierung Erbrechen auslösen, falls nicht bereits starke Bewußtseinstrübungen eingesetzt haben. Kreislaufsteigernde Medikamente (Novadral) geben. Keine Panik! Der Zustand kann bestenfalls für schwer
Herzkranke lebensbedrohlich sein. Es ist bis heute kein Fall
von direkter Todesfolge durch Haschischeinwirkung bekannt.

Heroin

Chemische Kurzbezeichnung: Opiate.

*Andere Bezeichnungen und Substanzen mit ähnlicher Wir-
kung:* Braunes, Morphium, H, M, 0, Smack, Horse, Junk.

Allgemeine Gefährlichkeit: Bei entsprechender Überdosierung
tritt unmittelbar der Tod durch Atem- und Kreislauflähmung ein!

Gesundheitliche Risiken bei einmaliger Einnahme: falls keine
Überdosis und sauberes Material genommen wird, minimal.
Bedingung ist jedoch »sauberes« Heroin, das es auf dem
Schwarzmarkt praktisch nicht gibt.

Gesundheitliche Risiken bei Dauereinnahme: extreme körperliche Abhängigkeit, Herzerkrankungen, Persönlichkeitszer-
fall, Tod durch Entzugserscheinungen oder Überdosis.

Gefährliche Wechselwirkungen mit anderen Substanzen: Heroin darf unter keinen Umständen mit Schlafmitteln, Alkohol

und/oder Psychopharmaka kombiniert werden, die Wirkungen sind unberechenbar und oft tödlich. Insbesondere bei der »beliebten« Kombination mit Rohynol oder auch Benzodiazepinen (Valium) ist das Risiko einer lebensbedrohlichen Atemlähmung stark erhöht.

Mögliche unerwünschte Wirkungen: bereits nach ein bis zwei Wochen Dauergebrauch körperliche Abhängigkeit, der man sich immer weniger entziehen kann – mit den bekannten Folgen: Prostitution und Beschaffungskriminalität.

Gegenmittel: bei Überdosis Naxolon intravenös. Notfalls Speed in die Nasenlöcher pusten (Strohhalm). Bei Atemlähmung hat man nur etwa 3,5 Minuten Zeit, bevor der Hirntod einsetzt. Wenn kein Gegenmittel vorhanden, künstlich beatmen, bis der Notarzt eintrifft.

Entzug: Diazepam, Kodein. Apomophin scheint nach Auskunft ehemaliger User und diverser Ärzte das akute Entzugssyndrom in manchen Fällen binnen 48 Stunden symptomarm beseitigen zu können. Epedrin kann helfen, schneller von der Sucht loszukommen. Entzugssymptome werden gelindert und das Gift schneller aus dem Körper geschleust. Als »Herbae Ephedrae« kann Meerträubelkraut rezeptfrei in Apotheken bezogen werden. Hieraus läßt sich ein wirksamer Tee zubereiten, den man am besten mit Koffein kombiniert.

Gängigste Streckmittel: Koffein, Paracetamol, Milchzucker.

Hexendrogen *(Nachtschattengewächse)*

Chemische Kurzbezeichnung: Atropin, Scopolamin, Hyoscyamin, Mandragorin.

Andere Bezeichnungen und Substanzen mit ähnlicher Wirkung: Bilsenkraut, Stechapfel, Tollkirsche, Alraune, Mandragora.

Allgemeine Gefährlichkeit: mäßig bis sehr hoch. Hexendrogen belasten Herz und Kreislauf in extremem Maße, gewünschte

Dosis und Überdosierung liegen unberechenbar eng beieinander. Herzkranke dürfen keine Hexendrogen nehmen!

Gesundheitliche Risiken bei einmaliger Einnahme: mäßig bis hoch. Es kann zu lebensbedrohlichen Kreislaufkrisen kommen. Der Rausch ist oft recht deliriös und löst gelegentlich beim Beobachter mehr Angst aus als beim Vergifteten. Oft angsterfülltes Aufschrecken beim Übergang in die narkotische Schlafphase. Man sollte beruhigend auf den Berauschten einreden und sich nicht durch sein Lallen, Umhertorkeln und seine permanenten Stimmungswechsel irritieren lassen. Wiederholen Sie immer wieder, daß der Zustand bald überwunden ist, bis der Notarzt eintrifft.

Gesundheitliche Risiken bei Dauereinnahme: (sehr) hoch. Der Dauergebrauch von hochdosierten Hexendrogen führt zu geistiger Zerrüttung und Verblödung. Aufgrund der starken Nebenwirkungen wird es jedoch per se nur wenige Daueranwender geben.

Gefährliche Wechselwirkungen mit anderen Substanzen: Diese Drogen sollten nicht mit anderen Substanzen kombiniert werden, insbesondere nicht mit Aufputschmitteln, da sich hier die Herz-Kreislauf-Störungen massiv verstärken können. Opiate in sehr niedriger Dosierung und Haschisch (wenn geraucht) scheinen die kritischen Nebenwirkungen bis zu einem gewissen Grad zu unterdrücken.

Mögliche unerwünschte Wirkungen: starkes Vergiftungsgefühl, Mundtrockenheit, Herzrasen, Kreislaufzusammenbruch, Krämpfe, Angstzustände, Halluzinationen sehr unangenehmer Art.

Gegenmittel: bei Krämpfen Diazepam (Valium), bei Herzrasen Beta-Blocker.

Hinweis an den Notarzt: Krämpfe, Angstzustände, psychotische Schübe etc. *unter keinen Umständen (!) mit Haloperidol*

(Haldol) oder vergleichbaren Neuroleptika behandeln. Es gibt diverse genau dokumentierte Fälle, die eine extreme Zustandsverschlechterung nach der Gabe von Haldol belegen. (Dieser Hinweis ist deshalb notwendig, weil eine Nachtschattendrogen-Vergiftung ähnliche Symptome wie eine Psychose aufweist. Bei letzterer wird als Standardmittel Haldol gegeben.)

Kaffee, Tee
Chemische Kurzbezeichnung: Koffein.
   Andere Bezeichnungen und Substanzen mit ähnlicher Wirkung: Kolanuß, Guarana, Cola-Getränke, Tee, Mate.
   Allgemeine Gefährlichkeit: gering bis mäßig.
   Gesundheitliche Risiken bei einmaliger Einnahme: sehr gering.
   Gesundheitliche Risiken bei Dauereinnahme: Herz- und Kreislaufschäden möglich; Störungen des vegetativen Nervensystems.
   Gefährliche Wechselwirkungen mit anderen Substanzen: Atropin, Speed, alle Substanzen, die die Herzschlagfrequenz erhöhen.
   Mögliche unerwünschte Wirkungen: Schlafstörungen, Gereiztheit, im Extremfall Halluzinationen und Koordinationsstörungen, Angstzustände, Auslösung von Psychosen, körperliche und seelische Abhängigkeit.
   Gegenmittel: falls nötig, sollte man leichte Beruhigungsmittel wie Melisse, Baldrian und Hopfen nehmen. Bei extremen Angstzuständen Diazepam (Valium) in niedriger Dosierung.

Kokain
Chemische Kurzbezeichnung: Kokain.
   Andere Bezeichnungen und Substanzen mit ähnlicher Wirkung: Koks, Schnee, Charlie (veraltet).

Allgemeine Gefährlichkeit: mittel; auch bei Extremdosen sehr selten Lebensgefahr. Äußerst selten kommen gefährliche Allergien vor.

Gesundheitliche Risiken bei einmaliger Einnahme: kaum, Angstzustände möglich.

Gesundheitliche Risiken bei Dauereinnahme: völlige seelische Abhängigkeit, Zerrüttung des vegetativen Nervensystems, Verfolgungswahn, Psychose. Dauer-User tendieren zu Waffengebrauch und unberechenbaren Reaktionen.

Gefährliche Wechselwirkungen mit anderen Substanzen: Kokain darf nicht mit MAO-Hemmern zusammen genommen werden, tödlicher Bluthochdruck möglich!

Mögliche unerwünschte Wirkungen: Angstzustände, Verfolgungswahn, Impotenz, Größenwahn.

Gegenmittel: 20 bis 80 Milligramm Diazepam (Valium), jeweils 20 Milligramm (zwei Tabletten Valium 10) alle 15 Minuten bei »Speedkoller«, bis Beruhigung eintritt. Zusätzlich: Alpha-Rezeptorenblocker wie z. B. Tolazolin, Fluspirilen (Imap), eine Ampulle intramuskulär durch den Notarzt.

Hinweis: Reines Kokain ist fast nie im Handel, gängige Streckmittel sind Lidocain, Ephedrin, Koffein, Borax, Milchzucker und Speed.

LSD

Chemische Kurzbezeichnung: Lysergsäurediäthylamid 25.

Andere Bezeichnungen und Substanzen mit ähnlicher Wirkung: Acid, Trips, halluzinogene Pilze (»Zauberpilze«), Magic Mushrooms, Prunkwindensamen, LSA, Meskalin, San Pedro und verwandte Kakteen.

Allgemeine Gefährlichkeit: extrem von der Umgebung, Stimmung, seelischen Verfassung und Anlage abhängig! Bei ungeeigneten Einnahmebedingungen und/oder entsprechender Veranlagung kann in seltenen Fällen völliger Realitätsverlust eintreten, im Extremfall Angstzustände, Ausbruch von Psychosen. Bei keiner Droge sind die seelischen Umstände und die Umgebung – angenehme Musik, vertrauenswürdige Personen etc. – so wichtig wie bei LSD und verwandten Halluzinogenen. Denn selbst scheinbar Nebensächliches kann darüber entscheiden, ob man auf Trip im »Himmel« oder in der »Hölle« landet! So gering wie das körperliche Risiko ist, so gefährlich können Halluzinogene für seelisch Kranke und Menschen in einer Persönlichkeitskrise sein. Wer anderen ohne ihr Wissen »aus Spaß« Halluzinogene verabreicht – was schon des öfteren vorgekommen ist –, handelt in höchstem Maße verantwortungslos!

Gesundheitliche Risiken bei einmaliger Einnahme: Bei Schwangeren können Wehen oder gar Fehlgeburten eintreten. LSD löst bei Frauen häufig die Periode aus. Das gleiche gilt für halluzinogene Pilze. Wer LSD und ähnliches ausprobieren will, sollte sich vorher unbedingt in der entsprechenden Fachliteratur ausführlich informieren! Empfehlung: die Bücher von Hoffmann, Grof und Leuner. Es ist wenig wahrscheinlich, daß LSD körperlich gefährliche Effekte haben kann. Der Einfluß auf die Seele ist jedoch überaus mächtig. Entsprechend »respektvoll« sollte man mit dieser Substanz umgehen.

Gesundheitliche Risiken bei Dauereinnahme: Auch seelisch stabile Personen sollten nicht öfter als einmal pro Woche Halluzinogene nehmen. In Krisen- und Belastungsphasen darf dies noch wesentlich seltener geschehen, da hier massive seelische Verletzungen möglich sind.

Gefährliche Wechselwirkungen mit anderen Substanzen: LSD darf nicht zusammen mit MAO-Hemmern genommen werden, da (selten) lebensgefährlicher Bluthochdruck möglich ist.

Mögliche unerwünschte Wirkungen: »Horrortrips«, Wahn- und Angstvorstellungen, Ausbruch latenter seelischer Erkrankungen. Bei Frauen können unerwartet Regelblutungen ausgelöst werden.

Gegenmittel: 10 bis 40 Milligramm Diazepam (Valium) beenden jeden normal dosierten LSD-Trip zuverlässig. In der Regel reichen jedoch hochkonzentriertes Zuckerwasser und seelischer Zuspruch aus, um wieder »von einem Horrortrip runterzukommen«. Panikzustände können meist durch beruhigende Worte mit dem Hinweis, daß man sich unter dem Einfluß einer Droge befindet, der in kurzer Zeit wieder vorbei sein wird, beendet werden. Körperliche Bewegung, Änderung der Musik, ein Spaziergang mit Freunden in der Natur etc. können ebenfalls hilfreich sein.

MAO-Hemmer
Chemische Kurzbezeichnung: MAO-Hemmer.

Andere Bezeichnungen und Substanzen mit ähnlicher Wirkung: Monoaminooxidase-Hemmer.

Monoaminooxidase-Hemmer sind eigentlich keine Droge, sondern Substanzen, die bestimmte Stoffwechselvorgänge im Gehirn beeinflussen. Manche Medikamente (Beipackzettel lesen!) und manche Drogen wirken als MAO-Hemmer. Über diesen Zusammenhang sollte jeder Bescheid wissen, der mehrere Drogen gleichzeitig nimmt: Wenn eine Substanz als MAO-Hemmer wirkt und die andere sich nicht damit verträgt, können unter Umständen lebensgefährliche Kreislaufkrisen und ähnliches entstehen. Wechselwirkungen mit MAO-Hemmern gehören zu den größten akuten Risiken beim Drogenkonsum überhaupt.

Allgemeine Gefährlichkeit: bei »richtiger« Anwendung relativ gering. Bei Wechselwirkungen mit anderen Substanzen können sich jedoch tödliche Kreislaufkrisen ergeben. Die individuelle Toleranz ist sehr unterschiedlich. Bei Überdosierung kann es auch ohne Wechselwirkungen mit anderen Mitteln zu lebensgefährlichen Komplikationen kommen.

Gefährliche Wechselwirkungen mit anderen Substanzen: Alkohol, Bananen, Ananas, Koffein, alter Käse, alle tyrosinhaltigen Lebensmittel (z. B. Fisch und Geflügelleber), Speed, Kokain, LSD, Ecstasy, Schlafmittel, viele Antihistaminika (Mittel gegen Streß und Allergien).

Mögliche unerwünschte Wirkungen: Unruhe, Angstzustände, Muskelzittern, Halluzinationen, lebensgefährlicher Blutdruckanstieg oder -abfall. Viele Drogen sind selbst MAO-Hemmer (insbesondere Ecstasy) und dürfen auf keinen Fall mit anderen Drogen kombiniert werden! Manche Medikamente sind wie gesagt MAO-Hemmer und können in Verbindung mit Drogen zu lebensgefährlichen Blutdruckkrisen führen.

Gegenmittel: bei lebensbedrohlichem Blutdruckabfall Novadral in sehr niedriger Dosierung. Besser: Noradrenalin intravenös durch den Notarzt. Bei lebensbedrohlichem Bluthochdruck Regitini. Bei extremer Übererregung und Panik Truxal. Besser: Diazepam (Valium) in sehr niedriger Dosierung.

Schlafmittel

Chemische Kurzbezeichnung: Barbiturate.

Allgemeine Gefährlichkeit: obwohl Allergien mit tödlicher Schockfolge nicht ausgeschlossen sind, bei vorschriftsmäßiger Einnahme gering. Ab zehn- bis fünfzehnfacher Überdosierung besteht Lebensgefahr durch Sauerstoffunterversorgung bzw. Atemlähmung.

Gesundheitliche Risiken bei einmaliger Einnahme: bei vorschriftsmäßiger Einnahme sehr gering.

Gesundheitliche Risiken bei Dauereinnahme: seelische und körperliche Abhängigkeit, fortschreitende Schlaf- und Bewußtseinsstörungen.

Gefährliche Wechselwirkungen mit anderen Substanzen: Alkohol, Opiate, Beruhigungsmittel und Psychopharmaka.

Mögliche unerwünschte Wirkungen: Tod durch Sauerstoffunterversorgung, Abhängigkeit.

Gegenmittel: Falls bei dem/der Betroffenen noch keine Bewußtlosigkeit eingetreten ist, sollte man nach der Dosis fragen, die er/sie genommen hat. Erbrechen nur dann auslösen, wenn noch keine allzu starke Benommenheit eingesetzt hat. Nur im äußersten Notfall (keinerlei Arzt erreichbar) Selbsttherapie mit Aufputschmitteln (Kaffee, Speed) und Kreislaufpräparaten (Novadral). Bei Bewußtlosigkeit Reflextest (s. Elementarmaßnahmen), Bauch- oder Seitenlage zur Freihaltung der Atemwege. Falls die Atmung nicht ausreichend tief ist (blaue Lippen): Beatmung. Unbedingt Notarzt rufen!

Speed

Chemische Kurzbezeichnung: Methamphetamin, Amphetamin und Amphetaminderivate.

Andere Bezeichnungen und Substanzen mit ähnlicher Wirkung: Crystal, Crank, Schnell, Schnellmacher.

Allgemeine Gefährlichkeit: mittel bis hoch; auch bei Extremdosen selten Lebensgefahr. Äußerst selten kommen gefährliche Allergien vor. Tod durch Streckmittel (Strychnin) und unsaubere Herstellung möglich.

Gesundheitliche Risiken bei einmaliger Einnahme: mäßig; Angstzustände möglich. Unsauberes Material kann Vergiftungserscheinungen hervorrufen. Hypertoniker dürfen kein Speed nehmen, da dies den Blutdruck weiter erhöht.

Gesundheitliche Risiken bei Dauereinnahme: völlige seelische Abhängigkeit, Zerrüttung des vegetativen Nervensystems, Verfolgungswahn, Psychose. Dauer-User tendieren zu Waffengebrauch und unberechenbaren, cholerischen bis gewalttätigen

Reaktionen. Entzugserscheinungen in Form von Angstzuständen und schwersten Depressionen, die viele Monate andauern
können.

Gefährliche Wechselwirkungen mit anderen Substanzen: Speed
darf unter keinen Umständen mit MAO-Hemmern genommen
werden, tödlicher Bluthochdruck möglich!

Mögliche unerwünschte Wirkungen: Angstzustände, Bluthochdruck, Herzschäden, Verfolgungswahn, Impotenz, Größenwahn;
möglicherweise nichtumkehrbare Schäden am Herzen und Gehirn.

Gegenmittel: 20 bis 80 Milligramm Diazepam (Valium), jeweils 20 Milligramm (zwei Tabletten Valium 10) alle 15 Minuten bei »Speed-Koller«, bis Beruhigung eintritt. Zusätzlich: Alpha-Rezeptorenblocker wie z. B. Tolazolin, Fluspirilen (Imap),
1 Ampulle intramuskulär durch den Notarzt.

Valium/Diazepam
Chemische Kurzbezeichnung: Diazepam.

*Andere Bezeichnungen und Substanzen mit ähnlicher Wir-
kung:* Psychopharmaka, Benzodiazepine.

Allgemeine Gefährlichkeit: bei sachgemäßer Anwendung
gering. Diazepam wird in diesem Kapitel bei einer Vielzahl von
Vergiftungen als Gegenmittel angeführt. Dies bedeutet jedoch
keinesfalls, daß es sich hier um eine harmlose Substanz handelt! Nicht umsonst sprach man früher vom »Gegen*gift*«: Ein
Gift hebt die Wirkung des anderen (im Idealfall) auf. Valium
ist ein stark wirkendes Psychopharmakon mit erheblichem
Suchtpotential. Allzuhäufig entziehen sich Heroinjunkies mit
Valium, um von dieser legalen Droge um so abhängiger zu
werden. Vielfach wird berichtet, daß der Valiumentzug noch
quälender als der Heroin-Turkey ist, was ich anhand eigener
Beobachtungen bestätigen kann.

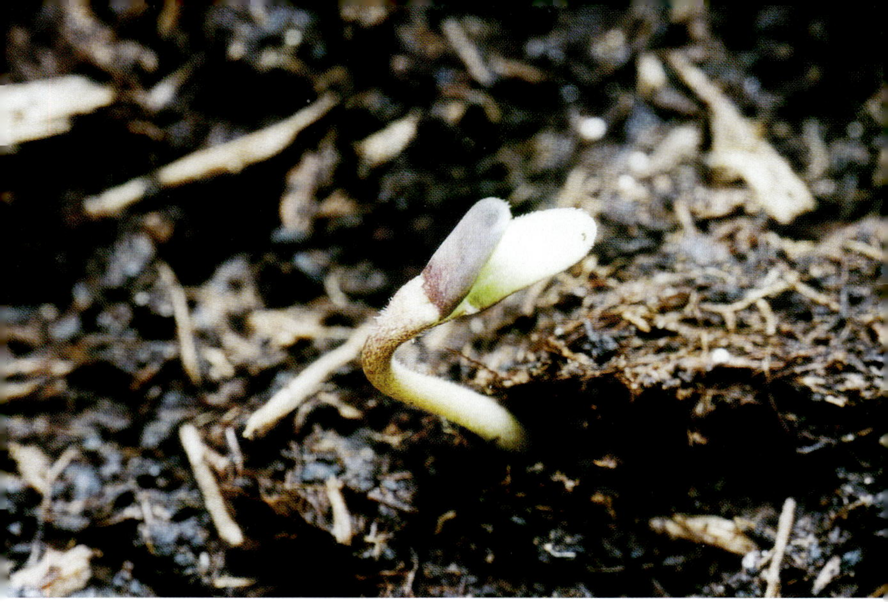

Cannabis-Keimling

Blüte einer weiblichen Hanfpflanze

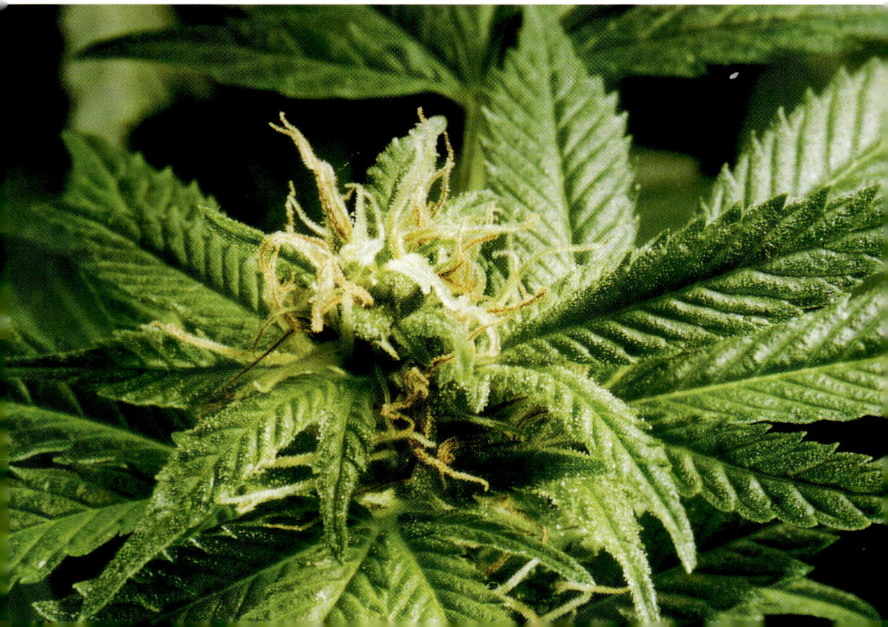

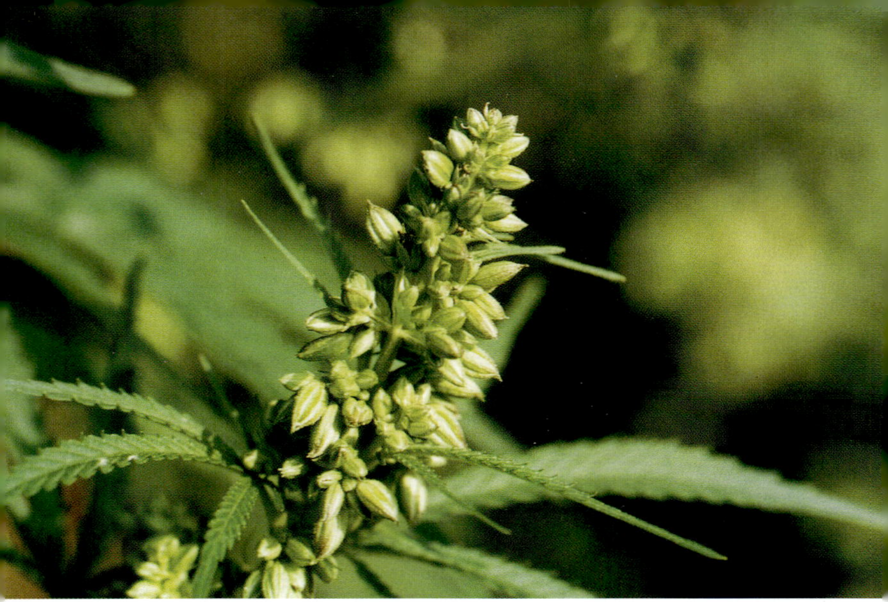

Blüte einer männlichen Hanfpflanze. Die männlichen Pflanzen blühen früher als die weiblichen. Bei der Züchtung von Rauschhanf werden sie meist so bald wie möglich entfernt, um die unerwünschte Bestäubung und damit Samenbildung der weiblichen Pflanzen zu verhindern.

Harzbesetzte weibliche Blüte der Hochleistungszuchtsorte »Purple Star«.

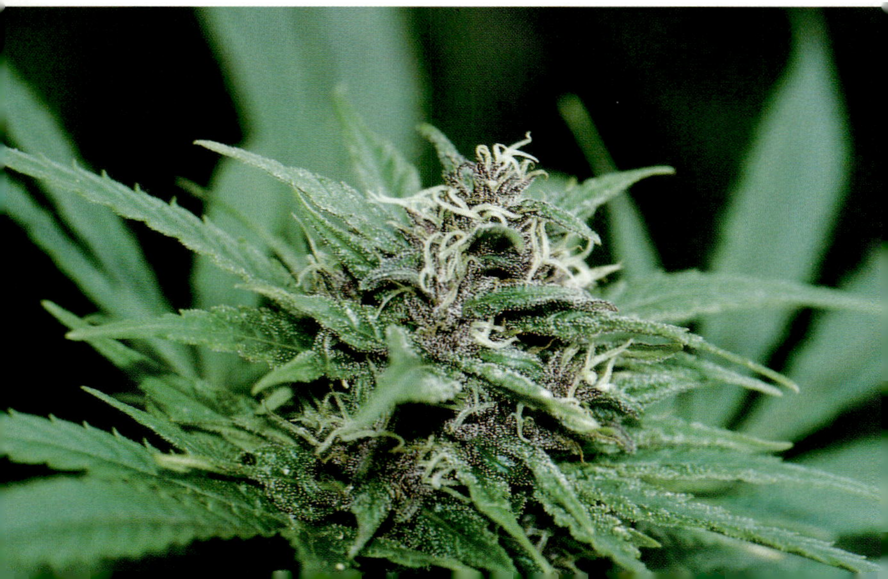

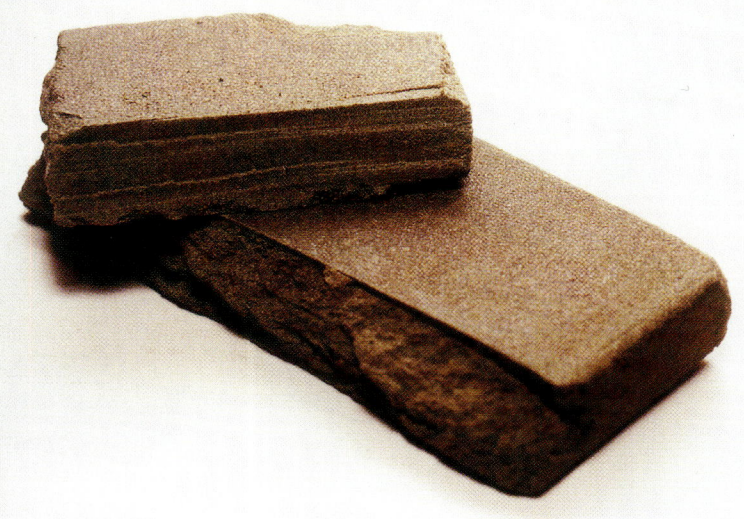

»Marrakesh Gold«, exklusives Haschisch aus Marokko.

*»Schwarzer Libanese«, sehr seltene Haschischsorte aus dem Libanon.
Sie wird in Europa praktisch nie zum Verkauf angeboten. Allgemein
gängig sind gelbe bis rötlichbraune Qualitäten.*

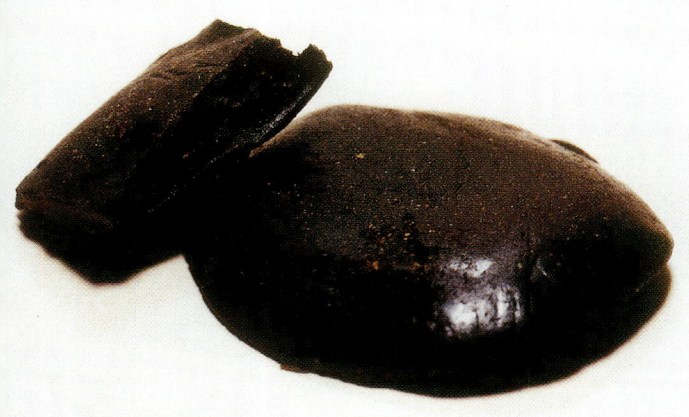

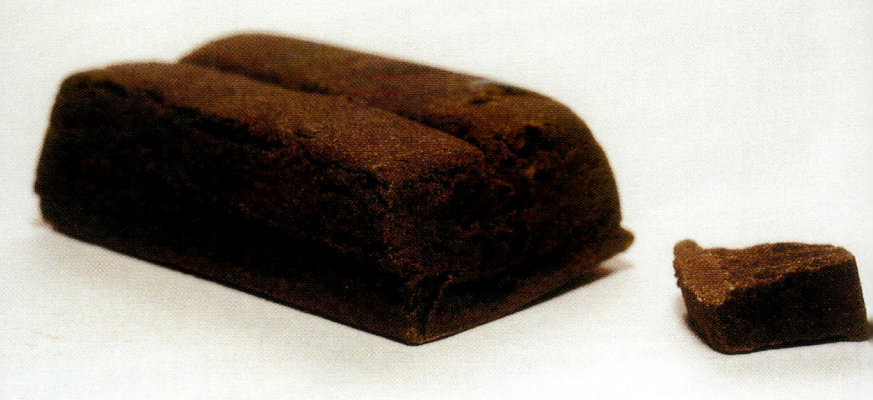

»Roter Libanese«, ehemals sehr beliebte Haschischsorte aus dem Libanon.
Sie ist schon seit zirka zwanzig Jahren in Europa kaum noch erhältlich.

»Hans op Klompen« (Hans auf Holzschuhen), eine extrem potente niederländische Haschischsorte. Seit einigen Jahren perfektionieren die Niederländer immer mehr ihre Fähigkeit, aus dem einheimischen Marihuana sehr
starkes Haschisch herzustellen. Geschmacklich ist es deutlich anders als
»normales« Haschisch und daher sicherlich nicht jedermanns Sache.
In seiner Potenz überragt es allerdings oft die stärksten traditionellen
Sorten. Das bekannteste niederländische Haschisch ist »Skuff«, das ausschließlich aus der Marihuanasorte »Skunk« hergestellt wird.

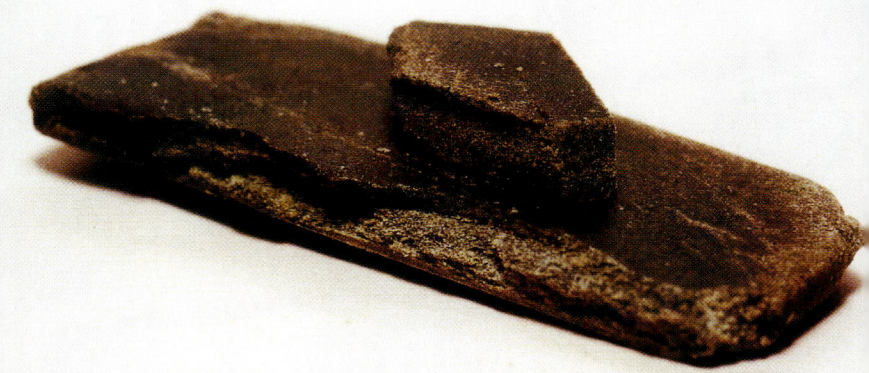

Von allen Benzodiazepinen scheint Diazepam jedoch eins der am wenigsten schädlichen zu sein. Insbesondere über Lexotanil habe ich schon von verschiedensten Seiten (unter anderem Krankenhauspersonal) Übelstes gehört, was Sucht und Entzug angeht. Die neuen Benzodiazepine werden sehr gern verschrieben, nicht weil sie besser sind als die »alten«, sondern weil an Valium aufgrund des abgelaufenen Patentschutzes nicht mehr viel verdient wird. Von allen Psychopharmaka sind die Benzodiazepine noch am ehesten »verträglich«, Barbiturate und Neuroleptika dagegen bereiten, auf Dauer eingenommen, wesentlich größere Probleme.

Gesundheitliche Risiken bei einmaliger Einnahme: gering.

Gesundheitliche Risiken bei Dauereinnahme: extrem suchtbildend. Das physische Suchtpotential liegt noch über dem des Heroins!

Gefährliche Wechselwirkungen mit anderen Substanzen: Wirkungspotenzierung durch Alkohol, andere Psychopharmaka und Heroin mit möglicher Atemlähmung.

Mögliche unerwünschte Wirkungen: Suchtbildung, psychotische Zustände nach dem Absetzen bei Dauergebrauch, extreme Reaktionsbeeinträchtigung. Blutdrucksenkung und Kreislaufreduzierung bis hin zur Atemlähmung.

Gegenmittel: Kaffee, Speed. Adrenalin durch den Notarzt.

Streckmittel
Bei jeder illegal erzeugten Droge geht man bei Kauf und Einnahme zwei Risiken (außer der Droge selbst) ein:

1. Die Droge ist gestreckt, also mit manchmal sehr giftigen Stoffen verlängert.
2. Die Droge enthält herstellungsbedingte Verunreinigungen, die ebenfalls sehr giftig sein können.

Natürlich treffen schlimmstenfalls möglicherweise beide Punkte gleichzeitig zu.

Völlig saubere Drogen gibt es auf dem Schwarzmarkt praktisch nicht, außer es handelt sich um originalverpackte offizielle Medikamente (z. B. Morphium), die illegal verkauft werden. Wie gesagt, bei Haschisch und Marihuana ist die Wahrscheinlichkeit gefährlicher Streckmittel für Kenner quasi gleich null, da es die einzigen Substanzen sind, bei denen sich das Panschen einerseits wirtschaftlich kaum lohnt, andererseits vom Käufer via Augenschein und Rauchtest sehr schnell erkannt werden kann. LSD ist nur sehr selten gestreckt – und dann mit amphetaminartigen Substanzen, die eine leicht veränderte, intensivierte Wirkung hervorrufen, in der Regel jedoch kaum nennenswerten physischen Schaden anrichten können.

Allerdings gestaltet sich der LSD-Herstellungsprozeß sehr schwierig, und es finden sich immer wieder Trips auf dem (Schwarz)markt, die wohl Mischprodukte einer nur partiell gelungenen Synthese darstellen. Die Wirkung ist hier manchmal ein wenig »seltsam«, ohne jedoch zu Sorgen wegen großer gesundheitlicher Probleme Anlaß zu geben. Über ernsthafte körperliche Schäden durch unsauberes LSD ist meines Wissens bis heute in Europa nichts bekannt geworden.

Das größte Risiko ist, daß man etwas völlig anderes als LSD angedreht bekommt. Meist handelt es sich um Fälschungen, die außer Pappe oder Gelatine gar nichts enthalten.

Bei Speed, Kokain und Heroin führt kein Weg an der Tatsache vorbei, daß diese Stoffe kaum sauber auf dem (Schwarz)markt sind und es auch für den erfahrenen Benutzer nur wenige Möglichkeiten eines Reinheitstests gibt.

Am sinnvollsten wäre es wohl, wenn man bei uns dem Beispiel einiger amerikanischer Staaten und der Niederlande folgen würde. Dort können Anwender Proben anonym analysieren lassen. Per Telefon, nach Angabe einer Codenummer, wird ihnen dann das Ergebnis mitgeteilt. Bis sich eine derartige Praxis bei uns durchgesetzt hat, sind die genannten Risiken schwer auszuschließen.

3.

Cannabis
in Recht und Gesellschaft

In diesem Teil des Buches wird die Rechtssituation* zum Thema
Haschisch und Marihuana in der Bundesrepublik Deutschland
beschrieben.[170] Außerdem kommen einige wichtige gesellschaft-
lich-kulturelle Aspekte in Zusammenhang mit der Hanfpflanze
zur Sprache.

Was ist »erlaubt«?

Kiffen an sich war in der Bundesrepublik Deutschland nie verboten. Bestraft werden kann laut Paragraph 29 Betäubungsmittelgesetz (BtMG), wer illegale Betäubungsmittel (also z. B.
Cannabis) »anbaut, herstellt, mit ihnen Handel treibt, sie,
ohne Handel zu treiben, einführt, ausführt, veräußert, abgibt,
sonst in Verkehr bringt, erwirbt oder sich in sonstiger Weise
verschafft«. Außerdem sind Besitz, Durchfuhr und einige andere Dinge verboten. Der Konsum kommt jedoch im BtMG
nicht vor und ist somit »erlaubt«.

---

* Trotz sorgfältiger Prüfung von Autor und Verlag kann diesbezüglich aber keinerlei
Gewähr oder Haftung übernommen werden. Bitte informieren Sie sich im Bedarfs-
fall über die aktuelle Rechtslage, oder wenden Sie sich an einen Rechtsbeistand.

Diese Rechtslage begründet man damit, daß »Selbstschädigung« (durch Konsum) in der Bundesrepublik nicht bestraft wird. Der Besitz bringe aber die Gefahr der Weitergabe mit sich und ist daher verboten.

Es ist juristisch anerkannt, daß man Drogen konsumieren kann, ohne sie zu besitzen. Wer z. B. einen Joint annimmt, um daran zu ziehen und ihn dann zurückzugeben (statt ihn weiterzugeben), hat ihn juristisch gesehen nicht »besessen«. Von praktischer Bedeutung ist die Legalität des Konsums, wenn jemandem durch einen Test oder eigene Aussage nachgewiesen wird, daß er illegale Drogen konsumiert hat. Da daraus nicht auf einen Besitz geschlossen werden kann, müßten dann die Umstände des Konsums untersucht und der Besitz nachgewiesen werden. Denn sonst gilt »im Zweifel für den Angeklagten«, und der Konsument bleibt straffrei.

Geringe Mengen – unterschiedliche Regelung

Der Besitz von geringen Mengen ist keineswegs legal. Das Bundesverfassungsgericht (BVerfG) hat das Verbot bestätigt (BVerfGE 90, 145). In Fällen jedoch, die »gelegentlichen Eigenverbrauch geringer Mengen von Cannabisprodukten vorbereiten und nicht mit einer Fremdgefährdung verbunden sind … werden die Strafverfolgungsorgane nach dem Übermaßverbot von der Verfolgung der in Paragraph 31a BtMG bezeichneten Straftaten grundsätzlich abzusehen haben.«

»Geringe Mengen« von Cannabis sind also weiterhin verboten und müssen dementsprechend beschlagnahmt werden. Staatsanwälte und Richter sollen aber von der Verfolgung absehen bzw. den Prozeß einstellen, wenn man »geringe Mengen« Cannabis unter den genannten Bedingungen »anbaut, herstellt, einführt, ausführt, durchführt, erwirbt, sich in sonstiger Weise verschafft oder besitzt« (Paragraph 31a BtMG).

Zu beachten sind dabei die Einschränkungen. Da ist zum einen die verschiedene Auffassung darüber, was eine »geringe Menge« ist (s. u.). Dann darf man das Cannabis ausschließlich zum eigenen Konsum verwenden (»Eigenverbrauch«). Und schließlich muß man glaubhaft machen können, daß man nicht regelmäßig konsumiert, sondern »gelegentlich«. Was unter gelegentlichem Konsum zu verstehen ist, wird allerdings nicht genau definiert. Außerdem darf keine Fremdgefährdung vorliegen. Das ist wohl allein in der eigenen Wohnung gegeben, auf einem Schulhof bestimmt nicht. Dazwischen liegt ein breiter Ermessensspielraum.

In der Praxis spielt es eine große Rolle, in welchem Bundesland man sich befindet. Während der Besitz von z. B. 10 Gramm Haschisch in Hessen oder Hamburg die Behörden kaum interessiert, kann man mit der gleichen Menge in Bayern schon erheblichen Ärger bekommen …

Trotz ausdrücklicher Aufforderung des BVerfG haben sich die Länder nicht auf eine bundesweit einheitliche Menge geeinigt. Die neue Bundesregierung hat zwar angekündigt, dieses Problem anzugehen. Bis jetzt (Ende 1999) ist davon allerdings noch nichts zu erkennen.

Bis dahin kocht jedes Land »sein eigenes Süppchen«. Es gibt sogar Bundesländer in denen keine Grenze festgelegt wurde. Es sollte aber meines Erachtens auch dort möglich sein, zumindest bis 6 Gramm eine Einstellung zu erreichen.

Die derzeitigen Einstellungsvoraussetzungen sehen in den einzelnen Bundesländern wie folgt aus:

1. Baden-Württemberg: Eine Festlegung der geringen Menge wird bewußt unterlassen, um in der Öffentlichkeit den Eindruck zu vermeiden, Besitz und Erwerb von bestimmten Mengen Cannabis seien staatlich toleriert. Von gelegentlichem Eigenkonsum wird ausgegangen, wenn der »Täter« im Jahr vor seiner Entdeckung nicht mit Drogen auffällig geworden ist. Auf Wiederholungstäter ist Paragraph 31a des BtMG nicht anzuwenden. Öffentliches Interesse wird grundsätzlich angenommen, insbesondere auch beim Konsum im Strafvollzug.

2. Bayern: Im Anwendungsbereich des Paragraphen 31a BtMG wird immer auf die Umstände des Einzelfalls abgestimmt, einen Einstellungsautomatismus gibt es nicht. Als gering kann eine Menge Cannabis von höchstens 6 Gramm eingestuft werden. Gelegenheitskonsument ist nur, wer innerhalb des letzten Jahres nicht mit Drogen auffällig geworden ist, bei anderen Wiederholungstätern wird nicht eingestellt. Bezüglich der geringen Schuld und des öffentlichen Interesses wird darauf abgestellt, ob Fremdgefährdung vorliegt.

3. Berlin: Die geringe Menge geht bis zu zwei Konsumeinheiten Cannabis bzw. Marihuana (eine Konsumeinheit beträgt laut Rechtsprechung zirka 2 Gramm). Bei 6 bis 15 Gramm kann nach Umständen des Einzelfalls von einer Strafverfolgung abgesehen werden, wenn die Schuld gering ist und keine Fremdgefährdung vorliegt. Geringe Schuld wird bei Wiederholungstätern angenommen, wenn sechs Monate zwischen den Delikten liegen. Öffentliches Interesse wird grundsätzlich (jedenfalls bei harten Drogen) angenommen, wenn Kinder oder nicht abhängige Jugendliche verführt werden.

4. Brandenburg: Als gering wird eine Menge Betäubungsmittel angesehen, die bei etwa drei Gelegenheiten verbraucht werden kann; dies entspricht bei Cannabisprodukten etwa 6 Gramm. Eine Einstellung des Verfahrens ist auch bei Wie-

derholungstätern möglich. Öffentliches Interesse wird nur angenommen, wenn die Gefahr besteht, daß durch das Verhalten des Beschuldigten Dritte erstmalig in Berührung mit der Droge kommen.

5. Bremen: Als gering wird eine Menge von 6 bis 8 Gramm, im Einzelfall bis zu 10 Gramm Cannabis angesehen (Kokain bis 2 Gramm, Heroin bis 1 Gramm). Die Einstellung des Verfahrens im Wiederholungsfall ist »nicht ausgeschlossen«.

6. Hamburg: Eine geringe Menge zum Eigenverbrauch wird angenommen, wenn der Täter nur so viel Haschisch bzw. Marihuana besitzt, wie in eine Streichholzschachtel paßt; dies entspricht zirka 20 Gramm (1 Gramm Kokain, 1 Gramm Heroin). Öffentliches Interesse liegt vor, wenn »besonders sozialschädigendes Verhalten« des Täters anzunehmen ist. Gebrauch der Droge in einer Weise, die Verführungswirkung auf nicht abhängige Jugendliche oder Heranwachsende hat, wie etwa ostentativer Gebrauch in der Öffentlichkeit. Konsum im Strafvollzug bedingt in der Regel kein öffentliches Interesse. Geringe Schuld wird bei nicht auszuschließender BTM-Abhängigkeit und bei nicht abhängigen Erst- oder Zweittätern angenommen.

7. Hessen: Eine geringe Menge wird bis zu 30 Gramm Haschisch oder Marihuana angenommen (Kokain, Amphetamine, Heroin jeweils 1 Gramm). Bei konsumbezogener »Begehungsweise« sollen die Staatsanwaltschaften das Verfahren einstellen, wenn der Beschuldigte mit Mengen dieser Grenzwerte Umgang hatte.

8. Mecklenburg-Vorpommern: Es wird nach Einzelfallprüfung entschieden, ob das Verfahren eingestellt wird. Einstellungen erfolgten bisher lediglich in »wenigen besonders gelagerten Einzelfällen, in denen die Beschuldigten nicht mehr als 5 Gramm Haschisch in Besitz hatten«.

9. Niedersachsen: Eine geringe Menge wird mit 6 Gramm angegeben, in Einzelfällen kann auch bei einer Menge bis zu 15 Gramm Cannabis (Kokain, Heroin 0,5 Gramm) eingestellt werden. Öffentliches Interesse an Verfolgung ist nur bei Fremdgefährdung gegeben.

10. Nordrhein-Westfalen: Die geringe Menge Haschisch oder Marihuana beträgt bis zu 10 Gramm (Kokain, Amphetamine, Heroin 0,5 Gramm) bei durchschnittlichem Wirkstoffgehalt. Bei nichtabhängigen »Tätern« wird eine geringe Schuld bei Erst- und Zweittätern angenommen. Bei wiederholtem Antreffen mit BTM kommt eine Einstellung des Verfahrens lediglich in Einzelfällen in Betracht. Öffentliches Interesse wird nur bei besonders sozialschädigendem Verhalten angenommen (vgl. Hamburg): Allerdings liege beim Konsumverhalten von Strafgefangenen in der Regel öffentliches Interesse vor, so daß hier Strafverfolgung gegeben sei. Die Polizei führt eine Vernehmung durch, nimmt Wägung und Vortest des Betäubungsmittels vor, führt eine Erklärung über die Einziehung von BTM und Konsumutensilien herbei und übersendet diese Strafanzeige unmittelbar der Staatsanwaltschaft.

11. Rheinland-Pfalz: Eine geringe Menge wird bis zu 10 Gramm Cannabis angenommen (bezüglich anderer Betäubungsmittel wird im Einzelfall über die Einstellung entschieden, Grenzwerte liegen nicht vor). Eine Einstellung ist auch bei wiederholter Strafbegehung möglich. Solange der Täter zum gelegentlichen Eigenverbrauch mit Cannabis umgeht, wird geringe Schuld als gegeben angesehen. Öffentliches Interesse liegt lediglich bei Fremdgefährdung vor. Mit einer Bundesratsinitiative will Rheinland-Pfalz eine bundeseinheitliche Regelung erreichen. Danach sollen Erwerb und Besitz von bis zu 20 Gramm Cannabis nicht

mehr als Straftat, sondern als Ordnungswidrigkeit eingestuft werden.

12. Saarland: Aus dem Saarland ist nur bekannt, daß bis zu 10 Gramm Cannabis als geringe Menge gewertet werden (Kokain und Heroin: zwei bis sechs Konsumeinheiten).

13. Sachsen: Auf den Erlaß von Richtlinien wurde verzichtet. Es sind jeweils Einzelfallentscheidungen zu treffen, wobei eine geringe Menge bei zwei, höchstens drei Konsumeinheiten Haschisch bzw. Marihuana angenommen werden kann. Im Wiederholungsfall kommt ein Absehen von der Strafverfolgung nur in Betracht, wenn der Konsument nicht innerhalb einer Jahresfrist erneut auffällig wurde. Ein öffentliches Interesse ist auf jeden Fall bei Fremdgefährdung gegeben.

14. Sachsen-Anhalt: Der Grenzwert, bis zu dem eine geringe Menge anzunehmen ist, wurde im Dezember 1994 auf 6 Gramm Haschisch oder Marihuana festgesetzt. Bei Konsum im Strafvollzug besteht öffentliches Interesse.

15. Schleswig-Holstein: Eine geringe Menge Haschisch bzw. Marihuana wird bis zu einem Grenzwert von 30 Gramm Bruttogewicht angenommen (Kokain und Amphetamine: bis 5 Gramm; Heroin bis zu 1 Gramm). In der Regel besteht in Fällen, in denen sich konsumbezogene Handlungen auf eine solche geringe Menge Betäubungsmittel beziehen, kein öffentliches Interesse an Strafverfolgung (auch nicht bei Konsumverhaltensweisen Gefangener im Strafvollzug). Die Staatsanwaltschaft sieht deshalb auch in Wiederholungsfällen von einer Verfolgung ab, solange nicht der Verdacht der Fremdgefährdung bzw. des Handeltreibens besteht.

16. Thüringen: Hier wurden bislang keine Grenzwerte festgesetzt. Es besteht generell nicht die Absicht, den Verfol-

gungsdruck zu mindern. Die Voraussetzungen des Paragraphen 31a BtMG werden bei harten Drogen wegen des entgegenstehenden öffentlichen Interesses grundsätzlich verneint.

Nicht alles, was keine »geringe Menge« ist, ist deshalb gleich eine »nicht geringe Menge«. Dazwischen liegt das, was man als eine »normale Menge« bezeichnen könnte. In Paragraph 29 BtMG steht: »In besonders schweren Fällen ist die Strafe Freiheitsstrafe nicht unter einem Jahr. Ein besonders schwerer Fall liegt in der Regel vor, wenn der Täter ... mit Betäubungsmitteln in nicht geringer Menge Handel treibt, sie in nicht geringer Menge besitzt oder abgibt.« Der Bundesgerichtshof hat für diese Menge einen Richtwert von 7,5 Gramm THC (je nach Qualität zwischen 50 und 150 Gramm Haschisch/Marihuana) angesetzt. Laut Bundesverfassungsgericht (BVerfGE 90, 145 [170]) kann diese Grenze »zur Vermeidung einer im Blick auf Art und Menge des eingeführten Betäubungsmittels als unangemessen hoch angesehenen Strafe« von Gerichten im Einzelfall auch höher angesetzt werden.

Was sind »weiche Drogen«?

Ursprünglich hat man unter dem Begriff »weiche Drogen« alle Rauschmittel verstanden, die nicht körperlich abhängig machen. Diese Definition ist schon insofern problematisch, als die Trennung zwischen rein psychischem und körperlichem Suchtpotential zunehmend ins Wanken gerät. Auch wer etwa spielsüchtig ist und zur Abstinenz gezwungen wird, entwickelt Entzugsymptome wie Depressionen, Unruhe und Nervosität. Wenn aber eine Abhängigkeit, die nicht mit der Aufnahme irgendwelcher Stoffe verbunden ist, bereits körperliche Krankheitsbilder produziert, dann ist die Grenze zwischen psychischer und physischer Sucht nicht mehr präzise zu ziehen.

Läßt man dieses Problem einmal außer acht und hält sich streng an die klassische Definition, dann gehören Haschisch, Marihuana, LSD, halluzinogene Pilze, Meskalin, Ecstasy, Amphetamine (»Speed«), Crack und Kokain zu den weichen Drogen. Nikotin, Alkohol, Tranquilizer, Schlafmittel, Opium, Heroin und selbst Koffein sind dann harte Drogen, denn sie machen körperlich abhängig. Ich denke, das zeigt deutlich, wie unsinnig und irreführend diese Definition ist.

In der Praxis verstehen viele ausschließlich Haschisch und Marihuana als »weiche Drogen«. Dies ist auch sicherlich durch die niederländische Drogenpolitik bedingt, die Cannabis Anfang der siebziger Jahre entkriminalisierte, um es vom Markt der harten Drogen abzutrennen. Die weichen Drogen bekommt man im Coffeeshop, aber da bekam man eben bis vor kurzem nur Haschisch und Marihuana, inzwischen sind dort noch die halluzinogenen Pilze dazugekommen. Pragmatisch könnte man also weiche Drogen als diejenigen definieren, deren Erwerb die niederländische Regierung nicht unter Strafe stellt.

Zugrunde liegt hier natürlich nicht mehr nur das Kriterium der körperlichen Abhängigkeit, sondern das der relativen Ungefährlichkeit. Dies erscheint mir auch der vernünftige Ansatz. Wenn man schon mit den wenig sinnvollen Begriffen »harte und weiche Drogen« hantieren muß, wäre meines Erachtens die folgende Aufteilung noch am ehesten zu vertreten (mein Maßstab für die relative Gefährlichkeit einer Droge ist dabei einfach die Wahrscheinlichkeit, mit der ein Konsument durch sie ernsthafte persönliche Schwierigkeiten bekommt, also z. B. auf die Substanz selbst dann nicht verzichten kann, wenn sie ihn offensichtlich schädigt und sein Leben erheblich einschränkt):

- weiche Drogen: Haschisch, Marihuana, Koffein, LSD, halluzinogene Pilze, Meskalin,
- harte Drogen: Amphetamine, Kokain, Heroin, Nikotin.

Opium, Alkohol und Ecstasy nehmen hier eine Mittelstellung ein. Alle drei Substanzen können bei übermäßigem oder Dauergebrauch schwerste gesundheitliche Schäden verursachen, und Alkohol sowie Opium besitzen ein bemerkenswertes Suchtpotential. Allerdings tragen die meisten Benutzer keine Schäden davon, weil sie in der Lage sind, ihren Konsum zu kontrollieren. Natürlich fließen auch hier die Grenzen, und viele Konsumenten nehmen für sich in Anspruch, daß sie sehr wohl in der Lage seien, selbst Speed, Kokain und sogar Heroin kontrolliert und suchtfrei zu gebrauchen. Das soll nicht bestritten werden. Mein Kriterium ist einfach das erfahrungsgemäß abzuschätzende Risiko, nach mehrmaligem Konsum auf einer Droge »hängenzubleiben«, also entgegen seinem ursprünglichen Willen nicht mehr aufzuhören bzw. aufhören zu können.

Um zum schweren Alkoholiker zu werden, muß man normalerweise viele Monate, wenn nicht Jahre, regelmäßig große Mengen Alkohol trinken. Ist die Sucht einmal da, ist es ein extrem harter Weg, wieder herauszufinden, und häufig muß man den Rest seines Lebens unter schweren Folgeschäden leiden. Allerdings hat man eine längere »Galgenfrist« als bei vielen anderen harten Drogen. Auch wer über einige Wochen hinweg exzessiv säuft, muß noch keine körperliche Abhängigkeit fürchten und kann seinen Alkoholkonsum theoretisch problemlos einschränken oder beenden.

Opium wird in vielen asiatischen Ländern traditionell als Medikament und Rauschmittel benutzt. Dauergebrauch kann zu schwerer körperlicher Abhängigkeit führen, die sich prinzipiell von der Heroinsucht kaum unterscheidet. Doch gelingt es den meisten Benutzern – im Gegensatz zu Heroin-Usern –, ihren Verbrauch so zu mäßigen, daß keine Sucht entsteht.

Ecstasy macht nicht körperlich abhängig. Allerdings kann häufiger Konsum zu schwersten Depressionen, Hirnschäden, Epilepsie und anderen dramatischen Problemen führen. Neuere Untersuchungen zeigen deutlich, daß die allermeisten Benutzer nur alle vier Wochen oder seltener Ecstasy nehmen. Bei solchen Abständen sind ernsthafte gesundheitliche Schäden eher unwahrscheinlich, und auch von einer psychischen Abhängigkeit im engeren Sinne kann nicht gesprochen werden.

Am besten wäre es eigentlich, man würde die Unterteilung in harte und weiche Drogen einfach aufgeben, denn sie kann nicht wirklich sinnvoll und widerspruchsfrei vorgenommen werden. Zudem suggeriert sie, als ob weiche Drogen nicht »richtig« wirkten, also nur einen schwachen Rausch verursachen könnten. Das Gegenteil ist richtig: Die stärksten Räusche, in Hinblick auf ihre bewußtseinsverändernden Wirkungen, vermitteln die weichen Drogen Cannabis und die große Gruppe der Halluzinogene.

Die harten Drogen Kokain und Heroin sind in ihrer Wirkung vergleichsweise primitiv. Stark vereinfachend gesagt, fördern beide lediglich das Wohlbefinden, Kokain durch eine hauptsächlich aufputschende, Heroin durch eine in erster Linie schmerzstillende und entspannende Wirkung. Wer eine normale Dosis dieser Substanzen zu sich genommen hat, kann auch berauscht seinen täglichen Tätigkeiten nachgehen, ohne in seiner Handlungsfähigkeit allzu dramatisch eingeschränkt zu sein und ohne seiner Umgebung besonders aufzufallen.

Das ist bei Halluzinogenen und auch bei Cannabis praktisch unmöglich. Niemand nimmt LSD, bevor er zur Arbeit geht, da ihn der Rausch viel zu sehr in Anspruch nimmt, um für die Forderungen und Belastungen der Außenwelt zugänglich zu sein. Zwar rauchen viele exzessive Cannabisbenutzer auch vor und während der Arbeit, doch wird hier nur ein schwacher Rausch angestrebt, vielleicht vergleichbar dem Kaffee mit Cognac, wie er in manchen Firmen vor dem Frühstück getrunken wird … Bei einem »richtigen« Rausch besteht weder das Interesse an noch die Fähigkeit zu besonderen Arbeitsleistungen.

Ich bin überzeugt davon, daß genau dies auch ein wichtiger Grund ist, warum weiche Drogen nicht zur Abhängigkeit führen. Sie sind nicht in den Arbeitsalltag integrierbar. Sie sind der Freizeit vorbehalten, und man stellt seinen Konsum entsprechend darauf ein.

Die tödlichste aller Drogen, nämlich der Tabak, erzeugt keinerlei bedeutsamen Rausch und kann daher ohne bemerkenswert einschränkende Effekte ständig konsumiert werden. Dementsprechend fehlen auch »natürliche« Mechanismen, die zu einer Rauchdisziplin führen könnten. Die Zigarette aus der Schachtel ist wie gesagt immer und sofort verfügbar und scheinbar in der Lage, fast jedes Bedürfnis zu unterstützen: Man raucht genauso zur Entspannung wie zur Anregung. Rauchen kann das Hungergefühl unterdrücken, aber nach dem Essen schmeckt der Glimmstengel auch besonders gut. Hier mag ein Grund zu suchen sein, warum immer noch so viele Menschen rauchen, obwohl die extremen Gesundheitsrisiken mittlerweile allgemein bekannt sein dürften.

Weitere Fragen

Ist Cannabis als Medizin erlaubt?

Ein (psychotroper und medizinisch wirksamer) Wirkstoff von Cannabis, Delta-9-THC (Dronabinol/Marinol), wurde am 1. 2. 1998 in die Anlage III des BtMG umgestuft. Er kann daher jetzt verschrieben werden. Allerdings braucht eine Apotheke für die notwendige Einfuhr eine spezielle Genehmigung des Bundesamts für Arzneimittel und Medizinprodukte (BAM), die schwer zu bekommen sein dürfte. Der Arbeitsgemeinschaft Cannabis als Medizin (ACM) zufolge sprach ein Mitarbeiter des BAM von sechs Monaten, die Genehmigung und Import brauchen könnten. Nach Auskunft von Apothekern soll Marinol ab dem Jahr 2000 direkt in der Bundesrepublik vertrieben werden, die Hürden der Auslandsbestellung entfielen dann also. Nach dem Urteil des Bundesverfassugsgerichts vom 8.2.2000 (s. S. 180) scheint sich eine Lockerung des Verbots von Cannabis als Medikament anzubahnen.

Sind Samenbesitz und Anbau erlaubt?

Hanfanbau ist zwar inzwischen erlaubt, aber nur für landwirtschaftliche Betriebe ab einer gewissen Größe und nur für den Anbau zugelassener Nutzhanfsorten.

Als Nutzhanf werden Cannabispflanzen bezeichnet, die aufgrund ihres geringen THC-Anteils nicht als Droge, sondern ausschließlich als Faserproduzent dienen können.

Der Umgang mit Hanfsamen war bis zum 1. 2. 1998 legal. Doch durch Änderungen des BtMG sind jetzt nur noch Samen, die »nicht zum unerlaubten Anbau bestimmt« sind, von der Anlage I des BtMG ausgeschlossen. Die anderen stehen damit rechtlich mit Haschisch, aber auch mit Heroin auf einer Stufe.

Wer einige Samen für mehrere Mark pro Stück oder zusammen mit z. B. Pflanzenbeleuchtungsanlagen kauft oder verkauft, macht sich daher strafbar.

Wie ist das mit dem Führerscheinentzug?
(s. a. das Kapitel »Haschisch, Marihuana und der Führerschein«)

Seit dem 1. 8. 1998 gilt folgende Regelung (Paragraph 24a Straßenverkehrsgesetz): Wer beim Autofahren THC im Blut hat, begeht eine Ordnungswidrigkeit. Anders als bei Alkohol (Promillegrenze) gibt es dafür keine Mindestkonzentration. Man muß mit einem Bußgeld von bis zu 3000 Mark, Fahrverbot bis zu drei Monaten und Punkten in Flensburg rechnen.

Beim ersten Verstoß werden laut Verkehrsministerium in der Regel eine Geldbuße von 500 Mark, ein Monat Fahrverbot und vier Punkte fällig.

Für einen Straftatbestand (»Trunkenheit im Verkehr«, Paragraph 316 StGB) reicht die bloße Feststellung von Drogenkonsum jedoch nicht aus. Das hat der Bundesgerichtshof beschlossen (Az: 4 StR 395/98).

Seit dem 1. 1. 1998 ist allerdings die Fahrerlaubnisverordnung (FEV) in Kraft, die eine deutliche Verschärfung der Rechtspraxis vorsieht. Danach gelten Drogenkonsumenten prinzipiell als nicht fahrtauglich, völlig unabhängig davon, ob sie strikt zwischen Konsum und Autofahren trennen oder nicht. Eine mögliche Ausnahme sind Cannabiskonsumenten, sofern sie nur gelegentlich konsumieren und keinerlei andere Drogen benutzen, auch nicht Alkohol.

Dürfen Polizisten »wegsehen«?
Sie dürfen es nicht. »Die Behörden und Beamten des Polizeidienstes haben Straftaten zu erforschen und alle keinen Auf-

schub gestattenden Anordnungen zu treffen, um die Verdunkelung der Sache zu verhüten.« Für die Staatsanwaltschaft und das Gericht sieht das BtMG die Möglichkeit vor, von der Verfolgung abzusehen bzw. einen Prozeß einzustellen. Polizisten haben, anders als z. B. in den Niederlanden, kein vergleichbares Recht. Theoretisch riskieren Polizisten beim Wegsehen sogar eine höhere Strafe (für »Strafvereitelung im Amt«) als der Drogenbesitzer.

Erfahrungsgemäß ist es allerdings so, daß es auch Polizisten zu geben scheint, die manchmal wohlmeinend absichtlich etwas nicht sehen. Wenn etwa bei einer Hausdurchsuchung die heimische »Hanfplantage« als Papyruszucht diagnostiziert wird, dann liegt das wohl nur in Ausnahmefällen an der Unwissenheit des Beamten. Anstatt ob dieser – bewußten oder auch unbeabsichtigten – Form der »Solidarität« dankbar zu sein, entblöden sich viele Kiffer nicht, über die vermeintliche »Dummheit« der Beamten auch noch (etwa via Internet) hämische Witzchen zu reißen.

Wie gut sind Drogensuchhunde?

Es sind viele Methoden im Umlauf, die sich kaum oder gar nicht dazu eignen, Suchhunde bei ihrer Arbeit zu behindern. Dazu gehört der Pfeffer zum Betäuben des Geruchssinns genauso wie Plastiktüten zum Verpacken (da diese Gerüche durchlassen).

Cannabis ist für den Drogensuchhund eine leichtere Beute als z. B. Kokain oder LSD. Dennoch haben diese Hunde ihre Schwächen. Angeblich können sie bei Höhen über 1,80 Meter nicht mehr viel riechen, weil sich der Geruch von »gut verpacktem« Cannabis nicht so weit verbreitet. »Gut verpackt« ist es etwa in einem gasdichten Glas- oder in einem verschweißten Metallbehälter, aber auch nur dann, wenn die Außenseite nicht mit Cannabisspuren verunreinigt ist.

Für eine Karriere als Drogenschnüffler braucht ein Hund seinen ausgeprägten Spieltrieb. Mit mehr oder weniger Erfolg versuchen manche Kiffer, dies auszunutzen, um den Hund abzulenken. Noch größere Ablenkung versprechen sich einige aber vom Sexualtrieb dieser Tiere. Es soll nicht wenige Suchhunde (Rüden) geben, die beim Anblick (und Geruch!) einer Hundedame alles andere vergessen. Angeblich werden Karotten von Suchhunden auch für Haschisch gehalten, und eine gut verpackte leckere Wurst war in einigen Fällen auch anziehender als der Drogengeruch.

Was droht Drogenkonsumenten bei der Musterung?

Bei der Musterung verlangt man eine Urinprobe. Diese wird aber nicht auf Drogen untersucht. Einige hoffen, mit eingestandenem Drogenkonsum um den Wehrdienst herumzukommen. Zumindest bei Cannabis hilft das jedoch nicht. Es gibt also eigentlich keinen guten Grund, Drogenkonsum zu gestehen. Wer es dennoch tut, hat aber auch kaum Folgen zu befürchten: Viele werden zum Psychologen geschickt. Das ist lästig, aber harmlos. Außerdem darf man im Dienst nicht Auto fahren und nicht mit Waffen umgehen. Schwerwiegendere Folgen sind allerdings nicht zu befürchten, da die Ärzte der Schweigepflicht unterliegen.

Was tun, wenn man Probleme mit der Polizei hat?

Ist man von der Polizei »erwischt« worden, schadet man sich am wenigsten, wenn man die Aussage verweigert. Man muß nur Angaben zur Person (Name, Wohnsitz, Geburtsdatum und -ort) machen. Entlastende Aussagen sind später immer noch möglich. Belastende Aussagen kann man zwar widerrufen, aber nicht mehr ungesagt machen. Eine Aussageverweigerung wird in keinem Fall als Schuldeingeständnis gewertet. Das wissen die Polizisten natürlich auch, und sie nutzen verständlicherweise alle legalen Möglichkeiten, um den »Täter« zum Reden zu bringen. Sehr oft behaupten die Beamten, daß man seine Situation erheblich verbessern könne, indem man die Straftat zugibt, den Name des Dealers nennt und andere Konsumenten denunziert. Die Polizei hat aber keinerlei direkten Einfluß auf das Strafmaß, sie darf einen »kooperationsbereiten« Täter auch nicht wieder laufenlassen.

Im Umgang mit der Polizei ist es hilfreich, wenn man höflich und selbstbewußt auftritt. Auch wenn es mit einem Beamten zu einem »halb privaten« Gespräch außerhalb der offiziellen Vernehmung kommen sollte, bedenke man, daß alles und jedes, was man sagt, gegen einen verwendet werden kann! Polizisten sind dazu ausgebildet, das Redebedürfnis von Menschen, die unter Streß stehen, auszunutzen, um so zu im Prozeß verwertbaren Aussagen zu kommen. Unabhängig davon, wie freundlich die Beamten sind, man sollte sich vor Augen führen, daß ihr vorrangiges Interesse am Verhafteten darin besteht, ihn seiner Straftat zu überführen. Die Äußerung »Wir wollen Ihnen doch nur helfen« ist denn auch in den meisten Fällen nicht wörtlich zu nehmen. Der Verhaftete soll vielmehr mit allen legalen Mitteln dazu gebracht werden, Dinge zu sagen, die er nach Rücksprache mit seinem Anwalt niemals von sich gegeben hätte.

Es kann auch nicht schaden, sich Name und Dienstnummer der Beamten geben zu lassen und aufzuschreiben. Wenn die Polizisten etwas unternehmen, das einem seltsam (illegal) vorkommt, z. B. eine Hausdurchsuchung ohne Durchsuchungsbefehl, dann sollte man dagegen Widerspruch einlegen (aber nicht während der Aktion eingreifen!), und zwar schriftlich oder »zur Niederschrift« (diktieren).

Werden Gegenstände konfisziert, kann man sich Art und Menge quittieren lassen. Allerdings soll es schon vorgekom-

men sein, daß die Polizisten eine geringere Menge Cannabis
ablieferten, als sie tatsächlich mitgenommen hatten. Das nutzt
jedoch nicht nur den Gesetzeshütern, es kann auch dem Exbe-
sitzer eine geringere Strafe bescheren.

Wer hilft mir, wenn es zum Prozeß kommt?
Wenn nicht die Staatsanwaltschaft die Ermittlungen wegen
Geringfügigkeit einstellt, es also zum Prozeß kommt, sollte
man sich einen Rechtsanwalt suchen. Eine Akteneinsicht darf
ausschließlich ein Anwalt nehmen. Für bestimmte bedürftige
Gruppen (Schüler, Studenten usw.) gibt es beim zuständigen
Gericht einen Rechtsberatungsschein. Wer diesen Schein hat,
kommt bei der Beratung durch einen Anwalt billiger weg. Wer
Hilfe braucht, z. B. bei der Suche nach einem geeigneten Anwalt,
kann sich an die »Alternative Grüne Hilfe« oder die »Grüne
Hilfe« wenden.

Nicht nur wer einmal in die Verlegenheit kommen könnte,
die Grüne Hilfe zu brauchen, ist aufgerufen, schon jetzt zu
spenden (siehe »Nützliche Adressen«).

Grüne Hilfen

Alternative Grüne Hilfe
Die Alternative Grüne Hilfe vermittelt kostenfrei und bundesweit Rechtsanwälte bei rechtlichen Problemen mit Polizei, Führerscheinstelle, Arbeitsplatz oder ähnlichem aufgrund von Konsum natürlicher Drogen; Ärzte im Falle einer medizinischen In-
dikation, z. B. für Cannabismedikamente (etwa Asthma) oder
bei Suchtproblemen.

Die Alternative Grüne Hilfe versucht, Erstkonsumenten
(meist jüngeren Alters) natürlicher Drogen vor dem sozialen

Abstieg (unter anderem durch die Folgen einer etwaigen Strafverfolgung oder durch den Entzug der familiären Unterstützung) zu bewahren und sie vor einem Verlust der Perspektiven
zu schützen. Sie bietet kostenlose Beratungen an, besucht Familien auf Wunsch auch zu Hause. Die Mitglieder des Vereins
führen Gespräche mit den Konsumenten, muntern zu sportli-
chen Aktivitäten auf und arbeiten in diesem Punkt mit verschiedenen Sportvereinen zusammen. Die Alternative Grüne
Hilfe unterstützt Personen, die z. B. wegen Hanfbesitzes den
Führerschein entzogen bekommen sollen, und pflegt eine Lite-
ratursammlung über das Thema Hanf und mehr. Der Entzug
der Fahrerlaubnis bedeutet für viele Familien die Arbeitslosig-
keit, ist jedoch mit geeignetem Hintergrundwissen vermeidbar.
Die Alternative Grüne Hilfe betreut bereits inhaftierte Strafge-
fangene, sucht Patenschaften für sie (Buchspenden etc.) und
beobachtet auf Wunsch auch die Verhandlungen. Zusätzlich
versendet sie Referenten in die ganze Bundesrepublik, die sich
mit den obigen Themen bestens auskennen und mit empiri-
schen Zahlen aufwarten können. Diese Referenten besuchen
Schulen, Elternpflegschaftsversammlungen, Polizeidienststel-
len, Ausbildungsbetriebe und ähnliche Institutionen.

Grüne Hilfe

Die Idee der Grünen Hilfe geht auf den Psychedeliker und Me-
dienexperimentator Werner Pieper[171] zurück. Seine Anregung
war, daß Cannabiskonsumenten Menschen, die wegen Haschischhandel im Gefängnis sitzen, solidarisch unterstützen.

Inzwischen ist die Grüne Hilfe eine Ansammlung von (sehr
wenigen) Aktivisten, die sich teilweise bis hin zur völligen
Selbstausbeutung um die Nöte von Menschen kümmern, die
wegen Hanf mit dem Gesetz in Konflikt geraten sind. Spenden
gibt es kaum, beleidigende Anrufe und eine dumpfe Anspruchs-

haltung dafür öfter. Viele Cannabisfreunde sehen keinerlei Grund, sich in irgendeiner Weise zu engagieren, bis es sie selbst erwischt. Bei Problemen wird dafür oft um so selbstverständlicher nach der Grünen Hilfe geschrien, die einen dann aus den rechtlichen Schwierigkeiten herauspauken soll.

Konzepte, die auf Freiwilligkeit und Eigeninitiative beruhen, haben leider nur in den seltensten Fällen Erfolg. Vermutlich wird nur ein herkömmliches Vereinsmodell als Unterstützung der Hanfprohibitionsopfer funktionieren können: Wer Mitglied ist und brav seine Beiträge bezahlt, darf mit juristischer Unterstützung in Prozessen rechnen, und wer ins Gefängnis kommt, erhält dann Besuche und »Care«-Pakete – ein Gedanke, der vielen (zu Recht) nicht gefällt, was wohl auch der Grund ist, warum bisher alle Aktivisten, die sich unter der Bezeichnung Grüne Hilfe engagieren, davon Abstand genommen haben. Doch wie sollen Menschen auf Dauer anderen helfen können, wenn die finanziellen Mittel (die in der Regel aus der eigenen Tasche der Helfer stammen) hinten und vorne nicht reichen und man dem Ansturm Hilfesuchender mangels Mitstreiter nicht gewachsen sein kann?

Würde die Summe von etwa 5 Euro pro Monat nur von jedem fünften Cannabisfreund aufgebracht, könnte die Grüne Hilfe mit etwas 5 Millionen Euro Monatsbudget operieren. Ein Betrag, mit dem sich sicherlich auch in Richtung Entkriminalisierung/Legalisierung viel bewegen ließe. Für Spendenwillige ist deshalb in den »Nützlichen Adressen« am Ende des Buches eine Bankverbindung angegeben.

Haschisch, Marihuana und der Führerschein

(s. a. den Abschnitt »Wie ist das mit dem Führerscheinentzug?« auf S. 226)

Auch wenn der von der Polizei festgestellte Besitz kleiner Mengen Cannabis keinerlei strafrechtliche Folgen haben mag, kann es doch sehr viel Ärger geben, insbesondere mit dem Führerschein. Jedes Drogendelikt wird automatisch der Führerscheinstelle gemeldet. Diese verlangt dann eine fachärztliche Untersuchung, die man selbst bezahlen muß. Hier wird ein Urintest oder (seltener) eine Haarmineralanalyse durchgeführt. Fällt dieser Test positiv aus oder wird er verweigert, ist der Führerschein erst einmal weg. Rechtsmittel gegen einen Test haben nur Sinn, wenn dieser zu Unrecht angeordnet wurde. Hier kann man auf den Rat eines Anwalts wohl kaum verzichten. Um den Führerschein zurückzuerhalten, muß man wie gesagt mindestens ein halbes Jahr zu kurzfristig bekanntgegebenen Kontrollen gehen, die alle negativ ausfallen müssen, damit der Delinquent seinen Führerschein zurückerhalten kann. Außerdem droht bei einem zweiten positiven Testergebnis eine medizinisch-psychologische Untersuchung (MPU), die bestanden werden muß, um wieder Auto fahren zu dürfen.

Folgenden Text fand ich auf einer Internetseite der Polizei: »Hat jemand ein Fahrzeug unter Rauschgifteinfluß geführt (§§ 315c/316 StGB), erfolgt eine Verurteilung wie bei ›Trunkenheit im Verkehr‹. Die Folgen:

- Entzug der Fahrerlaubnis
- Sperre für einen neuen Führerschein (mind. 6 Monate)
- Medizinisch-psychologische Untersuchung nach Ende der Sperrfrist, vor Neuerteilung eines Führerscheins

- Geld- oder Freiheitsstrafe
- 7 Punkte in der Verkehrssünderkartei
- Eingeschränkte Versicherungsleistungen

Wer weiß schon, daß der Führerschein selbst dann in Gefahr ist, wenn kein Fahrzeug gelenkt wurde? Wenn die Polizei feststellt, daß eine Person ab 16 Jahre Kontakt mit Drogen hat (Erwerb, Besitz, Konsum, Weitergabe, Handel), muß sie die zuständige Führerscheinstelle informieren. Die Behörde prüft dann, ob der/die Betroffene zum Führen von Fahrzeugen geeignet ist. Dies schließt in der Regel eine teure medizinisch-psychologische Untersuchung und Laborkontrollen ein. Fällt die Überprüfung negativ aus, wird die Fahrerlaubnis entzogen oder eine beantragte Fahrerlaubnis nicht erteilt. Eine spätere Wiedererteilung der Fahrerlaubnis muß selbst beantragt werden, wie von Führerscheinneulingen.

Maßnahmen der Führerscheinstelle: fachärztliche Gutachten (Drogenscreening) zur Feststellung des regelmäßigen Drogenkonsums auf der Grundlage von Urin- und/oder Haarproben (Termine werden als Stichprobe kurzfristig festgesetzt). Wird Rauschgiftkonsum nachgewiesen oder die Abgabe der Probe verweigert, erfolgt eine medizinisch-psychologische Untersuchung. Bei Nichtbestehen: keine Erteilung bzw. Entziehung der Fahrerlaubnis.«

Seit dem 1. 1. 1999 gilt eine bundeseinheitliche Verfahrensweise für den Entzug der Fahrerlaubnis. In Anlage 4 der Bundesratsdrucksache werden »Eignungsmängel« klar definiert und klassifiziert. Demnach gelten Drogenkonsumenten im Sinne des BtMG (Betäubungsmittelgesetz) prinzipiell als nicht fahrtauglich.

Ausgenommen hiervon sind gelegentliche Konsumenten von Haschisch und Marihuana. Bei regelmäßiger Einnahme von

Cannabis wird allerdings ebenfalls die Fahrtauglichkeit für alle Führerscheinklassen verneint. Wer also gegenüber der Polizei zugibt, regelmäßig Haschisch oder Marihuana zu rauchen, ist seinen Führerschein für mindestens ein halbes Jahr los und muß anschließend zur MPU.

Bei gelegentlicher Einnahme von Cannabis wird die Fahrtauglichkeit unter bestimmten Voraussetzungen bejaht. Diese sind »Trennung von Konsum und Fahren und kein zusätzlicher Gebrauch von Alkohol oder anderen psychoaktiv wirkenden Stoffen, keine Störung der Persönlichkeit, kein Kontrollverlust«. Dies wird eben mit der MPU festgestellt. Dabei hat der Gesetzgeber leider offengelassen, was genau unter gelegentlichem und was unter regelmäßigem Konsum zu verstehen ist. Ich habe schon bayrische Politiker gehört, die die Ansicht vertraten, gelegentlicher Konsum läge vor, wenn maximal fünfmal pro Jahr Cannabis konsumiert würde, alles, was darüber läge, wäre folglich regelmäßiger Konsum.

Es liegt im Ermessen des zuständigen Sachbearbeiters, Arztes oder Psychologen, ob man als regelmäßiger Konsument eingestuft wird und damit seinen Führerschein verliert oder ob man mit einem blauen Auge davonkommt und noch als gelegentlicher Konsument betrachtet wird. Ferner sind die Drogentests und die MPU, denen man sich unterziehen muß, wenn man im Besitz oder beim Konsum von Cannabis erwischt wird, recht teuer.

Die preiswerteste Variante wäre, den Führerschein freiwillig abzugeben. In dem Fall wird lediglich die Gebühr für die Anordnung zum Drogenscreening fällig. Die angeordnete Blut- oder Urinanalyse schlägt mit zirka 250,- DM zu Buche, eine Haaranalyse kostet um die 350,- DM, und eine MPU kann weit über DM 800,- kosten (Stand 1999). Da man bei Verstoß gegen das BtMG nicht davon ausgehen darf, die MPU im ersten Anlauf zu schaffen, fällt dieser Betrag häufig mehrmals an. Die Durchfallquote bei der MPU liegt bei zirka 75 Prozent.

Hier der entsprechende Gesetzestext, Auszüge aus der Fahrerlaubnisverordnung (FEV):

»... 8. Entziehung oder Beschränkung der Fahrerlaubnis, Anordnung von Auflagen § 46 Entziehung, Beschränkung, Auflagen (1). Erweist sich der Inhaber einer Fahrerlaubnis als ungeeignet zum Führen von Kraftfahrzeugen, hat ihm die Fahrerlaubnisbehörde die Fahrerlaubnis zu entziehen. Dies gilt insbesondere, wenn Erkrankungen oder Mängel nach den Anlagen 4, 5 oder 6 vorliegen oder erheblich oder wiederholt gegen verkehrsrechtliche Vorschriften oder Strafgesetze verstoßen wurde und dadurch die Eignung zum Führen von Kraftfahrzeugen ausgeschlossen.

(2) Erweist sich der Inhaber einer Fahrerlaubnis noch als bedingt geeignet zum Führen von Kraftfahrzeugen, schränkt die Fahrerlaubnisbehörde die Fahrerlaubnis so weit wie notwendig ein oder ordnet die erforderlichen Auflagen an, die Anlagen 4, 5 und 6 sind zu berücksichtigen.

(3) Werden Tatsachen bekannt, die Bedenken begründen, daß der Inhaber einer Fahrerlaubnis zum Führen eines Kraftfahrzeugs ungeeignet oder bedingt geeignet ist, finden die §§ 11 bis 14 entsprechend Anwendung.

(4) Die Fahrerlaubnis ist auch zu entziehen, wenn der Inhaber sich als nicht befähigt zum Führen von Kraftfahrzeugen erweist. Rechtfertigen Tatsachen eine solche Annahme, kann die Fahrerlaubnisbehörde zur Vorbereitung der Entscheidung über die Entziehung die Beibringung eines Gutachtens eines amtlich anerkannten Sachverständigen oder Prüfers für den Kraftfahrzeugverkehr anordnen. § 11 Abs. 6 bis 18 ist entsprechend anzuwenden.

(5) Mit der Entziehung erlischt die Fahrerlaubnis. Bei einer ausländischen Fahrerlaubnis erlischt das Recht zum Führen von Kraftfahrzeugen im Inland.«

Nachstehend wird nur Paragraph 14 auszugsweise wiedergegeben, da er im Rahmen der Drogenproblematik die Spezialnorm darstellt:

»§ 14 Klärung von Eignungszweifeln in Hinblick auf Betäubungsmittel und Arzneimittel.

(1) Zur Vorbereitung von Entscheidungen über die Erteilung oder die Verlängerung der Fahrerlaubnis oder über die Anordnung von Beschränkungen oder Auflagen ordnet die Fahrerlaubnisbehörde an, daß ein ärztliches Gutachten (§ 11 Abs. 2 Satz 3) beizubringen ist, wenn Tatsachen die Annahme begründen, daß 1. Abhängigkeit von Betäubungsmitteln im Sinne des Betäubungsmittelgesetzes in der Fassung der Bekanntmachung vom 1. März 1994 (BGBl. 15. 358), zuletzt geändert durch Artikel 4 des Gesetzes vom 26. Januar 1998 (BGBl. 1 5.160), in der jeweils geltenden Fassung, oder von anderen psychoaktiv wirkenden Stoffen, 2. Einnahme von Betäubungsmitteln im Sinne des Betäubungsmittelgesetzes oder 3. Mißbräuchliche Einnahme von psychoaktiv wirkenden Arzneimitteln oder anderen psychoaktiv wirkenden Stoffen vorliegt. Die Beibringung eines ärztlichen Gutachtens kann angeordnet werden, wenn der Betroffene Betäubungsmittel im Sinne des Betäubungsmittelgesetzes widerrechtlich besitzt oder besessen hat. Das ärztliche Gutachten nach Satz 1 Nr. 2 oder 3 kann auch von einem Arzt, der die Anforderungen an den Arzt nach Anlage 14 erfüllt, erstellt werden. Die Beibringung eines medizinisch-psychologischen Gutachtens kann angeordnet werden, wenn gelegentliche Einnahme von Cannabis vorliegt und weitere Tatsachen Zweifel an der Eignung begründen.

(2) Die Beibringung eines medizinisch-psychologischen Gutachtens ist für die Zwecke nach Absatz 1 anzuordnen, wenn 1. Die Fahrerlaubnis aus einem der in Absatz 1 genannten Gründe entzogen war oder 2. zu klären ist, ob der Betroffene noch abhängig ist oder – ohne abhängig zu sein – weiterhin die in Absatz 1 genannten Mittel einnimmt.«

Ich versuche mich mit einer Deutung des Gesetzestextes, wobei anzumerken ist, daß selbst Anwälte, die sich in der Materie sehr gut auskennen, mit der Interpretation ihre Schwierigkeiten haben. Die Sachlage ist nicht in allen Punkten eindeutig. Wem nachgewiesen wird, daß er unter Cannabiseinfluß Auto fuhr, ist seinen Führerschein in jedem Fall los.

Wenn man allerdings nicht gerade mit dem Joint in der Hand durch die Gegend fährt und dabei erwischt wird oder sich selbst gegenüber der Polizei bezichtigt, dürfte der Nachweis ausgesprochen schwierig bis unmöglich sein. Es gibt, im Unterschied zu Alkohol, keinen Test, der belegen kann, *wann* Cannabis konsumiert wurde.

Trotzdem kann ein Nachweis von THC im Rahmen einer Verkehrskontrolle zu einem hohen Bußgeld (bis DM 3000) und dem ein- bis dreimonatigen Entzug des Führerscheins führen. Aufgrund der FEV vom 1. 1. 1999 müßte anschließend auf jeden Fall eine MPU erfolgen.

Wenn der Konsum weiterer Drogen (außer Cannabis) nachgewiesen wird, muß man grundsätzlich von einem Führerscheinentzug ausgehen. Dies ist z. B. dann der Fall, wenn eine aufgrund von Cannabisbesitz angeordnete Urin- oder Haarmineralanalyse noch andere Drogen anzeigt. Selbst das Eingeständnis von gelegentlichem Alkoholkonsum kann die Anordnung einer MPU nach sich ziehen. Hierbei ist es unerheblich, ob regelmäßiger Drogenkonsum vorliegt, und es spielt auch keine Rolle, wenn glaubhaft gemacht werden kann, daß der

Delinquent niemals im berauschten Zustand ein Fahrzeug gelenkt hat.

Wer mit Cannabis erwischt wird, ohne ein Fahrzeug zu führen, muß davon ausgehen, daß eine Urin- oder Haaruntersuchung angeordnet wird. Ist diese zwei- bis dreimal negativ (kein Cannabis nachgewiesen), dürfte die Sache vorläufig erledigt sein. Fällt die Untersuchung positiv aus, ist der Führerschein für mindestens ein halbes Jahr weg, und man muß mit einer MPU rechnen. Wer da »durchfällt«, darf so lange kein Kfz führen, bis die MPU irgendwann bestanden wird.

Der Nachweis von Drogenkonsum: Schweiß-, Blut-, Urin- und Haarmineral- analyse-Tests

Nicht nur wer von der Polizei des regelmäßigen Cannabiskonsums verdächtigt wird, muß sich einem Drogentest (Screening) unterziehen: nachdem es amerikanische Firmen in großer Zahl vorgemacht haben, ziehen nun auch immer mehr europäische Unternehmen nach und testen ihre Mitarbeiter auf Drogenkonsum. Es nützt einem wenig, wenn man zwar als Gelegenheitskiffer nicht mehr strafrechtlich belangt wird, dafür aufgrund eines positiven Testergebnisses aber seinen Arbeitsplatz oder Führerschein verliert. Es ist daher nur zu verständlich, daß Menschen, die einen solchen Test vor sich haben, nichts unversucht lassen, um die Offenlegung ihrer Freizeitgewohnheiten zu vereiteln.

Teilweise wird mit unwirksamen, aber ausgesprochen riskanten Tricks versucht, ein positives Ergebnis zu verhindern. Einige von ihnen sind sogar gefährlich und gesundheitlich bedenklich. Im folgenden Kapitel möchte ich allgemein darüber informieren, wie Drogentests funktionieren und welche Einflüsse ein Ergebnis womöglich verfälschen können.*

Die Tests im einzelnen

Schweißtest

Inzwischen kommen auch sogenannte Drugwipes (auf deutsch etwa »Drogenwischer«) zum Einsatz. Der in der Bundesrepublik verwendete Drugwipe der Firma SecureTec sieht aus wie eine Mischung aus Reisezahnbürste und Fieberthermometer. Ein 0,2 Quadratzentimeter großes Saugvlies, das über die Oberfläche verdächtiger Verpackungen oder menschliche Haut gerieben wird, sammelt Drogenpartikel. Wasser als Reaktionsflüssigkeit zeigt nach maximal drei Minuten, ob es zuvor eine Berührung mit Rauschmitteln gegeben hat. Entgegen dem jetzt schon eingebürgerten Namen kann der Drugwipe Haschisch und Marihuana nicht im Achselschweiß nachweisen, andere Drogen schon. Dies ist jedoch kein Grund zum Aufatmen: Der Drugwipe wird beim THC-Nachweis eben über andere geeignete Körperpartien, wie etwa Mund oder Hände, gestrichen. Auch Gegenstände (Lenkrad, Schreibtisch etc.) können so untersucht werden.

Zur Zeit funktioniert dieser Einwegtest bei Heroin und Kokain einigermaßen, Amphetamine und Ecstasy können (noch) nicht nachgewiesen werden, bei Cannabis sind die Ergebnisse

---

* Natürlich sollten diese Informationen im wahrsten Sinne des Wortes nur informieren, keinesfalls ist damit eine Aufforderung zum Rechtsbruch beabsichtigt. Allerdings stellt nach meinem persönlichen Rechtsempfinden das Abliefern einer Haar- oder Urinprobe, von der der Delinquent ausgeht, daß sie zum Nachweis von Cannabis führen wird, eine Form der Selbstbezichtigung dar. Zur Selbstbezichtigung ist niemand verpflichtet. Urintests in deutschen Firmen sind erlaubt, wenn sie auf freiwilliger Basis durchgeführt werden und wenn ein begründbares Interesse des Arbeitgebers sowie die Zustimmung des Betriebsrats vorliegen.

ziemlich unzuverlässig. Wörtlich steht in der Anleitung der Herstellerfirma: »Bei der Untersuchung unbekannter Materialien, wie z. B. Pflanzenteile oder Harzplatten, empfehlen wir, *das Material zwischen den Fingern zu verreiben und die Finger mit Drugwipe® zu testen. Bei Harzplatten sollte die oberste Schicht mit einem spitzen Gegenstand abgekratzt und dann der Test durchgeführt werden.«** SecureTec wirbt damit, daß der Drugwipe schon bei Drogenmengen von einem Milliardstel Gramm zu einem Nachweis führt. Bei Cannabis ist dies ganz offensichtlich nicht der Fall, wie die Anleitung indirekt, aber unmißverständlich deutlich macht. Unter optimalen Testbedingungen reagierte der Drugwipe auf ein stecknadelkopfgroßes Stück gerade mal mit einer minimalen Verfärbung in Richtung Cannabis ...

Drugwipes zum Nachweis von Haschisch und Marihuana sind dementsprechend nicht sonderlich verbreitet. Das wird sich allerdings in absehbarer Zeit mit Sicherheit ändern. Experimentell arbeitet die Polizei gelegentlich schon jetzt mit sehr viel genaueren mobilen Testgeräten.

Eine in den USA sehr verbreitete Methode wird mittlerweile auch in Deutschland angeboten: Man wischt mit einem Tuch über irgendeinen Gegenstand, mit dem der Verdächtige Körperkontakt hatte, und läßt dieses anschließend in einem Labor analysieren. Hier sind die Ergebnisse ziemlich zuverlässig. Die Methode wird benutzt, um z. B. Mitarbeiter ohne deren Wissen zu überprüfen. Anti-Drogen-Programme propagieren Drugwipes, damit Eltern ihre Kindern (und umgekehrt) kontrollieren und gegebenenfalls anzeigen. Derart dramatische Verletzungen der Persönlichkeitsrechte finden bei uns seitens der Polizei bisher nicht statt, unter anderem auch deshalb, weil einfachere und günstigere Verfahren zur Verfügung stehen.

* Hervorhebung durch SecureTec.

Ein positives Ergebnis bei Drugwipes wird von Gerichten nicht anerkannt. Es führt daher automatisch zur Anordnung einer Urinprobe.

Bluttest
Bluttests sind (mit Ausnahme von Alkohol) in der Drogenkontrolle unüblich.

Urintests
Der mit Abstand am häufigsten angewandte Test ist die Untersuchung einer Urinprobe. Hierbei müssen zirka 60 Kubikzentimeter (das sind etwa drei Schnapsgläser voll) Urin abgegeben werden. Drei verschiedene Schnelltestverfahren kommen zur Anwendung:

1. Der EIA (Enzymimmunoassay), hauptsächlich in Form der EMIT (Enzym-Multiplied-Immunological-Technik),
2. der RIA (Radioimmunoassay) und
3. der FPIA (Fluoreszenz-Polarisations-Immunoassay).

Diese Tests weisen nicht in erster Linie das eigentliche THC nach (von dem sich im Urin nur noch wenig findet), sondern sein chemisches Abbauprodukt, die THC-Carbonsäure.

Ähnlich wie bei der Produktion von Impfstoffen werden geeignete Tiere zur Herstellung von Antikörpern verwendet. Befinden sich nun in der zu untersuchenden Körperflüssigkeit THC-Metaboliten, binden sich die zugefügten Antikörper an diese. Das kann mit verschiedenen Verfahren gemessen werden. Der EMIT-Test verwendet zum Nachweis ein Enzym. Befinden sich in der Körperflüssigkeit keine THC-Abbauprodukte, reagiert das Enzym mit den zum THC-Nachweis zugesetzten Antikörpern. Werden andere Chemikalien zugesetzt, findet keine weitere Reaktion mehr statt. Sind allerdings THC-Metaboliten vorhanden, so reagieren diese mit den zugefügten Antikörpern, das Enzym bleibt also ungebunden und reagiert entsprechend mit weiteren zugefügten Chemikalien. Die Mengen durch solche Wechselwirkungen entstandener Substanzen werden gemessen und dienen zum Nachweis des THC-Metabolitenanteils in der untersuchten Körperflüssigkeit.

Der RIA-Test funktioniert ähnlich, der Nachweis erfolgt aber über radioaktive Stoffe. Der RIA- ist genauer als der EMIT-Test, aber auch sehr viel teurer. Er kommt deswegen wesentlich seltener zur Anwendung.

In Deutschland wird wohl hauptsächlich der FPIA angewendet. Bei dieser Methode wird ein fluoreszierender Stoff und polarisierendes Licht verwendet. Er ist zuverlässiger als der EMIT.

Bei Fluoreszenz-Polarisations-Immunoassays wird der Markierungsstoff Fluorophor mit polarisiertem Licht angeregt. Dieser Test ist ebenfalls zum Nachweis der für das Verkehrsgeschehen wichtigsten Drogen und Medikamente geeignet. Beim Fluoreszenz-Polarisations-Immunoassay konkurrieren ein markiertes Antigen und der Analysestoff der Untersuchungsprobe um eine begrenzte Menge von Drogen-Antikörpern. Hier erfolgt die Anregung des Markierungsstoffes (Fluorophor) mit Lichtschwingungen einer bestimmten Ebene (= polarisiertes Licht).

Je höher die Bindungsdichte der in der Probe vorhandenen Drogen-Antigene ist, desto freier kann der Markierungsstoff Fluorophor rotieren. Vom Grad der Rotationsaktivität des Fluorophors ist wiederum der Grad der Polarisation des Fluoreszenzlichtes abhängig. Somit ergibt sich als Maß für die Konzentration der jeweiligen Drogen (Antigene) der Polarisationsgrad der durch sie beeinflußten Strahlung.

Auch beim FPIA lassen sich geringste Mengen von Drogen nachweisen. Den untersten Schwellenwert weist mit 25 Nanogramm pro Milliliter Untersuchungssubstanz (z. B. Urin) der Cannabiswirkstoff 11-Nor-delta-9-Tetrahydrocannabinol-9-carbon-Säure auf. Das heißt nichts anderes, als daß dieser Test auf Cannabis empfindlicher als auf jede andere Substanz reagiert.

Im gerichtsmedizinischen und klinisch-toxikologischen Bereich haben sich FPIA-Tests zum Nachweis der folgenden Medikamente bewährt:

- Schlafmittel (Barbiturate),
- Beruhigungsmittel (Benzodiazepine),
- das Antirheumatikum Propoxyphen,
- das Schmerzmittel Paracetamol sowie
- trizyklische Antidepressiva.

Wem der Gebrauch von Schlafmitteln oder Antidepressiva, besonders jedoch von Benzodiazepinen, zusätzlich zum Cannabiskonsum nachgewiesen werden kann, der muß eventuell allein aufgrund dieser Tatsache mit einer medizinisch-psychologischen Untersuchung (MPU) rechnen. Allerdings muß speziell auf diese Substanzen getestet werden, was wohl eher nicht die Regel ist.

Mit FPIA-Tests lassen sich die folgenden Drogen nachweisen:

- Haschisch und Marihuana,
- Morphin, Codein, Heroin,
- Methadon,
- Amphetamin/Metamphetamin sowie Amphetamin-Gruppentest,

- »Angelsdust« (Phencyclidin = PCP),
- Nikotin (Cotinin als Nikotinmetabolit) sowie
- Alkohol (Ethanol).[172]

Darüber hinaus gibt es noch die GC-MS-Methode. GC steht für »Gaschromatographie« und MS für »Massenspektrum«. Dieser Test ist der mit Abstand genauste. Er wird vor Gericht anerkannt. Auch winzigste Spuren von THC-Abbauprodukten können hier noch nachgewiesen werden. Da das Verfahren sehr aufwendig und teuer ist, kommt es nur zur Anwendung, wenn ein vorheriger Test ein positives Ergebnis lieferte. Die GC-MS-Methode gilt als absolut genau und zuverlässig. Fehler können nur durch »menschliches Versagen« entstehen, wenn etwa die Urinprobe in ein nicht hundertprozentig gereinigtes Glas gelangt, das zuvor eine positive Probe enthielt. In einem solchen Falle könnte eine negative Probe fälschlich als positiv diagnostiziert werden. Derart grob fahrlässige Fehler werden allerdings wohl seltene Ausnahmen darstellen.

Nachweiszeiten beim Urintest

Drogentests weisen das Vorhandensein von Drogen genauso nach wie das Vorhandensein ihrer Abbauprodukte. Entscheidend, ob bei einem Drogentest der Konsum illegaler Substanzen (hier in erster Linie THC) nachgewiesen wird, ist die Zeit, die seit dem letzten Konsum verstrichen ist. Eine weitere Rolle spielt der angewandte Test. Schließlich legen die einzelnen Labors noch unterschiedliche Kriterien an die Nachweisgrenze an.

Wichtig ist in diesem Zusammenhang der Begriff der »Halbwertzeit«. Darunter versteht man den Zeitraum, der verstreichen muß, damit die Hälfte einer Substanzmenge abgebaut wird. Liegt die Halbwertzeit einer Droge bei beispielsweise vier

Tagen, heißt dies nicht etwa, daß nach acht Tagen nichts mehr davon im Körper ist. Vielmehr hat sich der Wirkstoff auf ein Viertel reduziert (die Hälfte der Hälfte). Bei THC beträgt die Halbwertzeit zwischen einem und zehn Tagen.

Es gibt zu viele individuelle Unterschiede und beeinflussende Faktoren, um auch nur annäherungsweise sagen zu können, wann THC vollständig aus dem Körper ausgeschieden ist. Wer nur sehr selten Cannabis konsumiert, wird bereits nach wenigen Tagen keine nachweisbaren Mengen von THC im Körper mehr haben.

Regelmäßige Benutzer können auch noch nach vier, in Extremfällen sogar nach acht Wochen THC-Spuren im Urin aufweisen. Im Regelfall kann man jedoch davon ausgehen, daß ein Urintest auch bei regelmäßigem Konsum nach drei Wochen negativ ist. Wenn man sich in den Tagen vor dem Screening intensiven körperlichen Belastungen aussetzt, können selbst nach langen Konsumpausen im Körperfett eingelagerte THC-Abbauprodukte freigesetzt und nachgewiesen werden.

Haartest

Da sich die Abbauprodukte von Drogen auch in den Kopf- und Körperhaaren sowie in den Finger- und Fußnägeln ablagern, können auch diese zum Nachweis von Drogenkonsum herangezogen werden. Theoretisch ließe sich so eine Drogenkarriere einige Jahre zurückverfolgen.

Beim Haartest wird ein etwa kleinfingerdicker Haarstrang fest zusammengebunden. Die Haare werden unmittelbar über der Kopfhaut abgeschnitten und die Länge der verbliebenen Haare notiert. Die abgeschnittenen werden dann je nach Labor auf unterschiedliche Weise aufbereitet und einem GC-MS-Test unterzogen. Haartests gelten in ihren Ergebnissen als relativ unzuverlässig und sind teurer als Urinuntersuchungen.

Nachweiszeiten verschiedener Drogen*		
Droge	Zeitraum der Nachweisbarkeit im Urin nach dem Ermit-Test und dem FPIA	Bemerkung
Amphetamine	2 bis 4 Tage	Abhängig vom Urin-pH-Wert.
(»Speed«) Benzodiazepine	Bis 72 Std.: mittellang wirksame Benzodiazepine (z. B. Diazepam). 4 bis 6 Wochen: nach Vergiftungen oder hochdosiertem Mißbrauch.	Einige Abbauprodukte mit sehr langen Halbwertzeiten werden ebenfalls sehr empfindlich nachgewiesen.
Cannabis	24 bis 36 Std.: einmaliger Konsum. 5 Tage: Konsum 4mal pro Woche. 10 Tage: täglicher Konsum. 20 Tage: mehrmals täglich Konsum über Wochen.	Das Abbauprodukt Delta-9-THC-Carbonsäure reichert sich bei heftigem Konsum im Fettgewebe an und erscheint ohne erneute Einnahme nach körperlicher Belastung im Urin.
Kokain	2 bis 4 Tage bei einmaligem Konsum.	
Ecstasy (MDMA)	1 bis 3 Tage.	
»Magic Mushrooms« (Psylocibin)	1 bis 3 Tage.	
LSD	1 bis 4 Tage.	
Methadon	3 bis 5 Tage.	
Opiate (Heroin, Codein)	2 Tage.	

* Dies sind nur Annäherungswerte. Das angewendete Testverfahren, individuelle Unterschiede, Fitneß und Körperfettanteil können Nachweiszeiten verkürzen oder verlängern. Das gilt in besonders hohem Maße für Cannabis. (Als Quelle für diese Tabelle dienten verschiedene Laborergebnisse, die im Internet veröffentlicht wurden.)

Es gibt viele Einflüsse, die das Ergebnis eines Haaranalysetests verfälschen können. Wer z. B. den Abend vor dem Test in einem Raum mit exzessiv rauchenden Kiffern zugebracht hat, kann am nächsten Tag positiv getestet werden, obwohl er selbst gar nichts konsumiert. Wer regelmäßig Hanföl und andere hanfhaltigen Lebensmittel zu sich nimmt, ist in einem solchen Test oft auch fälschlicherweise positiv. Natürlich hat es wenig Sinn, bei einem unerwünschten Testergebnis solche Behauptungen vorzuschieben, wenn sie nicht den Tatsachen entsprechen. Man muß in der Lage sein, sie wirklich glaubhaft zu belegen.

Wer sich in seiner Not eine Glatze rasiert, sollte bedenken, daß sich Cannabis auch in den Körperhaaren nachweisen läßt. Eine Glatze als bevorzugte »Haartracht« wird einem heutzutage vielleicht sogar von Behörden noch abgenommen. Wer sich zusätzlich alle Körperhaare entfernt, macht sich aber bestimmt verdächtig.

Eines der Probleme der Haarmineralanalyse ist, daß sich die THC-Abbauprodukte im Unterschied zu einigen anderen Drogen nicht gerade üppig in den Haaren anreichern. Wer seine Haare täglich mit besonders gründlich reinigenden Shampoos wäscht, wie sie z. B. in einigen Headshops angeboten werden, kann möglicherweise allein schon dadurch das Untersuchungsergebnis so verzerren, daß ein Cannabisnachweis nicht mehr möglich ist. Besonders schwierig wird es, wenn die Betroffenen ihre Haare zusätzlich mit Wasserstoffsuperoxyd bleichen, hier ist ein Nachweis praktisch nicht mehr möglich. Wenn die Kopfhaare vor der Analyse sehr sorgfältig in die Ursprungsfarbe zurückgefärbt wurden, fehlt zudem für das Labor jeder warnende Hinweis, alternativ auf Körperbehaarung auszuweichen. Allerdings wird der »Proband« in aller Regel nach seiner Haarpflege inklusive Färbungen befragt. Hier ist das Labor weitgehend auf dessen Wahrheitsliebe angewiesen. Wer allerdings mit deutlich erkennbar gefärbten Haaren jegliche Manipulation abstreitet, muß damit rechnen, daß ihm Betrugsabsicht unterstellt wird – mit allen sich daraus ergebenden Konsequenzen.

Kann man was tun?

Gewißheit vorab

Wessen Führerschein oder Arbeitsplatz auf dem Spiel steht, der ist verständlicherweise nervös und möchte bei einem anstehenden Drogenscreening (Urinuntersuchung) möglichst schon vor dem Test wissen, woran er ist. Wer einige Wochen oder Tage zuvor Cannabis konsumiert hat, will Gewißheit, ob ein Nachweis noch möglich ist. Aber auch wer noch niemals im Leben Drogen konsumiert hat, kann durch bestimmte Nahrungsmittel oder Medikamente fälschlicherweise positiv getestet werden.

Probanden, die genügend Geld zur Verfügung haben und ganz gewissenhaft vorgehen möchten, lassen sich auf eigene Kosten in einem Labor untersuchen, das die gleiche Testmethode wie beim offiziellen Screening anwendet. Die Labors sind hier an ihre Schweigepflicht gebunden. Viele haben auch schon einen falschen Namen angegeben und, wenn das Ergebnis mit der Post zugesandt wurde, dafür gesorgt, daß dieser Name dann am Briefkasten stand.

Wer einen solchen Test gut, also mit negativem Ergebnis übersteht, wird auch mit allergrößter Wahrscheinlichkeit bei der offiziellen Untersuchung keine Schwierigkeiten bekommen, wenn er in der Zwischenzeit nicht erneut Rauschmittel konsumiert hat.

Eine sehr viel preiswertere und für die meisten sicherlich auch realistischere Alternative sind Drogenteststreifen, wie sie von der pharmazeutischen Industrie (z. B. von der Firma Merck) angeboten werden. Für etwa 250 DM erhält man zehn Teststreifen, mit denen sich bis zu sieben verschiedene Rauschmittel nachweisen lassen.

Was kann man tun, um den Urintest leichter zu bestehen?
Wer von der Führerscheinstelle dazu gezwungen wurde, über ein halbes Jahr hinweg kurzfristig Urinproben über sich ergehen zu lassen, ist natürlich am besten beraten, wenn er zumindest in dieser Zeit auf jeglichen Drogenkonsum verzichtet. Nicht jeder sieht ein, sich in solcher Weise maßregeln zu lassen, doch angesichts der aktuellen Rechtslage ist dies der vernünftigste und sicherste Weg.

Allerdings kann man auch unverhofft zu einem Urintest genötigt werden, etwa weil der Arbeitgeber plötzlich beschließt, solche Tests in seinem Betrieb einzuführen (s. a. die Fußnote auf S. 240). Wer dann am Samstagabend gekifft hat, um am Montag zu erfahren, daß er am Dienstag an einem Screening teilnehmen soll, hat ein Problem. Hier werden die unmöglichsten Dinge angestellt, um den Test doch noch zu umgehen. In der Untergrundliteratur und vor allem auch im Internet kursieren zahllose Tips, mit welchen Mittelchen und Tricks man (angeblich) trotz Drogenkonsums ein negatives Ergebnis erzielt. Die meisten dieser Ratschläge sind falsch, manche gefährlich und gesundheitsschädlich. Einige sind auch schlichtweg dumm, weil sie die Wahrscheinlichkeit, als Drogenbenutzer erkannt zu werden, nur noch erhöhen. Insbesondere wenn Urinproben offensichtlich manipuliert werden, in dem z. B. Flüssigseife oder Salz zugesetzt werden, wird dies bereits als eine Art Schuldgeständnis interpretiert. Ein Arbeitgeber benötigt nicht den objektiven Beweis, er wird bei einem derart erhärteten Verdacht einfach von einer Einstellung absehen bzw. zum baldmöglichsten Termin die Kündigung aussprechen. Offizielle Stellen werden mit Sicherheit Mittel und Wege finden, in einem erneuten Test ein positives Ergebnis herbeizuführen.

Auch der immer wieder erteilte Rat, sich nach Möglichkeit für den Tag des Screenings krank zu melden, ist nur von sehr begrenztem Wert: Wenn ein zusätzlicher Tag gewonnen wurde, sind die Chancen, aus einem positiven Ergebnis ein negatives zu machen, nur geringfügig erhöht, zumindest wenn es um Cannabis geht. Wenn jemand, der sowieso schon unter Verdacht steht, Drogen zu konsumieren, einen Testtermin absagt, wird dies mit Sicherheit in vielen Fällen Verdacht erregen und zu einer besonders sorgfältigen Überprüfung führen.

Von ebenfalls sehr zweifelhaftem Wert ist die Empfehlung, durch intensives körperliches Training den Fettstoffwechsel und damit den Abbau der THC-Metaboliten zu beschleunigen. Zwar stimmt es, daß extreme körperliche Belastungen das THC deutlich schneller aus dem Körper entfernen, allerdings ist dadurch natürlich auch der Anteil dieser Abbauprodukte im Urin stark erhöht! Es kann sein, daß ein Mensch, der den Test problemlos bestehen würde, durch intensives Training am Vortag doch ein positives Ergebnis herbeiführt.

Meines Erachtens kann die empfohlene Vorgehensweise nur dann gewisse Aussichten auf Erfolg haben, wenn einem bis zum Testtermin noch mindestens zehn Tage Zeit bleiben. Wer fünf Tage lang bis zum Umfallen trainiert und sich dann fünf Tage Ruhe gönnt, damit sein Stoffwechsel wieder normale Werte erreicht, dürfte deutlich erhöhte Chancen haben, den Urintest zu bestehen. Voraussetzung ist natürlich, daß in diesem Zeitraum keinerlei Cannabis oder andere Drogen konsumiert werden.

Viele, denen nicht soviel Zeit bleibt, schwören auf Wasser als Mittel der Wahl. Wenn sie ihre Urinprobe unbeaufsichtigt abgeben können, mischen sie sie einfach mit Leitungswasser. Obwohl simpel, ist diese Methode äußerst wirksam. Natürlich wissen das auch die Untersuchungsbehörden. Dementsprechend sind häufig die Wasserhähne auf den Labortoiletten gesperrt, und man wird auch keine Testperson mit der Mineralwasserflasche unter dem Arm hereinlassen. Hinzu kommt, daß verdünnter Urin bereits durch seine helle Farbe auffällt und eine Verdünnung mit einem einfachen Verfahren nachgewiesen werden kann. Häufig muß auch noch unter Aufsicht uriniert werden, was diesen Trick natürlich völlig unmöglich macht.

Einige versuchen auch, den Urin »innerlich« zu verdünnen. Sie trinken sehr große Mengen Wasser ab etwa fünf Stunden vor dem Test (zirka 5 Liter) und haben dann einen derart verdünnten Urin, daß sich THC oder andere Drogen nicht mehr nachweisen lassen. Gleichzeitig nehmen sie sehr große Mengen Vitamin-B-Komplex zu sich, wodurch ihr »ganz besonderer Saft« trotzdem seine gelbe Farbe behält, so daß die Verdünnung nicht offensichtlich ist. Allerdings benutzen viele Labors den sogenannten Kreatininwert als Referenzprobe, um einen übergroßen Wasseranteil im Urin festzustellen. Liegt dieser unterhalb eines zulässigen Durchschnittswertes, wird von einer Verdünnung ausgegangen und der Test für ungültig erklärt. Die Orientierung an Durchschnittswerten findet aus rein praktischen Erwägungen statt, wissenschaftlich korrekt ist sie nicht. Manche Krankheiten, wie z. B. Diabetes, können einen unnatürlich geringen Kreatininwert verursachen. Auch Vegetarier und Menschen mit Muskelschwäche können erniedrigte Werte haben. Mit Sicherheit hat es schon Fälle gegeben, wo aus diesem Grund Menschen zu Unrecht der Manipulation und damit indirekt des Drogenkonsums beschuldigt wurden.

Über Bodybuildingstudios und den entsprechenden Supplementversand werden Kreatintabletten angeboten. Wie User berichteten, war ihr Kreatinwert trotz des hohen Wasseranteils normal, nachdem sie diese Tabletten in größeren Mengen ab ein, zwei Tagen vor dem Test eingenommen hatten. Kreatin wird vom Körper in Kreatinin umgewandelt. Je mehr Kreatin, z. B. auch in Form von rotem Fleisch, aufgenommen wird, um so mehr Kreatinin scheidet man mit dem Urin aus. Der durchschnittliche Kreatininwert im Urin liegt bei Frauen zwischen 0,6 und 0,9 Milligramm pro Deziliter, der der Männer zwischen 0,7 und 1,1 Milligramm pro Deziliter.[173]

Austausch der Urinprobe

Wer Urin abgibt, der keinerlei Drogenrückstände enthält, kann natürlich nicht positiv getestet werden, auch wenn es sich hierbei nicht um die eigenen Ausscheidungen handelt. Diese »Fremdurin-Praxis« ist durch verschiedene Skandale um Leistungssportler bekannt geworden, die auf derartige Weise Dopingkontrollen umgingen.

Auch bei Urintests wegen Verdachts auf Drogenkonsum versuchen viele, die Untersuchenden so zu täuschen. Beim Fremdurin müssen sie natürlich darauf achten, daß dieser selbst keine unerwünschten Substanzen enthält. Die Probe frieren sie unmittelbar nach der Spende ein und tauen sie erst wenige Stunden vor der geplanten Verwendung auf, um Zerfallserscheinungen zu vermeiden. Personen, die beim besten Willen keinen geeigneten Spender auftreiben konnten, haben sich auch schon Urinpulver gekauft, das sie kurz vor der Anwendung mit Wasser vermischten. Wer beim Drogenscreening betrügen will, achtet normalerweise auch sorgfältig darauf, daß die Probe bei der Abgabe Körpertemperatur hat, da zu kalte oder zu heiße Proben natürlich sofort Verdacht erregen.

Wer unbeaufsichtigt seine Probe abgeben kann, hat oft keine Schwierigkeiten, den in einem geeigneten Gefäß eingeschmuggelten Fremdurin umzufüllen. Mancher Delinquent, der beaufsichtigt werden sollte, war auch schon mit dem glaubhaft vorgebrachten Hinweis erfolgreich, daß er unmöglich pinkeln könne, wenn er dabei beobachtet werde. Dieses Problem haben schließlich viele. Wer dann tatsächlich ohne Aufsicht seine Testflüssigkeit abgeben darf, muß natürlich damit rechnen, daß das Aufsichtspersonal um so aufmerksamer nach verdächtigen Geräuschen lauscht.

Allerdings war es einigen sogar schon möglich, unter Aufsicht unbemerkt Fremdurin abzugeben. Eine beliebte Methode ist ein am Körper befestigter Behälter, z. B. ein Infusionsbeutel. Dieser wurde auch dann nicht entdeckt, wenn für den Test die Kleidung gewechselt werden mußte. Da der Beutel mit einem Plastikschlauch verbunden war, konnte man selbst unter Aufsicht Fremdurin abgeben, ohne daß der Betrug auffiel.

Von Leistungssportlerinnen ist bekannt, daß sie zum Umgehen von Dopingtests ein mit Fremdurin gefülltes Präservativ in die Vagina einführen. Sobald sie unter Aufsicht die Probe abgeben sollen, reißen sie mit einem Fingernagel das Kondom auf.

Von Athleten, die den Konsum von Anabolika vertuschen wollen, wird in Einzelfällen berichtet, daß sie sich entleeren und den Fremdurin mit einer Spritze direkt durch die Bauchdecke in die Blase injizieren. Ich habe keine Ahnung, ob es tatsächlich Menschen gibt, die sich so etwas antun … Diese Methode mag theoretisch zwar funktionieren, allerdings ist das Risiko einer gefährlichen Entzündung hoch. Eine solche Aktion ist – von der Legalität einmal abgesehen – nur dann relativ ungefährlich, wenn man sie von einem Experten, sprich Arzt, mittels Katheter vornehmen läßt. Es wird sicherlich auch nicht einfach sein, einen Arzt zu finden, der sich für ein derar-

tiges Unterfangen hergibt. Der »Erfolg« ist selbst dann unge-
wiß, da man den Fremdurin nur kurze Zeit halten kann, der
Katheter also fast unmittelbar vor dem Screening gesetzt werden muß. Der Aufwand und das Risiko stehen also wohl in keinem Verhältnis zum erhofften Ergebnis.

Substanzen, die positive Testergebnisse verschleiern
Es werden eine Reihe von Mittelchen feilgeboten, die ein günstiges Testergebnis versprechen, unabhängig davon, was man
tatsächlich konsumiert. Einige davon werden sogar mit Geld-
zurück-Garantie angepriesen. Alle diese Mittel taugen jedoch
nichts. Entweder verändern sie zwar das Testergebnis, sind
aber selbst sehr leicht nachzuweisen, oder sie funktionieren
zwar bei der einen, aber nicht bei der anderen Untersuchungs-
methode. Sollte tatsächlich einmal eine wirkungsvolle Substanz auf dem Markt sein, wird der Test in kürzester Zeit so
verändert, daß ihre Anwendung nichts mehr nutzt.

Dies gilt für ausnahmslos alle bekannten Präparate. Auch
Hinweise wie die Empfehlung, Essig in großen Mengen zu trinken, nutzen gar nichts und können ausgesprochen gesundheitsschädlich sein. Fast alle Versuche, das Testergebnis zu verfälschen, beruhen auf einer Veränderung des Säurewertes der
Probe. Dies funktioniert zwar theoretisch, allerdings bestimmen die allermeisten Labors eben deshalb auch diesen Wert, so
daß nichts gewonnen ist.

Folgende Überlegungen sollten dazu führen, daß man die
Finger von Präparaten läßt, die einem weismachen wollen, sie
könnten das Ergebnis eines Testes zugunsten der Testperson
verändern: In Blut- und Urintests werden die von den Fettzellen
ausgeschiedenen Abbauprodukte von THC gemessen. Außer
einer Anhebung des Stoffwechsels, etwa durch körperliches
Training oder geeignete Lebensmittel und Medikamente, gibt

es keinen Weg, diesen Vorgang zu beschleunigen. Selbst unter günstigsten Bedingungen dauert der Prozeß immer noch einige Tage. Entwässerungsmittel wie Schlankheitstees und dergleichen, die immer wieder zu diesem Zweck angepriesen werden, sind absolut wirkungslos, da sie ausschließlich wasserlösliche Substanzen ausschwemmen können, THC aber fettlöslich ist.

Sollte es tatsächlich ein Mittel geben, das die THC-Abbauprodukte oder die Testreagenzien so beeinflußt, daß ein negatives Ergebnis angezeigt wird, so ist sein Effekt entweder bekannt und wird dementsprechend eliminiert, oder es handelt sich um einen absoluten »Geheimtip«, und man hat keinerlei Möglichkeit, den Wahrheitsgehalt zu überprüfen, außer durch das Testergebnis – und dann ist es im Zweifel zu spät.

Eine kleine Ausnahme scheint es nach Erfahrungsberichten zu geben: Vier Aspirin, kurze Zeit vor dem Test eingenommen, sollen in der Lage sein, ein positives Ergebnis zugunsten des Delinquenten zu verfälschen. Zumindest scheint dies für den EMIT-Test zu stimmen. Ob dies auch beim in Deutschland wesentlich verbreiteteren FPIA-Test funktioniert, ist allerdings zweifelhaft.

Substanzen, die zu einem falschen Positivergebnis führen

- Das Schmerzmittel Ibuprofen kann im EMIT-Test fälschlicherweise als THC diagnostiziert werden. Dies ist inzwischen allerdings nur noch bei sehr hohen Dosierungen der Fall. Angeblich kann Ibuprofen sogar die CG-MS-Ergebnisse verfälschen. Dies ist jedoch zweifelhaft.
- Schlankmacher können als Amphetamine (»Speed«) diagnostiziert werden.
- Manche Antibiotika werden als Heroin oder Kokain fehlgedeutet.
- Melanin, der natürliche Haut- und Haarfarbstoff, sollte an-

geblich fälschlicherweise als THC-Abbauprodukt diagnostiziert werden können. Diese Vermutung gilt inzwischen als widerlegt.

- DHEA, das beliebte Wellnessmedikament, kann zu einem falschen Anabolikanachweis führen.
- Verschiedene Lokalanästhetika, wie sie in der Zahnheilkunde und der Neuraltherapie verwendet werden, sind chemisch mit dem Kokain verwandt und werden von vielen Tests auch als solches diagnostiziert.
- Mohnsamen in großen Mengen, wie sie z. B. im Mohnkuchen vorkommen, führen zu einem falschen Heroin- bzw. Opiatenachweis.

Sicherheitsmaßnahmen der untersuchenden Labore

»Probenabnahme: Probe nicht verdünnen (übermäßiges Trinken oder Verdünnen mit Wasser), nicht austauschen (gelbe Flüssigkeit, Apfelsaft, Limonade etc.) oder verändern lassen (z. B. Bleichstoffe)! Ggf. blauen Zusatz zum Toilettenspülwasser. Keine Bleiche (Geruch!) hinzufügen lassen. Im Abnahmeraum keine Seife oder Handwaschmittel vorrätig haben. Temperatur sofort nach der Abnahme messen (32,5-37,7 °C), Spezifisches Gewicht (1005-1030 g/ml), pH-Wert (4-10), Kreatinin i. U. (über 30 mg/dl).«[174]

Dies sind also Sicherheitsmaßnahmen, mit denen sich Labore vor Verfälschungen der Untersuchungsergebnisse zu schützen versuchen.* Würden diese nicht eingehalten, könnten entsprechende Manipulationen von Delinquenten erfolgreich sein, und der Drogenkonsum könnte gegebenenfalls nicht nachgewiesen werden.

---

* Eine Fehlangabe ist hier wohl der Kreatininwert, der zu hoch angesetzt ist.

Warum Rauschmittel entkriminalisiert werden sollten

Das Scheitern der bisherigen Drogenpolitik

Eine Drogenpolitik, die Abstinenz zum Ziel hat, ist naiv, unrealistisch und zum Scheitern verurteilt. Fast alle Menschen sind nicht bereit, ein völlig rauschfreies Leben zu führen. Daß offizielle Verbote nichts bringen, dürfte spätestens seit der Alkoholprohibition bekannt sein: Wohl niemals wurde in den USA so viel getrunken wie in den Jahren, als Alkohol verboten war (1920 bis 1933). Weder teure Kampagnen wie »Keine Macht den Drogen« noch Versuche, durch intensive Beschlagnahmungen den Markt auszutrocknen, hatten irgendeinen nachweisbaren Einfluß auf die Zahl der Drogenkonsumenten. Die Drogenpolitik kostet sehr viel Geld, bei einem derartigen Aufwand sollte man auch die Energie in Methoden investieren, die funktionieren. Statt dessen läßt man z. B. ausgerechnet Leistungssportler für Anti-Drogen-Kampagnen werben, wobei doch weithin bekannt ist, daß diese zur Bevölkerungsgruppe mit dem intensivsten Drogenkonsum überhaupt gehören. Schätzungsweise 90 Prozent von ihnen nehmen leistungssteigernde Mittel – ohne Rücksicht auf ihre Gesundheit. Und immer wieder gibt es Todesfälle durch Doping.

Wenn eine Drogenpolitik schon auf Verbote setzt, dann sollte man als erstes das mit Abstand tödlichste Suchtgift verbieten, das es gibt: den Tabak. Nikotinsucht tötet mehr Menschen als alle anderen Drogen, einschließlich Alkohol, zusammengenommen. Doch wie schon an anderer Stelle gesagt wurde, sind Rauschmittel, die noch nie einen Menschen getötet haben, kriminalisiert, während sich jedes Kind die Killerdroge Nummer eins aus dem Automaten um die Ecke ziehen kann ... Ein Staat, dem es gelänge, ein Tabakverbot durchzusetzen, würde zwar die freie Persönlichkeitsentfaltung seiner Bürger noch mehr einschränken, aber er wäre in seiner repressiven Drogenpolitik wenigstens konsequent. Man stelle sich einmal solch ein Szenario vor: Schwerstabhängige könnten ihre Zigaretten vom Staat erhalten und unter Aufsicht in Raucherstuben konsumieren. Der Handel und Besitz von Tabak wäre mit hohen Strafen belegt.

Die bisherige Politik der Repression war nicht erfolgreich: In den Niederlanden gibt es nach den Ergebnissen einer im Januar 1999 veröffentlichen Studie im Verhältnis nur halb so viele Haschischkonsumenten wie in den USA. 15,6 Prozent der Niederländer im Alter von über zwölf Jahren hätten Haschisch geraucht oder ausprobiert – in den USA seien es 32,9 Prozent, ergab die vom Gesundheitsministerium des Landes in Auftrag gegebene und von der Universität Amsterdam sowie dem Zentralen Statistikamt erstellte Studie.

Die Zahlen belegten, daß die von den USA verfolgte repressive Drogenpolitik nicht unbedingt den Drogenkonsum vermindert, hieß es in der Studie weiter. Die Erreichbarkeit der Drogen sei folglich nicht der bestimmende Faktor für den Konsum in einem Land, hieß es mit Blick auf die lockere Drogengesetzgebung in den Niederlanden.

Die Studie widerlegt Äußerungen des amerikanischen Drogenberaters General Barry McCaffrey. Dieser hatte erklärt, die niederländische Drogenpolitik habe die Zahl der Gefängnisinsassen explodieren und die der Konsumenten spürbar ansteigen lassen. Dagegen habe die Zahl der Drogenkonsumenten in den USA durch die harte Politik halbiert werden können.[175] Das würde stimmen, wenn vorher 64,8 Prozent aller Amerikaner gekifft hätten, woran allerdings wohl niemand so recht glauben möchte.

Die polytoxe Gesellschaft

Häufig wird als Argument gegen eine Entkriminalisierung vorgebracht, daß wir mit Tabak und Alkohol bereits zwei legale Rausch- und Suchtgifte hätten, das würde reichen, mehr könne die Gesellschaft nicht verkraften. Eine derartige Argumentation geht in der Sache völlig fehl: Zum einen konsumiert auch der sogenannte Otto Normalverbraucher mehr als diese zwei Drogen: Kaffee, Tee, Beruhigungs-, Aufputsch- und Schmerzmittel sowie alle Psychopharmaka sind ebenfalls psychoaktiv, also rauschauslösend, und besitzen oft ein hohes Abhängigkeitspotential. Zum anderen wird fälschlicherweise suggeriert, daß es noch irgend etwas »zu verlieren« gäbe, dabei ist Drogenkonsum weitverbreitet und etabliert: »Drogenerfahrung überhaupt haben etwas mehr als 14 Prozent der Bevölkerung in den alten Bundesländern. In den neuen Bundesländern sind es knapp 5 Prozent der befragten Erwachsenen. Aktuell konsumieren in Westdeutschland knapp 5 Prozent, in Ostdeutschland knapp 3 Prozent der Befragten illegale Drogen ... Der Mißbrauch von Medikamenten mit psychoaktiver Wirkung läßt sich nur schwer erfassen, dürfte aber weitaus verbreiteter sein als der Drogenmißbrauch. Er steigt besonders bei Kindern und Jugendlichen an. Die Deutsche Hauptstelle gegen die Suchtgefahren (DHS), eine von der Bundesgesundheitsministerin geförderte Einrichtung, schätzt die Zahl der Arzneimittelabhängigen auf 1,5 Millionen.«[176]

Mit der bisherigen Drogenpolitik ist also offensichtlich gar nichts gewonnen, im Gegenteil. Die größten Gefahren gehen von den legalen Drogen aus. Knapp die Hälfte aller Deutschen raucht und muß mit schweren gesundheitlichen Folgen rechnen. Schätzungsweise 10 Prozent der Bevölkerung haben ernsthaftere Alkoholprobleme und gefährden damit auch andere. Bei über 50 Prozent aller Autounfälle mit Todesfolge ist Alkohol im Spiel.

Wäre Cannabis entkriminalisiert, gäbe es für viele Trinker eine mögliche, wesentlich weniger gefährliche Alternative. Dies gilt wohl, wenn auch in geringerem Maße, für die meisten anderen Drogen. Stünde sauberes, ungestrecktes Material zur Verfügung, das unter ärztlicher Kontrolle abgegeben würde, so wären praktisch alle Rauschmittel statistisch gesehen weniger gefährlich und schädlich als Alkohol. Viele Frauen fliehen in sogenannte Frauenhäuser, weil sie die teilweise kaum vorstellbaren Mißhandlungen ihrer im Suff gewalttätigen Männer nicht mehr ertragen oder sogar um ihr Leben und das ihrer Kinder fürchten müssen. Es sind mir jedoch keinerlei Statistiken bekannt, aus denen auch nur ein vergleichbarer Fall aufgrund von Haschisch- und Marihuanakonsum hervorginge. Ich weiß im Gegenteil von mancher Ehe, die gerettet wurde, weil der Mann das Trinken und damit seine Gewalttätigkeit aufgab, während er auf den Genuß von Cannabis umstieg.

Drogenkonsum gehört nicht ins Strafrecht

Ärzte, Sozialarbeiter, Psychologen und viele Politiker sind sich einig: Wer süchtig ist, ist kein Verbrecher, sondern krank. Alkoholiker werden schließlich auch nicht als Straftäter angesehen, und man bezeichnet sie inzwischen als »Alkohol*kranke*«. Weil Drogenabhängige aber nach wie vor als Kriminelle gelten, werden sinnvolle Therapien häufig be- oder verhindert.

Einen Süchtigen ins Gefängnis zu stecken ist in mehrfacher Hinsicht unklug: Zum einen sind Drogen in Strafvollzugsanstalten oft sehr viel leichter erhältlich als draußen. Viele Gefängniswärter drücken beim Konsum harter Drogen seitens der Insassen sogar beide Augen zu. Angesichts überfüllter Zellen und dementsprechend gesteigerter Aggressivität unter den Gefangenen sei man regelrecht froh, wenn sich jemand mit Heroin »ruhigstellt«, berichtet der *Spiegel*.[177]

Weiter heißt es dort: »Das kulturstiftende Element in jeder deutschen Vollzugsanstalt ist die Droge. Ein Drittel aller Häftlinge sitzt wegen Verstoßes gegen das Betäubungsmittelgesetz … Viele beginnen erst im Knast zu fixen, fast keiner kommt dort von der Spritze runter. 75 Prozent der drogenabhängigen Frauen und 94 Prozent der Männer, so ermittelten die Wissenschaftler Jutta Jacob und Heino Stöver in einer Untersuchung in den niedersächsischen Haftanstalten Lingen und Vechta, konsumieren hinter Gittern weiter Heroin. 76 Prozent der Frauen und 87 Prozent der Männer benutzen ihre Spritze dabei gemeinsam mit anderen. Mehr als 70 Prozent der drogenabhängigen Häftlinge, so ergaben Untersuchungen, tragen die Hepatis-Viren im Blut. Und noch immer wehren sich Anstaltsleiter und Bedienstete gegen eine Spritzenvergabe im Knast.«

Schließlich wird ein vorbestrafter Drogenabhängiger sicherlich schwerer in eine geordnete bürgerliche Existenz zurückfinden können, und die Aussichten, die Sucht zu überwinden, sinken also eher.

Die allermeisten Konsumenten illegaler Drogen sind allerdings nicht süchtig. Hier erhebt sich die Frage, mit welcher Berechtigung sie bestraft werden. Bei einem Verbrechen muß es ein Opfer geben. Verbrechen gegen sich selbst sieht unser Strafrecht aber nicht vor. Wenn sich also jemand illegale Substanzen verschafft, um sie selbst zu konsumieren (nicht an andere weitergibt), dann ist ein Opfer einfach nicht auszumachen. Wie gesagt gilt Drogenkonsum auch nach dem Gesetz nicht als Verbrechen, »nur« die Umstände, um einen Konsum zu ermöglichen (Erwerb, Besitz, Herstellung), sind es nach dem derzeit geltenden Recht. Das ist unlogisch und schafft in vielen Fällen schreiendes Unrecht. Besonders deutlich wird das in einigen amerikanischen Urteilen, wo z. B. Eltern und Kinder von Aidskranken, die diesen zur Linderung ihrer lebensbedrohlichen Beschwerden Marihuana besorgt hatten, zu teilweise langjährigen Gefängnisstrafen verurteilt wurden. Es wurde auch schon angesprochen, daß Aidskranke in Deutschland ebenso rigoros ins Gefängnis gesteckt werden, wenn sie sich illegal Haschisch und Marihuana verschaffen, um die Qualen ihres tödlich verlaufenden Leidens ein wenig zu lindern.

Wer sich zu Unrecht kriminalisiert fühlt und bei Drogenproblemen statt Hilfe zu erhalten, bestraft wird, entwickelt darüber hinaus wohl kaum ein besonderes Vertrauen in unsere Rechtsordnung. Das vielbedauerte mangelnde soziale und gesellschaftliche Engagement der Jugend hat wohl auch mit der offiziellen Drogenpolitik zu tun, der viele verständnislos bzw. ablehnend gegenüberstehen. Es sind ja besonders die Gebildeten und Intelligenten, die eine Vorliebe für Haschisch und Marihuana haben, wie Befragungen belegen.[178] Durch die Kriminalisierung ihres Freizeitverhaltens entwickeln nicht wenige eine »Null-Bock«-Mentalität, wenn es darum geht, sich politisch einzusetzen. Einen Staat, mit dem man sich nicht identifizieren kann, für den möchte man sich eben auch nicht einsetzen. Viele, deren Mitarbeit hilfreich und wertvoll wäre, fühlen sich so an den Rand gedrängt. Wer die Unsinnigkeit der Drogengesetze erkannt zu haben glaubt, wird auch leichter den Sinn anderer Gesetze und gesellschaftliche Spielregeln anzweifeln und sich über sie hinwegsetzen.

Bekämpfung von organisierter
und von Beschaffungskriminalität

Neben Prostitution und Waffenhandel sind Drogen das Hauptgeschäft der internationalen Mafia. Außer den einheimischen Dealern gibt es auch viele von den Behörden unerwünschte Ausländer, die sich nur deshalb in der Bundesrepublik aufhalten, um mit dem Drogenhandel ihren Reibach zu machen. Terrorgruppen und ganze autoritäre, korrupte Regime finanzieren sich über den Heroin- und Kokainhandel. An die Drahtzieher und Hintermänner heranzukommen ist praktisch unmöglich. Sie bleiben im Hintergrund, befinden sich sehr oft in gehobenen gesellschaftlichen Positionen oder genießen sogar diplomatische Immunität.

Stünden unter staatlicher Aufsicht und Kontrolle legale Bezugsmöglichkeiten für Drogen zur Verfügung, wäre der Schwarzmarkt schnell ausgetrocknet, und Deutschland wäre insgesamt für eine Vielzahl in- und ausländischer Verbrecherbanden weitaus weniger anziehend.

Aber auch der Beschaffungskriminalität gilt es zu begegnen. Wer von harten Drogen wie Kokain oder Heroin abhängig ist, hat täglich zwischen 60 und mehreren tausend Mark (Freebaseraucher im Stil von Konstantin Wecker) für seine Sucht aufzubringen. Da muß man schon über erhebliche finanzielle Mittel verfügen, um dies auf legalem Weg finanzieren zu können. So werden viele Süchtige in ihrer Not kriminell. In einigen Großstädten geht ein ganz erheblicher Teil aller Diebstähle, Einbrüche und Raubüberfälle auf Beschaffungskriminalität zurück. Bei legalen Bezugsmöglichkeiten könnten Abhängige ihren Tagesbedarf mit ein paar Mark finanzieren. Da sie nicht all ihre Energie und Zeit für das Besorgen von Drogen aufbringen müßten, könnten sie auch wieder einer geregelten Arbeit nachgehen. Arbeit und eine geordnete Lebensführung sind nachweislich wesentliche Voraussetzungen, um einen Drogenentzug überhaupt anzustreben und erfolgreich durchzuhalten. Die Entkriminalisierung würde daher den Ausstieg aus der Sucht erleichtern.

Entlastung der Strafjustiz

Im Jahr 1998 fanden laut Suchtbericht in Deutschland 150 000 Strafverfahren allein wegen Cannabis statt. Die Gerichte sind chronisch überfordert. Die Entkriminalisierung würde zu einer deutlich spürbaren Entlastung führen. In dem oben erwähnten *Spiegel*-Bericht wird der hessische Vollzugsbedienstete Detlev Daum zitiert: »Eine andere Drogenpolitik könnte viel Platz schaffen«, sagte er. Er frage sich, was die Abhängigen eigentlich alle im Knast zu suchen haben.

In Deutschland sitzen etwa 30 Prozent aller Gefangenen wegen Drogendelikten, heißt es im Bericht weiter. Die Gefängnisse in Deutschland und den meisten anderen Ländern sind sowieso ohnehin überfüllt, die Entkriminalisierung würde dafür sorgen, daß ausreichend Platz für die vorhanden wäre, die wirkliche Verbrechen begangen haben.

Ein Großteil der Energie unserer Polizei geht für die sinnlose Verfolgung von Drogenkonsumenten drauf. Sinnlos deshalb, weil von vornherein absehbar ist, daß viele Verfahren eingestellt werden, vor allem aber, weil die Drogenkriminalität so nicht einzudämmen ist. In erster Linie werden die Kleinsthändler und Endverbraucher geschnappt, an die Pusher im Hintergrund kommt man nicht heran.

Das ist natürlich nicht gerade förderlich für die Moral der

ausführenden Beamten. Niemand möchte sich ständig erfolglos einsetzen. Bei einer Entkriminalisierung könnte die Polizei all ihre Kräfte auf die Bekämpfung tatsächlicher Verbrechen richten.

Steigerung der Verkehrssicherheit

Wer straffrei, aber unter staatlicher Aufsicht Drogen erwirbt, ist in seinem Verhalten leichter zu kontrollieren. Wer von harten Drogen wie Alkohol, Kokain oder Heroin abhängig ist, sollte grundsätzlich kein Auto fahren. Abhängige müßten auf ihren Führerschein so lange verzichten, bis sie ihre Sucht erfolgreich überwunden haben. Bei einer kontrollierten Abgabe könnte das mit Leichtigkeit sichergestellt werden, während es in der jetzigen Situation unmöglich ist.

Untersuchungen in den USA zeigen, daß es in Staaten, in denen der Marihuanakonsum entkriminalisiert ist, zu deutlich weniger Verkehrsunfällen mit Todesfolge kommt.

Eine Studie von Wissenschaftlern der Universität Adelaide (Australien) mit 2500 Fahrern, die bei Unfällen verletzt wurden, kam zu einem ähnlichen Ergebnis: Die Wissenschaftler untersuchten, ob der verletzte Fahrer den Unfall verschuldet hatte. So sollte ermittelt werden, ob Cannabis und andere Drogen eine große Rolle bei Verkehrsunfällen spielen.

Drogenfreie Fahrer verursachten die Unfälle in 53,5 Prozent der Fälle, alkoholisierte Fahrer in nahezu 90 Prozent, Fahrer mit Spuren von Tranquilizern im Blut in fast 70 Prozent. Fahrer mit THC im Blut in 50,6 Prozent.[179]

Wer Cannabis konsumiert, scheint demnach eine geringere Gefahr für den Straßenverkehr darzustellen als ein nüchterner Mensch. Auch wenn Kiffer nachweislich schlechter fahren als nüchterne, so scheinen sie dies doch durch größere Vorsicht mehr als wettzumachen.[180]

Gesundheitliche (Kosten)aspekte

Die meisten Todesfälle beim Drogenkonsum sind auf unabsichtliche Überdosierung, Infektionen wegen unsauberen Spritzbestecks und giftige Streckmittel zurückzuführen. Steht saubere Material zur Verfügung und ist die Potenz bekannt, geht die Sterblichkeit aufgrund des Drogenkonsums praktisch auf Null zurück. Dies hat sich z. B. eindeutig in einem Schweizer Experiment gezeigt, bei dem Schwerstabhängige unter staatlicher Aufsicht Heroin erhielten. Es gab keinerlei Todesfälle, die auf den aktuellen Konsum zurückgingen. Auch von schweren und schwersten Alkoholikern weiß man, daß diese teilweise ein erstaunliches Alter erreichen können. Wenn man bedenkt, daß Alkohol wesentlich giftiger als die meisten anderen Drogen ist, dann wird einsehbar, daß eine vernünftige, entkriminalisierte Drogenpolitik das Leben vieler schützen und verlängern könnte.

Die größte Gefahr bei der Heroinsucht etwa ist die Erkrankung an Hepatitis und Aids. Saubere Drogen und sauberes Spritzbesteck schaffen diese Risiken aus der Welt.

Diese Krankheiten bergen dann aber auch in mehrfacher Hinsicht das Potential der Fremdgefährdung von Menschen, die sich nicht in der Drogenszene bewegen. Wer etwa schon einmal eine benutzte (Heroin)spritze auf einem Kinderspielplatz gefunden hat, weiß wohl, was ich meine: Ein Kind, das sich an einer verseuchten Nadel sticht, könnte sich also infizieren.

Viele männliche und weibliche Heroinabhängige gehen der Prostitution nach, um ihre Sucht zu finanzieren. Viele von ihnen leiden an Hepatitis oder Aids. Der – häufig verlangte – ungeschützte Geschlechtsverkehr ist mit einem hohen Ansteckungsrisiko verbunden. Infizierte Freier stecken häufig ihre Ehefrauen an. Geschieht dies während der Schwangerschaft, bekommt das Kind ebenfalls mit hoher Wahrscheinlichkeit Aids.

Bei einer entkriminalisierten, kontrollierten Abgabe könnten all diese Risiken eingedämmt werden. Darüber hinaus würden die Krankenkassen entlastet. Denn Drogentherapien sind sehr teuer und unter anderem wegen der bereits angeführten rechtlichen Situation von Süchtigen in den allermeisten Fällen leider auch nicht erfolgreich.

Noch schwerwiegender sind die Begleiterkrankungen von Schwerstabhängigen, insbesondere Hepatitis und Aids. Gerade die Aidstherapie ist extrem teuer. Würde offiziell die Qualität der Ware und die Vergabe sauberer Spritzen sichergestellt, verhinderte man nicht nur den Tod vieler Menschen, sondern sparte auch enorme Kosten, was dem Gesundheitswesen insgesamt zugute käme.

Entkriminalisierung = Kapitulation?

Viele Politiker lehnen schon den Gedanken an eine mögliche Entkriminalisierung mit dem Argument ab, daß dies einer Kapitulation gegenüber dem Drogenmißbrauch gleichkäme. Zum einen kann es eine Kapitulation im eigentlichen Sinne gar nicht geben, weil alle Versuche, den Rauschmittelgebrauch durch Verbote und Bestrafung einzudämmen, noch niemals erfolgreich waren. Und wem es als Politiker um die Gesundheit und Sicherheit seiner Bevölkerung geht, der kann meines Erachtens durch eine Entkriminalisierung nur gewinnen. Es könnten zum anderen viel Leid und Krankheit vermieden werden. Wir hätten von den Begleitumständen her gesehen eine vergleichbare

Situation wie beim inzwischen legalen Schwangerschaftsabbruch: Gerade weil Frauen nicht zum »Engelmacher« gehen müssen, kommt es im Gegensatz zu früher bei Abtreibungen kaum zu ernsthaften Zwischenfällen. Die Beratungsangebote werden akzeptiert, und relativ viele Frauen, die zum Abbruch fest entschlossen waren, ändern daraufhin ihre Meinung und entscheiden sich doch für das Kind.

Wer wegen seines Drogenkonsums keine Strafe fürchten muß, wird Aufklärung und staatliche Hilfsangebote sehr wahrscheinlich viel leichter akzeptieren können. Dann bestünde die Chance, daß so manche Fixerkarriere zu einem frühen Zeitpunkt sicher »glücklich« beendet werden könnte.

Manche Legalisierungsgegner reagieren auf solche Vorschläge mit dem Einwand, es könne doch nicht sein, daß »der Staat als Dealer« auftrete – als ob eine entkriminalisierte Drogenpolitik dazu führte, daß von staatlicher Seite Süchtige herangezüchtet würden. Das genaue Gegenteil ist der Fall: Die offiziellen Einrichtungen hätten wirkliche Kontrollmöglichkeiten. So könnte etwa die Verpflichtung zu regelmäßigen Arztbesuchen helfen herauszufinden, ob und wann der Gebrauch von Rauschmitteln zu einem ernsthaften Gesundheitsrisiko für den Konsumenten zu werden droht. Auch Drogenbenutzer möchten in der Regel gesund sein. Durch die Bereitstellung sauberen Materials und die Anordnungen regelmäßiger Check-ups könnten Krankheiten und Sucht verhindert oder zumindest verringert werden.

Natürlich würden die Drogen von der pharmazeutischen Industrie hergestellt und verkauft, so wie dies (bei legalen Drogen) schon immer der Fall war. Staatliche Institutionen würden lediglich dafür sorgen, daß mögliche Schäden so gering wie möglich gehalten werden.

Entkriminalisierung und die Verbreitung
gefährlicher Drogen

Wie bei allen Dingen, die man noch nie ausprobiert und über die man deshalb keine sichere Prognose machen kann, ist es auch hier hilfreich, sich an denen zu orientieren, die über Erfahrung in Sachen Legalisierung von Cannabis verfügen. Alles andere sind Spekulationen ohne reale Grundlage.

In Europa haben die Niederlande die meiste Erfahrung mit einer eher liberalen Drogenpolitik. Dort wird seit 1972 der Haschisch- und Marihuanakonsum und der Besitz kleiner Mengen zum Eigenbedarf nicht mehr strafrechtlich verfolgt. Es gibt keinen Grund zu der Annahme, warum eine vergleichbare Politik in anderen Staaten nicht zu ähnlichen Ergebnissen führen sollte. Schauen wir uns deshalb einmal die international vergleichenden Zahlen (geschätzt) von Konsumenten harter Drogen in der Tabelle an, wie sie von der niederländischen Regierung in ihrem Drogenbericht veröffentlicht wurden.

»Die Zahl der Personen, die [in den Niederlanden] von harten Drogen abhängig sind, wird von verschiedenen Experten auf ungefähr 25 000 oder 1,65 Promille der Bevölkerung geschätzt. Unter anderem wegen der guten Zugänglichkeit der Drogenhilfe in den Niederlanden ist diese Schätzung einigermaßen zuverlässig. Ein direkter Vergleich mit den Schätzungen in anderen Ländern ist wegen methodologischer Unsicherheiten nicht möglich. Vermutlich ist die Dunkelziffer in einigen anderen Ländern, in denen die Hilfseinrichtungen schlechter zugänglich sind, größer als in den Niederlanden. Die verfügbaren Zahlen weisen auf jeden Fall aus, daß der Prozentsatz der Konsumenten harter Drogen hierzulande (in den Niederlanden) im Vergleich zum europäischen Durchschnitt, der bei 2,7 auf 100 000

Land	Anzahl Abhängiger	Mio. Bevölkerung	Promille Einw.
Niederlande	25 000	15,1	1,6
Deutschland	100 000/120 000	79,8	1,3/1,5
Belgien	17 500	10,0	1,8
Luxemburg	2000	0,4	5,0
Frankreich	135 000/150 000	57,0	2,4/2,6
Großbritannien	150 000	57,6	2,6
Dänemark	10 000	5,1	2,0
Schweden	13 500	8,6	1,6
Norwegen	4500	4,3	1,0
Schweiz	26 500/45 000	6,7	4,0/6,7
Österreich	10 000	7,8	1,3
Italien	175 000	57,8	3,0
Spanien	120 000	39,4	3,0
Griechenland	35 000	10,1	3,5
Portugal	45 000	10,0	4,5
Irland	2000	3,5	0,6

Einwohner liegen soll, niedrig ist. Der Promillesatz liegt in den Niederlanden wesentlich tiefer als etwa in Frankreich, Großbritannien, Italien, Spanien oder der Schweiz. Bei der Erstellung dieser Übersicht wurden verschiedene Quellen herangezogen. Allen Schätzungen zufolge ist die Zahl der Drogenabhängigen in den Niederlanden relativ niedrig. Erfreulich ist vor allem, daß in den Niederlanden die Zahl der Heroinabhängigen unter 21 Jahren – darunter auch Angehörige gefährdeter Gruppen – relativ niedrig ist und in den vergangenen Jahren weiter abgenommen hat. Auch der Konsum billiger Kokainarten [Crack] hat hier keine große Verbreitung gefunden, wie vor einigen Jahren angesichts der Entwicklungen in den Vereinigten Staaten befürchtet wurde.«[181] Nach dieser Statistik nehmen also etwa 0,16 Prozent aller Niederländer harte Drogen, in Deutschland sind es je nach Schätzung 0,13 bis 0,15 Prozent. Da in Holland das Hilfsangebot für und die Betreuung von Abhängigen wesentlich effektiver und liberaler als bei uns ist und somit zuverlässigere statistische Daten vorliegen dürften, scheint die Vermutung realistisch, daß die wahren Zahlen in Deutschland eher höher als die in den Niederlanden liegen. Es darf auch nicht vergessen werden, daß ein keineswegs unerheblicher Teil von deutschen Schwerstabhängigen in die Niederlande »ausgewandert« sind, einfach weil dort harte Drogen leichter und billiger erhältlich sind und das Hilfsangebot größer ist.

Von einem Drogenfahnder wurde mir unter der Hand mitgeteilt, daß in Deutschland ausschließlich Heroin in die Drogenstatistik aufgenommen würde, um die Zahlen künstlich kleinzuhalten und damit die bisherige Drogenpolitik als erfolgreich hinzustellen. Würden die Konsumenten von Kokain und insbesondere Speed (Amphetamine) hinzugenommen, käme ein wesentlich höherer Wert zustande.

Ob dies wahr ist, kann ich nicht abschließend beurteilen, doch ich konnte trotz intensiver Recherche keine offiziellen Schätzungen zur Zahl der Kokain- und Speedsüchtigen finden. Solche Erhebungen beziehen sich ausschließlich auf Heroinsüchtige.

Auch wenn wir die Werte in der Tabelle als völlig korrekt annehmen, zeigen sie doch sehr deutlich, daß die Entkriminalisierung von Haschisch und Marihuana keinesfalls zu einem Boom harter Drogen führt. Gerade Länder mit einer besonders repressiven Drogenpolitik wie z. B. Frankreich (wo allein das Tragen eines T-Shirts mit Hanfblattabbildung schon bestraft wird) haben sehr viel größere Probleme mit harten Drogen als die Niederlande. Dies läßt meines Erachtens nur zwei Schlüsse zu:

1. Das Ausmaß, in dem harte Drogen kriminalisiert sind, führt nicht zu einem Rückgang von Heroinabhängigen.
2. Die Entkriminalisierung von Haschisch und Marihuana führt nicht zu einem Verbrauchsanstieg harter Drogen.

Moralisch-soziale Verantwortung bei Schwerstkranken und Sterbenden

Der Unterschied zwischen »Drogen« und Medikamenten besteht häufig nur in der Anwendung: Wer Morphium zum Vergnügen konsumiert, nimmt eine »Droge«, wer es zur Behandlung einer Krankheit verwendet, benutzt ein Medikament. Einige verbotene Substanzen sind äußerst wirkungsvolle Medikamente. So ist z. B. Heroin praktisch allen anderen Schmerzmitteln überlegen. Auch ein sterbender Krebskranker kann dieses Medikament jedoch nicht erhalten, da es in Deutschland nicht verschreibungsfähig ist.

Wenigstens Menschen, denen nur noch wenig Zeit zum Leben bleibt, sollten meines Erachtens ohne Einschränkung selbst bestimmen dürfen, was sie unter ärztlicher Begleitung zur Steigerung ihres Wohlbefindens einnehmen. Nicht jeder möchte durch die Apparatemedizin »zu Tode therapiert« werden. Manchem ist eine vielleicht kürzere Spanne mit einer höheren Lebensqualität lieber. Alte und Schwerkranke könnten oft durch die kontrollierte Einnahme von Kokain, Heroin, Amphetaminen und Cannabis bis zum Tod schmerzfrei, aktiv und ohne Depressionen leben. Statt Bettlägerigkeit und Siechtum wäre so in bestimmten Fällen praktisch bis zum Ende eine erfülltere, lebensfrohere Existenz möglich.

Warum ist es verboten,
wenn es doch so harmlos ist?

Diese Frage kommt in jeder Hanfdiskussion – spätestens dann, wenn der Gegenseite die Argumente ausgehen. Dahinter steht die Vorstellung, daß das, was geschrieben steht, und vor allen Dingen natürlich die Gesetze, schon irgendwie richtig ist und seinen Sinn hat. Gerade in der heutigen Zeit, wo in fast allen Ländern der Erde Haschisch und Marihuana verboten sind, mag der Eindruck entstehen, daß sich so viele Gesetzgeber doch nicht irren können.

Nicht jede Vorschrift allerdings ist einer tiefen Einsicht entsprungen. So respektlos es klingen mag: Viele Anordnungen sind nichts anderes als eine Modeerscheinung, und manche Moden halten sich eben recht lange. So wurde z. B. bis vor wenigen Jahrzehnten (in einigen Staaten der USA ist dies immer noch so) Homosexualität mit Gefängnis bestraft. Eine Rechtsauffassung, über die heute sicherlich jeder halbwegs aufgeklärte Mensch nur mit dem Kopf schüttelt. Bis 1969 wurde in Rheinland-Pfalz in Schulen die Prügelstrafe angewandt. Eltern hatten nicht die Möglichkeit, einen Lehrer dafür zu belangen, daß er ihr Kind mißhandelte. Und bis zum 4. 7. 1997* durften Ehemänner ihre Frauen ungestraft vergewaltigen.

Ich verzichte auf die Aufzählung weiterer aktueller oder vergangener menschenunwürdiger Gesetze, wer sich ein wenig mit dem Thema beschäftigt, findet sehr schnell überreichlich Material. Die Beispiele sollten lediglich beweisen, daß Gesetze nicht automatisch etwas mit Vernunft und Verstand zu tun haben.

* Am 5. 7. 1997 trat die Reform der Paragraphen 177-179 StGB in Kraft.

Auf die politischen und historischen Gründe der Hanfprohibition werde ich weiter unten noch eingehen. Zuerst möchte ich jedoch das Menschliche, allzu Menschliche, also die psychologischen Ursachen, behandeln. Weder Meinungen noch Verhalten haben als Haupttriebfeder die Vernunft oder gar die Logik. Kein informierter Mensch würde sich sonst z. B. die tödliche Droge Tabak einverleiben. Triebe, Gefühle, Ängste, Vorurteile, Gewohnheiten und Süchte bestimmen unser Sein in wesentlich größerem Maße als der Intellekt. Das sollte meines Erachtens in der ganzen Cannabisdiskussion viel mehr als bisher berücksichtigt werden. Meines Erachtens kann man die Angst vor illegalen Drogen und insbesondere Cannabis in gewisser Weise mit der Hexenverfolgung im Mittelalter vergleichen. In beiden Fällen liegt ein Massenwahn vor, der so viele infiziert hat, daß man die Wahnvorstellung offiziell und allgemein für normal hält, eine vernünftige, wohlabgewogene Einstellung dagegen für gefährlich, zersetzend, bekämpfungswürdig. Wer sich im Mittelalter dafür einsetzte, die armen Frauen am Leben zu lassen, mußte damit rechnen, selbst auf dem Scheiterhaufen zu enden. Wer heute gute Gründe nennt, warum der Staat kein Recht hat, den Genuß bestimmter Substanzen unter Strafe zu stellen, muß aufpassen, daß er nicht selbst Ärger bekommt.

Ich bin überzeugt davon, daß die einzige Chance, an der derzeitigen unvernünftigen Drogenpolitik etwas zu verändern, darin besteht, zu verstehen, was die wirklichen Motive sind, die eine solche Politik ermöglichen.

Wissen ist Macht,
Glaube ist noch mächtiger

Glauben heißt nicht wissen, so sagt man. Umgekehrt stimmt es leider auch: Etwas zu wissen bedeutet noch lange nicht, daß man es auch glaubt, vor allem dann nicht, wenn man es eben nicht glauben möchte. Über die Tatsache, daß von Cannabis keine Gefahren ausgehen, kann mit sachlichen Argumenten nicht mehr gestritten werden, dafür ist die Faktenlage zu erdrückend. Aber der Gedanke, daß ein Rauschmittel völlig ungefährlich sein kann, will vielen nicht in den Kopf. Dafür gibt es verschiedene Gründe.

Ich möchte Sie zu einem Gedankenexperiment einladen: Stellen Sie sich vor, wir lebten in einem Land, in dem der Genuß von Koffein in jeder Form verboten wäre.* Wer Tee oder Kaffee trinkt, müßte mit empfindlichen Strafen rechnen. Wer wiederholt erwischt würde und/oder mit Koffein handelte, wanderte ins Gefängnis. In diesem Land gäbe es Millionen heimlicher Tee- und Kaffeetrinker, die sich nichts sehnlicher wünschten, als ungestraft ihr Lieblingsgetränk zu sich nehmen zu dürfen. Sie würden wie Verbrecher behandelt, was sie nicht verstehen könnten, denn sie fügten niemandem Schaden zu. Aber die Machthaber und auch die breite Öffentlichkeit hielten sie für Kriminelle.

Immer wieder würden deswegen Prozesse angestrengt, die damit argumentieren, daß Koffein in Maßen genossen nachweislich weniger schädlich als Alkohol und Zigaretten sei. Un-

---

* Dieses Beispiel ist nicht so absurd, wie es vielleicht scheinen mag. Es gab Zeiten, in denen der Kaffeegenuß mit dem Tode bestraft wurde. Mancherorts machte man sich den zweifelhaften Spaß und nähte die Kaffeetrinker in Säcke ein, um sie dann wie junge Katzen zu ersäufen.

ter dem Gesichtspunkt der Gleichbehandlung wäre es also ungerecht, diese Drogen zu erlauben, den Kaffee aber weiter unter Strafe zu stellen. Im Auftrag der Regierung fänden deshalb Untersuchungen statt, um festzustellen, wie gefährlich Koffein denn nun wirklich ist.

Sie kämen zu einem vernichtenden Ergebnis: Hohe Dosen Koffein seien tödlich, aber auch an kleineren Mengen könnten Bluthochdruckkranke schon sterben. Koffein machte körperlich abhängig, der Entzug äußere sich durch Kopfschmerzen, Verstopfung, Konzentrationsstörungen, Niedergeschlagenheit bis hin zu schweren Depressionen mit Selbstmordgedanken. Diese bedrohlichen Symptome zwängen den Süchtigen, die Droge weiter zu nehmen. Koffein könne bei Dauergebrauch zu nervlicher Zerrüttung führen, und empfindliche Menschen könnten mit Angstzuständen und Panikattacken reagieren.*

Während für viele Menschen Alkohol lediglich ein Genußmittel wäre, benutzten Kaffeetrinker ihre Droge eindeutig, um sich aufzuputschen. Die Süchtigen wären ohne ihre morgendliche Dosis überhaupt nicht mehr in der Lage, einer geregelten Arbeit nachzugehen. Schlimmer noch: Zahlreiche Untersuchungen bewiesen, daß fast alle Heroinabhängigen mit Koffein angefangen hätten. Manchen reichte der »Kick« schon nach kurzer Zeit nicht mehr, und sie verlangten nach Härterem. Der Gebrauch starker Aufputschmittel führe dann zwangsläufig zu Abhängigkeit von Schlaf- und Beruhigungsmitteln. Wer Koffein in hohen Dosen konsumiere, neige nachweislich auch zu Nikotin- und Alkoholabhängigkeit. Ohne Zweifel sind Tee und Kaffee echte Einstiegsdrogen.

Wen wundert es da, daß in unserem vorgestellten Land bei

---

* Die dargestellten Gefahren sind wissenschaftlich belegte Tatsachen. In psychiatrischen Kliniken erhalten die Kranken aus den genannten Gründen keine koffeinhaltigen Getränke.

solch bedrohlichen Erkenntnissen an eine Freigabe von Koffein nicht gedacht werden kann?

Allerdings hatte die wissenschaftliche Forschung herausgefunden, daß Koffein bei manchen Leuten recht hilfreich ist. Chronische Müdigkeit oder auch Kopfschmerzen sowie einige Kreislaufleiden sprechen auf eine Behandlung mit Koffein gut an. So wird es schließlich möglich, daß reines Koffein von einem Arzt auf Betäubungsmittelrezept verschrieben werden darf. Die Droge muß im Ausland bestellt werden, wird von den Krankenkassen nicht bezahlt, und es dauert Wochen, bis die Medikamentenschachtel endlich eintrifft. Kranke dürfen also mittlerweile reines Koffein in Tablettenform verschrieben bekommen. Kaffee und Tee bleiben allerdings weiterhin verboten, obwohl die meisten Kranken berichten, daß diese gegen ihre Beschwerden besser helfen und weniger Nebenwirkungen haben. Viel billiger sind sie auch, und besser schmecken tun sie allemal. Selbst wer seinen Tee nachweisbar nur zur erfolgreichen (!) Behandlung eines Leidens trinkt, macht sich strafbar und kommt unter Umständen dafür sogar ins Gefängnis. Wem nachgewiesen wird, daß er regelmäßig koffeinhaltige Getränke zu sich nimmt, verliert seinen Führerschein, selbst dann, wenn er beweisen kann, daß er niemals unter Koffeineinfluß Auto gefahren ist.

Erscheint Ihnen dieses Beispiel absurd und übertrieben? Nun, das einzig Absurde daran ist, daß es in etwa die Situation beschreibt, wie sie derzeit für Haschisch und Marihuana in Deutschland gilt. Das wurde in diesem Buch bereits beschrieben. Was die Gefährlichkeit angeht, so ist Koffein tatsächlich wesentlich bedrohlicher als Cannabis. Wir wollen es nicht glauben, weil wir die Droge kennen und die meisten von uns keine Probleme mit ihr haben. Das gilt für die Kiffer allerdings auch: Sie kennen ihre Droge, und sie haben keine Probleme damit.* Ich wage deshalb die Behauptung, daß unter den ehrlich überzeugten Cannabisgegnern kaum jemand ausführliche persönliche Erfahrungen mit der Droge gesammelt hat, in den allermeisten Fällen sich noch nicht einmal zu einem einzigen Selbstversuch überwinden konnte.

Auf Packungen mit reinem Koffein muß ein Totenkopf abgebildet sein, und das mit gutem Grund, denn Überdosen sind tödlich. Das kann man von Cannabis nicht behaupten, wie schon dargelegt wurde.

Wer glaubt, nicht koffeinsüchtig zu sein, der soll einmal zeigen, daß er in der Lage ist, vier Wochen auf diese Droge in all ihren Darreichungsformen zu verzichten. Ich halte jede Wette, daß dies nur den wenigsten Koffeingewöhnten gelingt. Und auch denen nur mit großer Willensanstrengung. Nach dem Entzug werden unter Garantie fast 100 Prozent wieder rückfällig. Wie wir sehen: Die Legalisierung von Koffein wäre in diesem Land unserer Vorstellung schlichtweg eine Utopie, zumindest wenn man sie mit vernünftigen Argumenten zu erreichen suchte.

* Meines Erachtens wird viel zuwenig berücksichtigt, wie Menschen, die über praktische Erfahrungen im Umgang mit einer Droge verfügen, diese beurteilen. Bei Zigaretten, Tabletten, Alkohol, Kokain und Heroin etwa werden mit Sicherheit viele Benutzer angeben, daß sie froh wären, nie mit diesen Drogen angefangen zu haben. Vermutlich gibt es auch Menschen, die ihren Cannabiskonsum nicht im Griff haben. Verglichen mit den Gebrauchern anderer Drogen, stellen sie jedoch eine verschwindende Minderheit dar.

Autoritätsgläubigkeit und die Macht
und Langlebigkeit von Vorurteilen

Die katholische Kirche hat einige hundert Jahre gebraucht, um offiziell zu akzeptieren, daß Galileo Galilei doch recht hatte und sich tatsächlich die Erde um die Sonne dreht und nicht umgekehrt.

Heute noch gilt Spinat als besonders gesund, und zwar wegen seines hohen Eisengehaltes. Längst ist bekannt, daß es sich hier nur um einen Schreibfehler handelte. Spinat enthält kein bißchen mehr Eisen als irgendwelches andere Gemüse. Der Glaube an den gesunden Spinat wird sich vermutlich trotzdem noch einige Jahrzehnte halten.

Noch im letzten Jahrhundert stand in jedem Biologielehrbuch, daß die Stubenfliege vier Beine hat, so wurde es seit 2000 Jahren gelehrt. Jeder, der eine Stubenfliege fängt und bis sechs zählen kann, vermag sich innerhalb kürzester Zeit davon zu überzeugen, daß diese Behauptung falsch ist. Der große Aristoteles hatte sich geirrt, und dieser Irrtum war, wie wir sehen, verblüffend langlebig. Das menschliche Gehirn besitzt die bemerkenswerte Fähigkeit, im wahrsten Sinne des Wortes Offensichtliches zu leugnen. Die Märchen von der Einstiegsdroge, Hirnschäden und Cannabisabhängigkeit werden, so ist zu befürchten, auch nicht mehr so leicht aus der Welt zu schaffen sein.

Pseudowissenschaftliche Untermauerung
erwünschter Meinungen

Für jede noch so verquere Meinung gab und gibt es Wissenschaftler, die diese in langen Abhandlungen »beweisen«. Wir dürfen nicht vergessen, daß die wissenschaftliche Forschung auf finanzielle Förderung und Unterstützung angewiesen ist, das erklärt so einiges. Noch heute gibt es die (allerdings langsam aussterbende) Spezies von Medizinern, die behaupten, daß Selbstbefriedigung zu Rückenmarksschwund und Verblödung führt. Die Welt müßte demnach voll von dämlichen Herren ohne Rückenmark sein. Doch dieser offensichtliche Widerspruch führte zu keiner Korrektur der offiziellen Meinung: Aus den moralischen Überlegungen der damaligen Zeit heraus war diese Meinung erwünscht, und so hat mancher diesen »Autoritäten« gern geglaubt.

Wer ein Interesse daran hat, die angebliche Schädlichkeit von Haschisch und Marihuana zu untermauern, wird niemals Schwierigkeiten haben, entsprechende »Experten« zu finden, die bereit sind, sprichwörtlich jeden Unsinn zu behaupten. Die Profilneurose mancher dieser Herren (es sind wirklich fast ausschließlich Männer) führt außerdem noch dazu, daß sie angebliche Gefahren und Schäden entdecken, die vor ihnen noch niemandem auffielen und die auch im nachhinein nicht zu verifizieren sind.

Es dauert meist nicht lange, bis sie wieder in der wohlverdienten Versenkung verschwinden. Allerdings besteht die Möglichkeit, daß jede noch so sinnfreie Behauptung, so sie nur irgendwo gedruckt wurde, irgendwann von irgendwem wieder ausgegraben und als gesicherte Erkenntnis ausgegeben wird. Man muß wohl wirklich Psychologe sein, um zu begreifen, wie sehr die meisten Menschen bereit sind, ihren gesunden Verstand abzuschalten, weil sie meinen, sie hätten es mit einer Autorität zu tun.

Eine »kulturfremde« Droge

Von Cannabisgegnern wird immer noch angeführt, daß Haschisch und Marihuana »kulturfremde Drogen« seien. Doch was soll mit solch einem Einwand eigentlich ausgesagt werden? Was ist denn daran so schlecht, wenn etwas woanders üblich war, bevor hier jemand daran Gefallen fand? Cannabisgebrauch habe in der westlichen Kultur keine Tradition, heißt es, deshalb passe es nicht hierher und daher könnten wir nicht damit umgehen. Da es in den Herstellerländern kulturell und sozial integriert sei, richte es dort möglicherweise keinen besonderen Schaden an. In Mitteleuropa aber könne Cannabis die Jugend verwirren und aus der Bahn werfen. So oder so ähnlich lautet die Begründung, warum eine Droge durch ihre Kulturfremdheit ein Problem darstellen soll. Ganz dumpf und unterschwellig werden damit auch Assoziationen aus der »Blut-und-Boden«-Ecke geweckt: Was nicht bei uns wachse oder nicht bei uns traditionell hergestellt werde, könne auch irgendwie nicht gut für uns sein.

Seinen Ursprung hat dieses Argument möglicherweise in Theorien, die nach einer Erklärung dafür suchen, warum z. B. die Indianer Nordamerikas oder die australischen Aborigines so schlecht mit dem Alkohol zurechtkommen. Anstatt sich Gedanken darüber zu machen, was es denn tatsächlich bedeutet, wenn Alkohol in vielen Ländern der Dritten Welt zu einer echten Killerdroge avanciert ist, flüchtet man sich in die Vorstellung, daß wir eben gelernt hätten, mit Alkohol umzugehen, und er für uns deshalb relativ harmlos sei.

Diese These wird nun einfach auf Cannabis übertragen. »Die Indianer haben mit allen möglichen Rauschdrogen keine Probleme gehabt, doch der Alkohol bringt sie um. Wir Europäer haben mit dem Alkohol keine ernsthaften Probleme (?), aber Haschisch und Marihuana ...«

Dabei wird natürlich völlig unzulässig unterschlagen, daß Cannabis bewiesenermaßen eine recht harmlose Substanz, Alkohol aber objektiv gefährlich und giftig ist.

Wer es ernst meint mit der Ablehnung der Kulturfremdheit, der müßte eigentlich konsequent sein und beispielsweise auch den Genuß von Kaffee und Tee aufgeben, zwei kulturfremde Getränke, die erst vor wenigen hundert Jahren in Europa eingeführt wurden. Koffein ist eine Droge, die in der Alten Welt bis dahin keine Rolle spielte, in der einheimischen Pflanzenwelt kommt der Wirkstoff so nicht vor. Die Politik verhielt sich hier anfangs auch durchaus ähnlich wie beim Umgang mit Cannabis. Kaffee wurde immer wieder verboten und sein Genuß sogar mancherorts mit dem Tode bestraft.

Es ist sicherlich nicht zu weit hergeholt, wenn man dem Koffein einen wesentlichen Anteil an der Entwicklung unserer heutigen Leistungsgesellschaft zuschreibt. Die meisten Menschen kommen ohne ihre Tasse Tee oder Kaffee am Morgen überhaupt nicht mehr »in die Gänge«. Man stelle sich nur den Arbeitstag in einer Firma vor, in welcher der ganzen Belegschaft ihre Koffeinration verwehrt würde.

Selbstverständlich müßte man konsequenterweise auch auf die »kulturfremden« Tomaten, Bananen, Orangen, Paprika oder Knoblauch verzichten. Ein sehr großer Teil von dem, was wir essen, war bis vor noch relativ kurzer Zeit kulturfremd. Selbst die vermeintlich urdeutschen Kartoffeln stammen aus Amerika und wurden erst nach dessen »Entdeckung« bei uns eingeführt.

Mit der Kulturfremdheit ist es also so eine Sache. Zumal ausgerechnet Hanf ein einheimisches Produkt und damit eben sehr wohl ein Teil unserer Kultur ist. Mit Ausnahme von etwa einem halben Jahrhundert der Illegalität wurde und wird Hanf bei uns angebaut. Bis in die zwanziger Jahre hinein war auch der Konsum von Rauschhanf üblich. Wenn wir heute von »starkem Tobak« sprechen, dann wissen nur die wenigsten, daß damit deutsches Marihuana gemeint war. Auch das Wort »Knaster« bedeutet eigentlich Cannabis, den Namen lautmalend vom Geräusch beim Rauchen platzender und knackender Grassamen hergeleitet. Und wenn Vattern gemütlich seine Sonntagspfeife schmauchte, dann war in vielen Fällen auch klar, mit welchem Kraut sie gestopft wurde. Und dieses Kraut wurde nicht importiert, sondern wuchs (und wächst) auf heimischen Äckern.

Wohl ist es wahr, daß unsere Großväter kein eigenes Haschisch hergestellt haben, sie rauchten lediglich Marihuana. So bedeutsam wird der Unterschied zwischen beiden Hanfprodukten aber in »kultureller Hinsicht« nun wahrlich nicht sein.

Schließlich sollte man nicht vergessen, daß sich Haschisch und Marihuana seit den sechziger Jahren bei uns einer weiten Verbreitung erfreuen. Damit existiert bereits eine dritte Generation von Hanffreunden, wenn man so will. Falls diese jemals in kultureller Hinsicht Probleme damit hatten, den Genuß von Cannabis in ihr Leben zu integrieren, so haben es jedenfalls die allermeisten von ihnen mittlerweile problemlos gelernt. Kulturfremdheit scheint also kein gewichtiges Argument gegen die Legalisierung von Cannabis zu sein, im Gegenteil: Wer Hanf raucht, führt damit eine alte mitteleuropäische Tradition fort bzw. belebt diese wieder.

Rausch- und Genußfeindlichkeit

Wer Aufputschmittel nimmt, um seinen übervollen Arbeitstag zu bewältigen, erntet vielleicht besorgte Blicke, als Drogenabhängiger wird er sicherlich nicht abqualifiziert. Wer abends seinen Kummer und Streß in Alkohol ersäuft, darf mit dem Verständnis und Mitgefühl seiner Umwelt rechnen. Wer schwer krank ist, dem gönnt man nun endlich auch den Haschischwirkstoff THC. Doch Drogen nehmen, weil sie Spaß machen, das ist irgendwie unmoralisch.

Als in Heidelberg ein junger Vater erfuhr, daß seine kleine Tochter eine lebensgefährliche Operation gut überstanden hatte, war er so glücklich, daß er auf die Straße lief und die Passanten umarmte – er hatte große Mühe, seine Einweisung in eine psychiatrische Klinik zu verhindern, Anwohner hatten die Polizei gerufen, weil ein »gefährlicher Irrer« sein Unwesen trieb.

Offenbar ist für viele in unserer Leistungsgesellschaft jemand, dem es »zu gut geht«, verdächtig und möglicherweise geisteskrank. Wer sich im Rausch wohl fühlt, kann ihrer Ansicht nach auch nicht gesund sein: Bestimmt hat er schlimme Probleme, die er verdrängen muß, und vermutlich ist seine verpfuschte Kindheit daran schuld, daß es mit ihm so weit gekommen ist. Daß ein seelisch und körperlich gesunder Mensch Cannabis nimmt, weil er diese Form der Freizeitgestaltung genauso genießt wie ein anderer seinen Skatabend, das ist einfach unvorstellbar. Und selbst wenn man diesen Gedanken akzeptiert, tief im Inneren lehnt man es als unmoralisch ab, auf so »unanständige« Weise sein Leben zu gestalten. Noch tiefer im Inneren ist womöglich gar Neid darüber zu entdecken, daß sich jemand ohne schlechtes Gewissen gönnt, was der »brave Bürger« sich versagt.

Als Haschisch und Marihuana in Deutschland populär wurden, sprach man kaum von Kiffern oder Hippies, man nannte diese Menschen »Gammler«, was nichts anderes als die abwertende Bezeichnung für Müßiggänger ist. Wenn man schon so polarisiert, ist die Frage erlaubt, was so sinnvoll an der gegenteiligen Haltung sein soll: sein Leben lang wie ein Sklave zu schuften, nur um dann rechtzeitig zur Pensionierung mit einem Herzinfarkt das Zeitliche zu segnen. In der Tat neigen recht viele Cannabiskonsumenten (laut Umfrage »Hanf & Fuß«) z. B. zu Teilzeitbeschäftigungen, weil für sie mehr Freizeit zu haben wertvoller als Karriere und ein hohes Einkommen ist. Eine genußfreudige Einstellung, die mehr auf Lebensqualität als auf Besitz und Konsum abzielt, würde unserer Gesellschaft aber nicht schaden, sondern eher nutzen. Auch hier würde etwas mehr Ehrlichkeit der Drogendiskussion auf die Sprünge helfen.

Was der Bauer nicht kennt ...

Ich frage mich, wie wir reagierten, wenn wir einen überzeugten Antialkoholiker als Gesundheitsminister hätten, der selbst noch nie einen Schluck getrunken hätte, aber nach eingehender Prüfung der Schäden, die Alkohol nun einmal nachweislich anrichtet, sich entschlösse, diese Droge vollständig kriminalisieren zu wollen.

Abgesehen davon, daß dieses Verbot in der Praxis natürlich nicht durchsetzbar wäre, wer würde einem solchen Menschen denn überhaupt die Kompetenz zusprechen, über die tatsächliche gesellschaftliche Gefährlichkeit von Alkohol zu entscheiden? Immerhin wüßte der gute Mann aus eigenem Erleben rein gar nichts über die Wirkungen des Alkohols. Und voreingenommen wäre er bestimmt auch. Vermutlich gäbe es einen Volksaufstand von entrüsteten Bürgern – schließlich ist es im Land der Biertrinker nicht gerade normal, völlig auf die Volksdroge Nummer eins zu verzichten –, die eine faire Beurteilung von jemandem wünschten, der auch aus der Praxis heraus wüßte, wovon er denn eigentlich spricht.

Natürlich müssen und können die Gesetzgeber nicht jedes Rauschmittel am eigenen Leibe testen, bevor sie zu einer Entscheidung kommen. Bei Haschisch und Marihuana sieht die Sache jedoch ein wenig anders aus: Unter den berauschenden Genußmitteln ist es nach Alkohol das verbreitetste. Und es sollten schon sehr gute Gründe vorliegen, wenn das Freizeitverhalten von etwa 5 Prozent der Bevölkerung als Straftat betrachtet wird. Selbst die allerhärtesten Cannabisgegner räumen ein, daß der Konsum über einige Wochen hinweg bei einer gefestigten Persönlichkeit zu keinerlei irreparablen Schäden führt.

Es ist eine ehrenwerte Tradition, daß Forscher auf der Suche nach Erkenntnis Selbstversuche durchführen. So hat sich etwa Robert Koch selbst mit dem Tuberkelbazillus infiziert, um zu beweisen, daß sein Impfstoff funktioniert. Hätte er sich geirrt, wäre er wohl gestorben.

Für ein Hanfexperiment muß nicht annähernd soviel Mut aufgebracht werden. Man könnte beispielsweise eine Kommission bilden, die aus Freiwilligen, »moralisch und seelisch gefestigten« Hanfgegnern besteht. Unter genauester wissenschaftlicher und medizinischer Aufsicht konsumiert jeder von ihnen täglich so viel Haschisch oder Marihuana wie ein »normaler« Kiffer auch. Ein Zeitraum von vier Wochen dürfte reichen, um sich einen ersten Eindruck zu verschaffen. Die medizinische und psychologische Auswertung könnte helfen, der unsäglichen Cannabisdiskussion endlich ein Ende zu bereiten.

Besonders interessant wäre es darüber hinaus festzustellen, ob möglicherweise der eine oder andere Versuchsteilnehmer seine Meinung im Verlauf des Experiments ändert und aufgrund ureigenster Erfahrung zum Schluß kommt, daß Cannabis doch nicht so gefährlich ist, wie er ursprünglich annahm. Da nur überzeugte Gegner am Versuch teilnahmen, darf man sicher sein, daß nichts verniedlicht oder beschönigt wird. Sollte auch bei diesem Versuch herauskommen, daß Haschisch und Marihuana harmlos sind, gäbe es vielleicht endlich eine Mehrheit für die Legalisierung dieser Genußmittel.

Historische und politische Gründe

Den allergrößten Zeitraum in der Menschheitsgeschichte waren Hanf, Haschisch und Marihuana legal. Erst bei der zweiten internationalen Opiumkonferenz in Genf 1925 wurden weltweite Kontrollmaßnahmen für Cannabis eingeführt, obwohl achtzehn der neunzehn teilnehmenden Staaten keine Probleme im Zusammenhang mit Cannabis hatten. Lediglich Portugal berichtete, in seiner Kolonie Angola seien Fälle von »schwarzer Aufsässigkeit« nach Hanfgenuß vorgekommen. Für die Aufnahme von Cannabis sind Ägypten und die Türkei – beide fühlen sich benachteiligt wegen der Handelsbeschränkungen für Opium. Die knapp ausgehende Schlußabstimmung wird von wirtschaftlichen Interessen bestimmt.

Die notwendige Abstimmungsmehrheit beschafft Deutschland, nachdem Ägypten zugesichert hat, keine Schritte gegen den Import der Produkte Kokain (Merck) und Heroin (Bayer) zu unternehmen. Heroin wurde damals als legales Medikament vertrieben, unter anderem auch als »harmloses« Hustenmittel für kleine Kinder.

In Europa und Deutschland spielte das Cannabisverbot keine praktische Rolle, da Cannabis kaum als Rauschmittel konsumiert wurde. Das änderte sich erst in den sechziger Jahren mit der Hippiebewegung. Allerdings wird die gegenwärtige weltweite Drogenpolitik nahezu ausschließlich direkt und indirekt von den USA gesteuert.

Dort mehrten sich seit Mitte der zwanziger Jahre die Befürworter eines Mariuhanaverbotes (Haschisch spielte und spielt in den Staaten keine nennenswerte Rolle). Hanf war zu dieser Zeit die Droge der farbigen sozialen Unterschicht sowie vieler Jazzmusiker. 1926 behauptete eine Zeitung in New Orleans, der Marihuanakonsum der schwarzen Bevölkerung sei der Auslöser für die hohe Kriminalität in dieser Bevölkerungsgruppe, bald darauf wurde der Hanfkonsum in vielen Staaten der USA verboten. Eine bundeseinheitliche Regelung gab es noch nicht. Dieses Problem löste der bereits genannte Leiter der zentralen US-amerikanischen Drogen- und Rauschgiftbehörde von 1931 bis 1962, Harry Anslinger. Mit unhaltbaren Behauptungen über die »Mörderdroge Marihuana« erreichte er 1937 den sogenannten »Marihuana Tax Act«. Die faktische Illegalisierung der Hanfproduktion 1937 und das endgültige Verbot im Jahre 1942 wurden dabei wesentlich unterstützt von der chemischen Großindustrie, die seit 1937 ihre neuentwickelten Verfahren und Chemikalien zur Gewinnung von Papier aus Holz vertreiben wollte und für die deshalb der alte Papierrohstoff Hanf eine unliebsame Konkurrenz darstellte. Ab 1951 betrug das bundesweite Strafmaß in den USA für den Hanfbesitz und -konsum zwei bis zwanzig Jahre Zuchthaus. 1961 erreichte Anslinger schließlich, daß die UNO die »Single Convention on Narcotic Drugs« verabschiedete. Darin verpflichteten sich die Unterzeichnerstaaten, darunter auch Deutschland, den Anbau, den Handel und Konsum von Hanf zu verbieten.

In der Praxis ist es so, daß so gut wie alle traditionellen Erzeugerstaaten von Haschisch und Marihuana Entwicklungsländer sind. Die USA setzen ihre drogenpolitischen Interessen mit schlichter Erpressung durch: Länder, die Cannabis und andere Drogen nicht kriminalisieren oder entsprechende Gesetze nicht strikt genug anwenden, erhalten einfach keine Entwicklungshilfe mehr. Besonders hart trifft dies bitterarme Länder, wie etwa Bangladesch (auf deutsch »Hanfland«), für das nicht nur die traditionelle Herstellung und der Export von Cannabisprodukten von existentieller Bedeutung war. Die schnellwachsende Hanfpflanze verhinderte auch, daß bei den alljährlichen Überflutungen und Überschwemmungen der wertvolle Mutterboden weggespült wurde. Durch das erzwungene Hanfverbot entfällt dieser Schutz, und eines der ärmsten Länder der Erde wird in noch größere Armut und Abhängigkeit getrieben, denn die landwirtschaftlichen Erträge gehen immer mehr zurück. Ähnlich verhält es sich z. B. auch in Indien und Nepal, wo das US-amerikanische Diktat notgedrungen immer strenger befolgt wird. Daß die Vereinigten Staaten in diesen Ländern auch bei der Bevölkerung ausgesprochen unbeliebt sind, ist da nicht weiter verwunderlich. Sich von einem reichen fremden Land, das von der eigenen Kultur rein gar nichts versteht, abstruse Moralvorstellungen aufzwingen lassen zu müssen ist schließlich nicht besonders geeignet, die Selbstachtung zu fördern. Der rigorose »War on drugs«, den die USA führen, hat mit Sicherheit wesentlich mehr Leben zerstört als gerettet. Bei Hanf ist er in ganz besonderem Maße unsinnig, da diese Pflanze von jedermann überall auf der Welt in einem Blumentopf gezogen werden kann. Der Gedanke, Drogenkonsum zu verhindern, indem man einfach die Verfügbarkeit verhindert, geht hier also in ganz besonderem Maße an der Realität vorbei.

Die einzigen Länder der Welt, in denen Haschisch und Marihuana noch uneingeschränkt legal ist, sind Vietnam, Laos und Kambodscha.*

Cannabis als religiöses Sakrament

Religionsfreiheit

Fast jede Religion verwendet mindestens ein Rauschmittel als Sakrament. Zweifellos ist hier die Ursache darin zu suchen, daß Rauscherlebnisse zu intensiven religiösen Erfahrungen verhelfen können. Auch wenn in den christlichen Kirchen nicht mehr »so lange Alkohol getrunken wird, ›bis der heilige Geist über einen kommt‹«, war nach ernstzunehmenden Theorien in der Urkirche genau dies einmal allgemeine Praxis. Jedenfalls geht das Wort »Spiritus«, das in der Apothekerfachsprache für »Weingeist, Alkohol« steht, auf das gleichlautende lateinische Substantiv zurück, das »(Heiliger) Geist, Hauch, Atem, Seele« usw. bedeutete …

Unabhängig davon, wie es sich in den Anfängen des Christentums tatsächlich zugetragen haben mag, gibt es in der Gegenwart einige religiöse Gemeinschaften, die Drogen verwenden. So ist den Rastafaris das Marihuana heilig, die Native American Church gebraucht Meskalin als Sakrament und die Santo-Daime-Kirche benutzt den halluzinogenen Trank Ayahuasca.[182] Zauberer und Schamanen aller Kulturen haben schon immer Drogen als spirituelle Hilfsmittel benutzt.

* Quelle: Stefan Haag: *Hanfkultur* WeltWeit, Löhrbach, ohne Jahresangabe. Für zuverlässig halte ich hier nur die Angabe für Kambodscha. In Reiseführern (z.B. *Lonely Planet*) zu Vietnam und Laos finden sich pauschal Hinweise, daß Drogenvergehen streng geahndet werden und Gefängnisstrafen oft nur mit hohen Bestechungsgeldern vermieden werden können. Gesetz und Rechtspraxis mögen in diesen Ländern stark voneinander abweichen. Man darf auch spekulieren, daß mittlerweile auch in Vietnam und Laos die oktroyierende Drogenpolitik der USA erfolgreich ist.

Man muß es sicherlich als ein Zeichen der Reife respektieren, wenn eine Verfassung wie die unsere Religionsfreiheit garantiert. Sobald es um die Religionsausübung geht, ist unsere Gesellschaft in gewisser Hinsicht jedoch ausgesprochen intolerant. Denn auch zu unzweifelhaft und ausschließlich religiösen Zwecken bleibt der Gebrauch illegaler Drogen immer noch verboten. Ist es nicht inkonsequent, jemanden in der Ausübung seiner Religion zu behindern, weil man unterstellt, die spirituellen Motive seien nur Schutzbehauptungen, um straflos Drogen nehmen zu können? Natürlich konsumieren die meisten Menschen Rauschmittel vor allem zum Vergnügen, doch das heißt nicht, daß dies für alle das einzige oder auch nur vorrangige Motiv ist.

Bewußtseinserweiternde Drogen wie LSD beispielsweise steigern unter anderem die spirituelle Erlebnisfähigkeit. Aus vergleichbaren Gründen erklären etwa Rastafaris (s. u.), daß sie in Ausübung ihrer Religion Cannabis konsumieren. Ist dies nicht ebenso zu respektieren, wie wenn ein Muslim sagt, daß seine Religion den Genuß von Schweinefleisch verbietet?

Über die Rastafaris

Rastafari ist eine 1930 in Jamaika entstandene afroamerikanische Religion. Die Religion ist nach Haile Selassie I. benannt. Der Geburtsname Selassies war Ras (Fürst) Tafari Makonnen. Daher nannten sie sich »Rastafaris«, »Rastafarians« oder »Rastas«. Sie führen ihre Geschichte zurück auf den israelischen Stamm Juda, König David, König Salomon und sehen sich als die wahren Israeliten, das biblische Volk Gottes.

Die Krönung Haile Selassies zum Kaiser von Äthiopien wird von den Rastas in Anknüpfung an die Ideen des afroamerikanischen Politikers M. M. Garvey als Zeichen der Hoffnung auf die Befreiung der Schwarzen aus ihrer »babylonischen Gefangenschaft« in Amerika und ihre Heimführung nach Afrika gedeutet. Haile Selassie wird als unsterblicher »Jah (Gott) Rastafari« verehrt. Jah ist die Kurzform der Rastafaris für den alttestamentarischen Gottesnamen Jahwe.

Haile Selassie hat zu seiner Zeit weltweite Anerkennung durch eine weitsichtige Außenpolitik erfahren. Gesellschafts- und innenpolitisch aber hatten er und seine Regierung längst den Bezug zur Realität verloren, als zwischen 1972 und 1974 Dürre und Hungersnot zu Unruhen im Lande und schließlich im September 1974 zur Absetzung des Kaisers führten. Hunderttausende starben an Hunger und Unterernährung, obwohl anfangs die Getreidekammern des Kaisers und seiner Vasallen prall gefüllt waren. Haile Selassie wurde unter Hausarrest gestellt und im August 1975 ermordet. Sein Leichnam wurde unter dem Fußboden in einem Büro der neuen Militärmachthaber in einem der Kaiserpaläste einbetoniert.

Der Tod ihres Gottes war für die Rastafaris nicht akzeptabel, und es existierten einige intellektuell nicht nachvollziehbare Erklärungsversuche, die am Konzept seiner Unsterblichkeit festhalten. Viele weigern sich, an den Tod Selassies zu glauben.

Marcus Garvey war der Führer der Universal Negro Improvement Association (UNIA), der wichtigsten Black-Power-Organisation der zwanziger Jahre.[183] Er regte seine Anhänger an, eine eigene Kirche zu gründen.

Seine Prophezeiungen waren die Grundlage der Rastafari-Bewegung. So sprach er z. B. im Madison Square Garden von »Äthiopien, dem Land unserer Väter« und verkündete, daß Schwarze an den »Gott von Äthiopien, den ewigen Gott« glaubten. Am häufigsten wird sein Ausspruch zitiert: »Schaut nach Afrika und achtet auf die Krönung eines schwarzen Königs, er wird der Erlöser sein.«

Als Haile Selassie zum König von Äthiopien gekrönt wurde, sahen viele Jamaikaner die Prophezeiung als erfüllt, die Rastafari-Bewegung war geboren. Garvey selbst allerdings hielt die Rastafaris für »verrückte Fanatiker« und wies darauf hin, daß Selassie alles andere als der Erlöser sei, da er in seinem Land nach wie vor die Sklaverei dulde. Die Rastas focht das nicht an, schließlich hatte auch Johannes der Täufer an Jesus Christus gezweifelt.[184]

In den dreißiger bis sechziger Jahren waren die Rastas nichts anderes als ein lokales Phänomen. Auf eine gemeinsame Lehre über elementarste Grundzüge hinaus konnte man sich (bis heute) nicht einigen. H. Archibald Dunkley, Joseph Hibbert und Leonard Howell gehörten zu denen, die die neue Lehre in den frühen Dreißigern verbreiteten. Alle standen in Beziehung zur Garvey-Bewegung. Howell erlangte eine große Anhängerschaft unter den Armen und Ärmsten. Er sagte die Rückführung der Rastas nach Äthiopien für 1934 voraus, die allerdings ausblieb. In den Bergen gründete er einen Mini-Staat im Staat, den er wie ein afrikanischer Stammesfürst führte. Howell lehrte den Haß auf die weiße Rasse* und kam immer mehr zu der Überzeugung, daß nicht Haile Selassie, sondern er selbst der Messias sei. 1954 wurde er festgenommen und in eine Nervenheilanstalt eingeliefert. Seine Anhänger gingen zurück in die Städte, nahmen Kontakt mit anderen Rasta-Gruppen auf, und die Bewegung gewann sehr rasch an Anhängern.

Politische Unruhen sowie schließlich und vor allem die Reggae-Musik sorgten für eine internationale Bekanntheit und Ausbreitung der Bewegung.

---

* Auch wenn sich einige Nichtschwarze als »Rastas« bezeichnen, akzeptieren, mit Ausname der Ethiopian Zion Coptic Church, alle »offiziellen« Rastafari-Kirchen nur Schwarze als Mitglieder, s. a. Dreher 1982.

Nach der Unabhängigkeit Jamaikas (1962) wurde sie mehr und mehr zu einer Alternativkultur, die auch auf anderen karibischen Inseln sowie unter den in Großbritannien und den USA lebenden westindischen Schwarzen zahlreiche Anhänger gefunden hat (weltweit mindestens fünf Millionen).

Die Rastas berufen sich vor allem auf die Bibel, besonders aber auf das Alte Testament und die Apokalypse des Johannes. Theologisch grundlegend ist die Vorstellung, Gott sei in jedem Menschen gegenwärtig, was mit einer besonderen Betonung des »Ich« verbunden ist (z. B. Selbst-Beziehung »Rastafar-I«).

Sie glauben an das Göttliche im Menschen, schließlich hat Gott den Menschen »nach seinem Ebenbild geschaffen«. Ihr Glauben hat einen stark mystischen Aspekt, der die persönliche und unmittelbare Gotteserfahrung betont. Wie alle anderen Mystiker auf der Welt auch, versuchen sie dies durch religiöse Versenkung, heilige Gesänge und Gebete, Fasten und Meditation zu erreichen. Marihuana ist für sie ein Sakrament, ähnlich wie es für den frommen Christen das Abendmahl ist. Intensiver Gebrauch von Ganja (Marihuana) gilt als ausgesprochen förderlich für die spirituelle Entwicklung. In vielen mystischen Gruppen zahlreicher Religionen wurde und wird Marihuana zu diesem Zweck eingesetzt. Während dies normalerweise aufgrund der bekannten Vorurteile und Rechtslage überwiegend heimlich und im verborgenen geschieht und nach außen hin oft auch ausdrücklich abgestritten wird, sind die Rastas dafür bekannt, daß sie lauthals die Qualitäten des »Holy Herb« preisen.

Marihuana wird für religiöse, medizinische und hedonistische Zwecke intensiv verwendet. Rastas leiten den Gebrauch aus verschiedenen Bibelstellen ab. Zwar ist in der Bibel nirgends unzweifelhaft von Cannabis die Rede. Für sie gilt es jedoch als das heilige Kraut, das praktisch als Allheilmittel verwendet werden kann und auch der Vertiefung der religiösen Versenkung dient.

Die »Ethiopian Zion Coptic Church«, die der Rastabewegung zugerechnet wird und auf Dunkley zurückgeht, erklärt in ihrem Text »Marihuana und die Bibel«: »Wir erklären, daß der Becher, mit dem Christus seine Anhänger mit dem Heiligen Geist und Feuer taufte, in Wahrheit eine Pfeife oder ein Chillum war, mit dem Marihuana geraucht wurde.«[185] Als Begründung dient z. B. ein Ausspruch Johannes des Täufers (Matthäus 3, 11): »Ich taufe euch nur mit Wasser (zum Zeichen) der Umkehr. Aber der, der nach mir kommt, ist stärker als ich. Und ich bin es nicht wert, ihm die Schuhe auszuziehen. Er wird euch mit dem Heiligen Geist und mit Feuer taufen.«

In den offiziellen christlichen Kirchen wird nach wie vor mit Wasser getauft. Für die Deutung der »Ethiopian Zion Coptic Church« spricht zumindest, daß sie logisch besser zum Text paßt. Denn wer zum ersten Mal Marihuana raucht, hat wie gesagt durchaus die Chance, eine bis dato unbekannte Bewußtseinsveränderung zu erleben, die selbstverständlich religiös gedeutet werden kann. Und eine gewisse Ähnlichkeit im Aussehen eines Kelches und eines Chillums besteht allemal.

Afrika und speziell Äthiopien werden von den Rastafaris als das »heilige Land« angesehen. Während es zahlreiche konkrete Versuche gab, tatsächlich auf den »schwarzen Kontinent« auszuwandern, betrachten inzwischen die meisten Rastafaris »Afrika« mehr im übertragenen Sinne als Hoffnung und innere Kraft, es bedeutet letztlich Identität. »Babylon« ist der Ausdruck für die weiße politische Machtstruktur, welche die schwarze Rasse unterdrückt. »Babylon« gilt somit als der Oberbegriff für alles Böse und Schlechte in der Welt.

Interessanterweise wird auf den unübersehbaren indischen

bzw. hinduistischen Einfluß nur selten hingewiesen.* Ohne Zweifel wurde in einigen Aspekten das Konzept der indischen Wandermönche, der sogenannten Sadhus, praktisch eins zu eins übernommen: der religiöse Gebrauch von Marihuana etwa, der von den Sadhus intensiv gepflegt und auch heute noch von der indischen Regierung geduldet wird. Selbst die indische Bezeichnung »Ganja« wurde übernommen. Auch die berühmten Dreadlocks (Filzhaare) stammen ursprünglich von den Sadhus.

Das Frauenbild der meisten Rastafaris ist, gelinde gesagt, ausgesprochen konservativ und dürfte für die überwiegende Anzahl der »aufgeklärten« Westler(innen) wenig attraktiv sein: Frauen stehen ihrer Meinung nach immer und grundsätzlich unter den Männern. Außer zum Geschlechtsverkehr gibt man sich kaum weiter mit ihnen ab, da sie angeblich das »Böse« verkörpern und nur von der religiösen Versenkung ablenken. Während ihrer Periode gelten Frauen bei den Rastafaris als unrein und müssen sich vollständig vor der Öffentlichkeit verbergen.

Strenge Anhänger dieser Religion essen nur I-tal (natürliche Nahrung). Das Essen wird zwar gekocht, aber völlig ungewürzt verzehrt. Viele Rastas sind Vegetarier. Alkohol wird nicht oder nur sehr mäßig genossen.

Rastafaris und Reggae

Reggae ist ein musikalisches Ausdrucksmittel dieser religiösen Bewegung, das auch maßgeblich zu ihrer internationalen Bekanntheit beigetragen hat. Nicht jeder jamaikanische Reggae-

* Eine bemerkenswerte Ausnahme bildet hier Dr. Dreher, z. B. in ihrer kompetenten Aussage vor einem amerikanischen Gericht, die unter dem Titel »Testimony of Doctor Melanie Dreher – May 28, 1982« auf verschiedenen Internet-Seiten zu finden ist. Etwa: www.commonlink.com/~olsen/RASTAFARI/melanie.html, Stand November 1999.

musiker ist auch Rasta. Allerdings hat der allgemeine Gebrauch der religiösen Attribute – Dreads, die Farben der äthiopischen Flagge (Grün, Gelb, Rot) und vor allem der Marihuanakonsum – im Westen praktisch zu einer Gleichsetzung beider Begriffe geführt.

So sagte die intellektuelle Speerspitze der Reggaemusik, Linton Kwesi Johnson, in einem Interview: »Ich bin kein Rasta, weil ich nicht glaube, daß Kaiser Haile Selassie Gott ist. Ich glaube nicht an die ganze sogenannte *Repatriation* (= »Heimführung, Rückführung«) des schwarzen Volkes zurück nach Afrika. Aber ich *respektiere* Rastafari. Rastafari war eine wichtige Bewegung. Viele verstehen darunter eine Religion. Aber Rastafari hat seine Wurzeln im antikolonialistischen Kampf. Es begann als eine antikolonialistische Bewegung, die deutlich machen wollte, daß wir genug von der weißen, europäisch kulturellen, politischen und imperialistischen Vorherrschaft haben. Wir wollen unser eigenes Leben leben. Wir wollen unsere Freiheiten haben. Wir wollen unser afrikanisches Erbe behaupten. Wir wollen unsere afrikanischen Wurzeln betonen und unser Schwarzsein als etwas Positives begreifen. Rasta war also ein wichtiges Gegengift gegen 400 Jahre kolonialistische Gehirnwäsche, die dazu geführt hat, daß sich viele Schwarze wegen ihrer Hautfarbe minderwertig fühlen. Rasta war ein positives Gegengift gegen diese Negativität.«[186]

Wandersagen zum Thema Haschisch

Bei allen Dingen, an denen das Interesse groß ist, während gesicherte Informationen nicht allgemein zugänglich bzw. verbreitet sind, kommt es schnell zur Entstehung von Mythen. Cannabis bildet da keine Ausnahme. Freunde wie Gegner setzen die abenteuerlichsten Behauptungen in die Welt, und deren Wahrheitsgehalt steht oft im umgekehrten Verhältnis zu ihrer Langlebigkeit. Im folgenden werden die geläufigsten wie auch hartnäckigsten Märchen und Irrtümer beschrieben und richtiggestellt. Die häufigsten Pros und Kontras erscheinen hier in komprimierter Form. Man kann dieses Kapitel auch als eine Art Übersicht auffassen, da einige Themen an anderer Stelle im Buch ausführlicher behandelt und mit entsprechenden Quellen belegt werden (»Wiederholungen« sind also beabsichtigt).

Wandersagen der Haschischgegner[187]

Haschisch und Marihuana verursachen Gehirnschäden
Die am häufigsten für diese Behauptung ins Feld geführte Studie ist die Untersuchung von Rhesusaffen, die Ende der siebziger Jahre Dr. Heath[188] durchführte. Diese Studie erfuhr eine kritische Würdigung durch eine Gruppe von Wissenschaftlern, die im Auftrag des »Institute of Medicine and the National Academy of Sciences« handelten.

Ihre Ergebnisse wurden 1982 unter dem Titel »Marihuana and Health« veröffentlicht. Die Arbeit von Heath wurde scharf kritisiert: Die Stichprobe war zu klein; nur vier Affen wurden untersucht. Es wurde zuwenig Vorsorge getroffen, um Fehldeutungen des Experiments zu unterbinden. Zudem hatte Heath normale Affenhirne als geschädigt deklariert!

Untersuchungen am Menschen ergaben keinerlei Hinweis auf Hirnschäden. Um ganz genau zu sein: Natürlich ist dies noch kein Beweis, daß Cannabis tatsächlich keinerlei Hirnschäden verursacht. Es ist möglich, daß die Schädigungen so subtil sind, daß sie mit heutigen Methoden (noch) nicht nachgewiesen werden können. Man sollte nicht vergessen, daß

Hirnschädigungen durch Alkohol längst nachgewiesen sind. Auch spricht es also eher für die Unschädlichkeit von Cannabis, wenn ein solcher Nachweis bis heute, trotz intensiver Forschung, nicht gelungen ist. So fanden z. B. zwei Untersuchungen von 1977, die im *Journal of the American Association (JAMA)* publiziert wurden, keinerlei Hinweis auf Hirnschäden bei sehr starken Marihuanakonsumenten.[189] Im gleichen Jahr schlug die American Medical Association (AMA) offiziell und öffentlich vor, Marihuana zu entkriminalisieren. Ärzte würden wohl kaum solche Vorschläge unterbreiten, wenn es ernsthafte Hinweise für die Richtigkeit solcher Behauptungen gäbe.

Haschisch und Marihuana schädigen das Fortpflanzungssystem

Diese Behauptung stellt der für seine chronischen Falschmeldungen bekannte Dr. Gabriel Nahas auf, der mit Zellgewebe in Petrischalen experimentierte. Der Versuch wurde jedoch so unsauber und verantwortungslos durchgeführt, daß das Zellgewebe schon allein durch die Temperaturen im Versuchsraum zerfiel. Abgesehen davon wird kein ernsthafter Wissenschaftler aufgrund von Untersuchungen isolierter Zellkulturen auf den lebenden Menschen schließen. Um nur ein Beispiel zu nennen: Mit Aids infiziertes Gewebe kann in Glasschalen leicht und schnell vom HIV-Virus befreit werden, während eine Heilung beim Menschen nach wie vor nicht möglich ist. Es ist unmöglich und unwissenschaftlich, von reinen Laborversuchen auf den lebenden Menschen zu schließen. Obwohl dies jeder seriöse Wissenschaftler weiß oder zumindest wissen müßte, wird es dennoch immer wieder gern ignoriert, wenn die Ergebnisse vom Auftraggeber erwünscht sind oder der ideologischen Überzeugung des Forschers entsprechen.

Es wurden Tierversuche durchgeführt, in denen den Opfern

auf unnatürliche Weise nahezu tödliche Mengen von Cannabis verabreicht wurden (diese Mengen sind in der Realität nicht verzehrbar). Hier konnte dann tatsächlich eine eingeschränkte Fruchtbarkeit festgestellt werden. Tiere, die das Glück hatten, solche sinnlosen Versuche zu überleben, regenerierten sich von den Experimenten innerhalb eines Monats.

Studien am Menschen konnten keinen Hinweis auf Schädigungen des Fortpflanzungssystem erbringen.

Haschisch und Marihuana sind Einstiegsdrogen

Dies ist sicherlich einer der ausdauerndsten Mythen (s. a. das Kapitel »Die Theorie von der Einstiegsdroge«). In der Drogenaufklärung durch Schulen und Polizei wurden lange Zeit Behauptungen aufgestellt wie folgende: »Am Anfang ›nimmt‹ man das noch relativ harmlose Haschisch. Doch schon bald ›genügt‹ dies dem Konsumenten nicht mehr, und er muß zur Befriedigung seiner Bedürfnisse LSD nehmen. Wenn auch dieses seinen Reiz verloren hat, erfolgt der Umstieg auf Kokain, um dann schließlich beim Heroin zu enden ...«

Solche Äußerungen sind so falsch, daß sie schon wieder lustig wären, ginge es nicht um ein ernstes Thema und gäbe es nicht so viele Menschen, die dies glauben. Haschisch und Marihuana sind von der Art ihrer Rauschwirkung her mit keiner anderen Droge vergleichbar. Folglich gibt es auch keine Droge, die wie Haschisch wirkt, nur stärker. In Wirkung und chemischer Zusammensetzung gibt es keinerlei Gemeinsamkeiten zwischen Cannabis und anderen Drogen. Logisch, theoretisch und praktisch sind solche Behauptungen daher schlichtweg Unsinn. Als Gegenargument wird vorgebracht, daß praktisch alle Heroinsüchtigen vor ihrer Sucht Haschisch konsumiert hätten. Dies mag für eine bestimmte Periode der individuellen »Suchtkarriere« gestimmt haben. Doch trifft dies gleichermaßen auch auf Alkohol, Kaffee und Zigaretten zu. Kaum jemand wird behaupten, daß Zigaretten zur Heroinsucht führen, obwohl praktisch kein Nichtraucher heroinsüchtig wird. Das niederländische Modell, das von einer Strafverfolgung bei Haschischkonsum weitgehend absieht, legt die gegenteilige Vermutung nahe: Seit Haschisch und Marihuana dort entkriminalisiert wurden und für jedermann und -frau problemlos in sogenannten Coffeeshops erhältlich sind, ist die Zahl der Konsumenten harter Drogen wie Kokain oder Heroin beständig zurückgegangen. Dies könnte sicherlich nicht möglich sein, wenn Haschisch eine Einstiegsdroge wäre. Es macht eher Sinn, genau umgekehrt zu argumentieren: Die Entkriminalisierung von Haschisch hat dazu geführt, daß Menschen, die an Rauschmitteln interessiert sind, eher zu dieser Droge greifen und die Finger von den lebensgefährlichen harten Drogen lassen.

Ein Beleg für diese These ist z. B. die Entwicklung in den USA, wo gerade unter farbigen Slumbewohnern der Konsum von Crack (einer besonders gefährlichen Kokainvariante) sehr verbreitet ist. Die populäre Rap-Band »Cypress Hill«[190] bekennt sich offen zum Cannabisgebrauch und propagiert ihn als harmlose Alternative zu den gefährlichen harten Drogen. Offensichtlich sind sie damit erfolgreich, und zumindest in ihrer Einflußsphäre ist deren Gebrauch und ihrer Verherrlichung wohl zurückgegangen.

Zahlreiche Untersuchungen belegen auch, daß Hanfgenießer deutlich weniger Alkohol trinken als Hanfabstinente. Zudem gibt es Forschungsergebnisse, die eine positive Wirkung von Haschisch und Marihuana beim Entzug von Alkohol und Heroin berichten. Cannabis ist also eher eine »Ausstiegsdroge«.

Dies belegt z. B. eine Untersuchung der »Rand Corporation« von 1993 in den USA: In den Staaten, die Cannabiskonsum entkriminalisiert hatten, war der Gebrauch harter Drogen

geringer als in denen, wo die Prohibition noch andauert. Meß-
kriterium war die Anzahl von Drogennotfällen in Ambulanzen
und Krankenhäusern.

Haschisch und Marihuana schädigen das Immunsystem
Auch diese Behauptung geht auf Tierversuche zurück, in denen
auf völlig unnatürliche Weise häufig nahezu tödliche Überdosen
von Cannabis gegeben wurden. Beim Menschen ließ sich ein
derartiger Effekt niemals nachweisen. Zwei Untersuchungen
von 1978 und 1988 deuten eher darauf hin, daß Cannabis eine
stimulierende Wirkung auf das Immunsystem haben könnte.
Gerade Aidskranke, deren Immunsystem durch das HIV-Virus
bekanntlich zum Zusammenbruch gebracht wird, dürften, wenn
diese Behauptung wahr wäre, kein Cannabis konsumieren. Die
medizinische Praxis hat jedoch gezeigt, daß gerade bei dieser
Erkrankung Haschisch und Marihuana sehr segensreich und
lebensverlängernd wirken können.
Bereits eine solche Beobachtung zeigt, wie falsch die Behauptung ist, Haschisch und Marihuana schädigten das Immunsystem.

**Haschisch und Marihuana sind viel eher krebsauslösend
als Tabak**
Gerauchtes Cannabis enthält wie Tabak Teer (und ist damit
kanzerogen). Doch wird auch ein starker Kiffer pro Tag wesentlich weniger krebsauslösende Substanzen zu sich nehmen
als ein Kettenraucher. Auch unter den begeistertsten Cannabiskonsumenten dürfte es nur sehr, sehr wenige geben, die auf
zwanzig oder vierzig Joints pro Tag kommen. Hingegen gibt es
genügend Tabakraucher, die zwischen zwanzig und achtzig Zigaretten am Tag konsumieren.
Neuere Untersuchungen haben gezeigt, daß Menschen, die

sowohl Tabak als auch Haschisch konsumieren, seltener an Lungenkrebs erkranken als solche, die ausschließlich Tabak rauchen. Cannabis scheint also bis zu einem gewissen Grad vor Krebs zu schützen. Interessanterweise ist bis heute kein Fall aktenkundig, wo ein Mensch aufgrund von Cannabiskonsum Krebs bekommen hätte. Unbestritten ist allerdings, daß auch der Rauch von Haschisch und Marihuana die Atemwege reizt. Beim mäßigen Konsum von qualitativ hochwertigem Material ist die körperliche Belastung minimal. Hier genügen wenige Züge für einen Rausch, so daß verhältnismäßig geringe Mengen Teer aufgenommen werden.

Wer Wasserpfeife raucht, reduziert sein Gesundheitsrisiko erheblich. Wer ein Verdampfungsgerät benutzt (»Vaporizer«), vermeidet jegliches Krebsrisiko. Und wer Cannabis ißt, ebenfalls.

Die Legalisierung von Haschisch und Marihuana würde zu einem starken Anstieg der Verkehrstoten führen

Wer Auto fährt, sollte grundsätzlich keinerlei Rauschmittel verwenden. Niederländische Untersuchungen haben jedoch gezeigt, daß die Einschränkung der Verkehrstüchtigkeit nach Cannabisgenuß niemals die von zwei bis drei Glas Bier übersteigt.*

Wer bekifft Auto fährt, neigt zudem dazu, eher langsamer und vorsichtiger zu fahren als Betrunkene, die sich eher selbst überschätzen. Bezieht man die weiter oben angeführte Erkenntnis mit ein, daß Cannabisbenutzer weniger Alkohol trinken, darf man mit Recht mutmaßen, daß die Entkriminalisierung von Haschisch und Marihuana eher zu einem Rückgang

---

* »Experimentelle Studien zeigen bereits bei geringen Konzentrationen von THC Beeinträchtigungen in Teilleistungen. Komplex zusammengesetzte Leistungen wie das Autofahren werden durch geringe [THC-]Konzentrationen wenig gestört, wobei das Störpotential höchstens dem vom 0,3104 Promille BAK entspricht. Unbestritten bleibt die starke Beeinträchtigung bei hohen Konzentrationen.«[191]

der Verkehrstoten führen würde. Untersuchungsergebnisse aus den USA, wo die Zahl der Verkehrstoten in Staaten mit entkriminalisiertem Haschisch- und Marihuanagebrauch mit denen in restriktiven Staaten verglichen wurde, zeigten, daß Menschen unter (ausschließlich) Cannabiseinfluß wesentlich seltener Unfälle verursachten als solche unter Alkoholeinfluß. Obwohl Haschisch und Marihuana die Fahrtauglichkeit einschränken, zeigen Untersuchungen, daß Menschen unter Cannabiseinfluß in der Praxis nicht häufiger Unfälle verursachen als Nüchterne.[192]

Haschisch und Marihuana lassen menschliche Gehirnwellen abflachen

Dieses Märchen – eigentlich müßte man sagen: diese Lüge – wurde von Drogengegnern in den USA in die Welt gesetzt: In einer Fernsehsendung wurde seinerzeit ein normales EEG (Kurvendarstellung der menschlichen Gehirnwellen) gezeigt und anschließend eine flache Gehirnwelle eines Vierzehnjährigen unter Marihuanaeinfluß. Als allzu neugierige und kompetente Nachfragen zu dieser Ausstrahlung den Sender erreichten, zog dieser den Anti-Drogen-Spot zurück, um juristische Schritte zu vermeiden. Die EEG-Darstellung war ganz offensichtlich eine Fälschung, denn in der Realität gibt es keinen solchen Effekt. In Wahrheit lassen Haschisch und Marihuana die Aktivität der sogenannten Alphawellen leicht ansteigen. Diese Wellenform zeigt entspannte und meditative Zustände an und scheint mit unserem Kreativitätspotential in Beziehung zu stehen.

Haschisch und Marihuana stören das Kurzzeitgedächtnis

Eine richtige, aber irreführende Feststellung: Cannabiskonsum hat als akuten Effekt eine Störung des Kurzzeitgedächtnisses zur Folge; d. h., Menschen, die von dieser Substanz berauscht sind, haben öfters Schwierigkeiten, sich daran zu erinnern, was sie gerade eben gesagt haben, sie verlieren schneller den roten Faden und können sich auch oft schlechter konzentrieren. Zum einen scheint die Praxis zu zeigen, daß erfahrene Benutzer diesen Effekt weitgehend ausgleichen können, zum anderen hat er rein gar nichts mit Hirnschädigungen zu tun, wie dies manchmal suggeriert wird. Die Störung des Kurzzeitgedächtnisses verschwindet vollständig, wenn der Rausch vorbei ist.

Haschisch und Marihuana lagern sich im Körper an wie DDT
Auch dies ist richtig, aber irreführend: Die Wirkstoffe im Cannabis sind fettlöslich wie unzählige Nahrungsmittel auch. Die Metaboliten (Abbauprodukte) lösen sich im Körperfett und werden dort gespeichert. Bei regelmäßigen, starken Cannabiskonsumenten werden alle Metaboliten innerhalb von etwa vierzehn Tagen vom Körper ausgeschieden, bei Gelegenheitskonsumenten kann dieser Vorgang vier Wochen dauern. Es scheint sich also ein gewisser »Trainingseffekt« einzustellen.

Die lange Zeit, die es dauert, bis die Cannabinoide aus dem Körper ausgeschieden werden, wurde häufig als Hinweis auf die potentielle Gefährlichkeit von Cannabis gewertet. Dies ist jedoch falsch: Auch die Vitamine E und A beispielsweise sind fettlöslich wie sehr viele andere hilfreiche Substanzen ebenso. Auch sie verbleiben über Wochen im Körper. Es gibt keinerlei Hinweis, um daraus eine drohende Gefahr ableiten zu können. Im Gegenteil: Daß Haschisch und Marihuana keine Sucht erzeugen und daß das Absetzen der Drogen zu keinen oder kaum merklichen Entzugssymptomen führt, ist mit hoher Wahrscheinlichkeit darauf zurückzuführen, daß seine Wirkstoffe so langsam aus dem Körper ausgeschleust werden.

**Im Rauch von Haschisch und Marihuana finden
sich Hunderte verschiedene chemische Substanzen**

Auch dies ist richtig, die daraus konstruierte Angstmacherei jedoch nicht. So stellte etwa das Magazin *Science* in seiner Ausgabe vom 31. 8. 1990 fest, daß gerösteter Kaffee über 800 äthe-
rische Öle enthält. Lediglich 21 davon wurden bereits an Tieren
getestet, und 16 von ihnen verursachten Krebs bei Nagetieren.
Nach wie vor ist Kaffee legal und gilt als eine sichere und weitgehend harmlose Droge. Alle natürlichen, nicht chemischen
reinen Substanzen sind ein Gemisch von teilweise sehr vielen
Wirkstoffen. Durch Verbrennen oder Rösten bilden sich oft
noch zahlreiche weitere, und es erscheint ein hoffnungsloses
Unterfangen, sie alle untersuchen zu wollen. Der gesunde Menschenverstand und die Erfahrung legen jedoch folgendes nahe:
Wirkstoffgemische, wie sie in der Natur vorkommen, sind in
den meisten Fällen wesentlich ungefährlicher und besser verträglich als die isolierten Reinsubstanzen. Man denke nur an
Koka, wie es die Indios z. B. in Kolumbien noch heute gebrauchen: Es enthält sämtliche Wirkstoffe des Kokastrauches und
gilt nicht nur als harmlos, sondern sogar als gesund: Es schützt
die Zähne, fördert die Sauerstoffaufnahme in der dünnen Hö-
henluft und erhöht ganz allgemein die Leistungsfähigkeit. Sucht
und Zerfall treten bei dieser Art des Konsums nicht oder nur
selten auf. Das daraus gewonnene Kokain hingegen ist eine der
gefährlichsten Drogen überhaupt. Ähnlich ist es mit Opium
und Heroin: Opium ist der getrocknete Saft des Schlafmohns,
der ebenfalls mindestens zwei Dutzend Alkaloide enthält. Opium
ist ein starkes Rauschmittel, das durchaus auch zu körperlicher
Abhängigkeit führen kann. In fast allen Kulturen, wo Opium
eine gesellschaftlich integrierte Substanz war, lag die Zahl der
Abhängigen bei schätzungsweise 10 Prozent, was auch ungefähr der Zahl der Alkoholkranken in Europa entspricht.

Die meisten Menschen wurden also nicht süchtig und sind in der Lage, ihren Konsum zu kontrollieren. Aus Opium läßt sich das Morphium isolieren, und daraus kann Heroin hergestellt werden. Es kommt nur relativ selten vor, daß es Menschen gelingt, diese Drogen kontrolliert zu gebrauchen. Heroinsucht gilt mit als die schlimmste Form der Abhängigkeit überhaupt. Die Vorstellung vieler Wissenschaftler und Chemiker, daß der Gebrauch von Reinsubstanzen sicherer und gesünder wäre, scheint also ein folgenschwerer Irrtum zu sein.

Cannabis läßt Männern Brüste und Frauen Bärte wachsen

Da einige Untersuchungen darauf hinzuweisen schienen, daß starker Haschisch- und Marihuanakonsum den Testosteronspiegel (das männliche Geschlechtshormon) im Blut absenken, setzte der übereifrige und notorische Falschmelder Dr. Nahas 1975 die Behauptung in die Welt, daß Cannabiskonsum zu einer Verweiblichung von Männern führen könne und ihnen schließlich Brüste wachsen würden. Viele Transsexuelle begannen daraufhin, riesige Mengen Haschisch zu rauchen – in der vergeblichen Hoffnung, sich auf diese Weise die sehr kostspielige Hormonbehandlung ersparen zu können.

Daß auch diese Behauptung schlichter Nonsens ist, sagt einem schon der gesunde Menschenverstand: In vielen Ländern werden Haschisch und Marihuana von großen Teilen der Bevölkerung regelmäßig konsumiert, ohne daß jemals von einem solchen Fall der Verweiblichung berichtet wurde ... Ebenso ist noch nie eine Vermännlichung haschisch- oder marihuanarauchender Frauen beobachtet worden.

Gerade diese Beispiele zeigen, daß in einer emotional überhitzten Diskussion so ziemlich jeder Unsinn behauptet werden kann. Bei meinen Recherchen ergab sich immer wieder folgen-

des: Je hanebüchener die aufgestellten Behauptungen waren, um
so wahrscheinlicher war Dr. Nahas die Quelle.

Dealer strecken Haschisch mit Opium,
um Konsumenten süchtig zu machen
Da auch Cannabisgegner schon lange den Verdacht hegen
müssen, daß es sich bei Haschisch und Marihuana um wohl
eher harmlose Rauschmittel handelt, dachte man sich einen
neuen Angstmacher aus: Skrupellose Rauschgifthändler mischen angeblich Opium unter das Haschisch, um ihre Kunden
süchtig zu machen und ihnen das wesentlich gewinnbringen-
dere Heroin verkaufen zu können. Doch Opium sieht völlig
anders aus als Haschisch, und es hat auch einen anderen, sehr
intensiven Geruch. Mit Opium »gestrecktes« Haschisch kann
daher niemandem unbemerkt untergeschoben werden. Hinzu
kommt, daß Opium wesentlich teurer als Haschisch ist, der
Rauschmittelhändler also recht lange draufzahlen müßte – in
der sehr vagen Hoffnung, einen süchtigen Kunden gewinnen
zu können.

Auch diese Behauptung ist also nicht haltbar, wie unter anderem Rückfragen bei Chemikern deutscher Rauschgiftdezer-
nate bestätigten. Richtig an der Behauptung ist lediglich, daß
in manchen Ländern gelegentlich Mischungen aus Haschisch
und Opium geraucht werden, dann geschieht dies allerdings
mit voller Absicht.

Ich habe ein einziges Mal in meinem Leben eine solche Mischung in Europa zum Kauf angeboten bekommen. Der Händler wies ausdrücklich darauf hin, und der Preis war aus diesem
Grund auch wesentlich höher als für normales Haschisch.

Haschisch- und Marihuanakonsum machen gewalttätig

Diese gelegentlich immer noch vorgebrachte Behauptung geht auf das Konto von Anslinger zurück (s. S. 63), der zahlreiche Revolverpistolen von Mord und Totschlag in Zusammenhang mit Marihuana in die Welt setzte, um die Kriminalisierung von Cannabis durchzudrücken. Die Unsinnigkeit dieses Arguments wird schon allein dadurch deutlich, daß der gleiche Anslinger Marihuana Ende der vierziger Jahre mit der Behauptung verteufelte, Cannabis mache amerikanische GIs zu Pazifisten und würde von chinesischen und russischen Geheimdiensten auch zu diesem Zweck eingesetzt.

Obwohl derlei Gerüchte in den kommunistischen Ländern für Heiterkeit sorgten, führte ihre ununterbrochene Wiederholung doch dazu, daß in China und der Sowjetunion, wo traditionell große Mengen von Cannabis angebaut wurden, dieses verboten wurde – aus Angst vor einer Schwächung der Streitkräfte.[193]

Haschisch und Marihuana verursachen Flashbacks

Unter »Flashbacks« versteht man das plötzliche Wiedereinsetzen einer Drogenwirkung, ohne daß diese Droge erneut eingenommen wurde. Ein Alkohol-Flashback wäre also ein Rausch, der einen überkäme, obwohl man sein letztes Bier eine Woche zuvor getrunken hätte.

Genauso viele Menschen, die bereits ein Alkohol-Flashback erlebt haben, müssen mit diesem Problem auch beim Cannabiskonsum kämpfen, nämlich niemand. Flashbacks gibt es sehr selten, und dann auch nur bei einer einzigen Substanz(gruppe), dem LSD (möglicherweise auch bei anderen Halluzinogenen). Schätzungsweise einer von hundert LSD-Konsumenten erlebte es schon einmal, daß er ohne erneute Einnahme mit LSD-artigen Effekten zu tun hatte. Wie dieses Phänomen zustande kommt, weiß wohl niemand so genau. Die beiden einzigen Menschen, die mir bisher glaubhaft über selbst erlebte Flashbacks erzählten, hatten mit erheblichen psychischen Problemen zu kämpfen, einer war in psychiatrischer Behandlung.

Es ist wohl nicht mehr feststellbar, wann ein übereifriger Mensch diese Beobachtung auf Cannabis bezog und publizierte. Seitdem hat einer vom anderen abgeschrieben, und leider hat diese Dauer-Ente auch Auswirkungen auf unsere Rechtsprechung. Wer bei den Behörden als regelmäßiger Kiffer gilt, sogar wenn er nachweislich niemals im berauschten Zustand selbst gefahren ist, muß mit der Einziehung seines Führerscheins rechnen. Eine Rechtfertigung dieser Maßnahme ist das Argument, daß ja beim Fahren ein Flashback auftreten könnte, so daß der Fahrer für sich und andere Verkehrsteilnehmer eine Gefahr darstellt.

Wenn man dieser These schon anhängt, sollte man auch konsequent sein: Bluthochdruckpatienten dürften nicht mehr Auto fahren, da sie ja jederzeit ein Schlaganfall übermannen könnte. Streßgeplagte Manager müßten sich vom Steuer fernhalten, da sie deutlich mehr als andere herzinfarktgefährdet sind – usw.

Selbst einer der notorischen Hanfgegner, Dr. Karl-Ludwig Täschner, räumte kürzlich in einem öffentlich gehaltenen Vortrag ein, daß »Flashbacks nur selten vorkommen und auf den Konsum anderer Drogen, wie etwa LSD, zurückzuführen seien«.[194] Es ist allerdings zu befürchten, daß diese Einsicht nicht allzubald Konsequenzen für die Rechtspraxis haben wird.

Einmaliger Cannabisgenuß kann noch wochenlang nachwirken

Da der Wirkstoff von Haschisch und Marihuana, das THC, fettlöslich ist, wird es wie viele anderen Substanzen auch im Körper eingelagert und relativ langsam wieder ausgeschieden. Der menschliche Stoffwechsel reagiert sehr variabel. So ist es möglich, daß bereits nach drei Tagen alle THC-Metaboliten (Abbauprodukte) vom Körper ausgeschieden werden, es kann aber auch dreißig Tag dauern, manchmal vielleicht sogar bis zu sechzig Tagen. All dies ändert nichts an der Tatsache, daß der eigentliche Cannabisrausch nur wenige Stunden dauert und allerspätestens am Tag danach keinerlei Nachwirkungen mehr feststellbar sind. Die länger dauernde Abbauzeit ändert daran gar nichts.

Das Durcheinanderbringen von Rauschwirkung und Verstoffwechselung hat einen nicht unerheblichen Einfluß auf die Rechtsprechung und Rechtspraxis. So werden (regelmäßigen) Cannabiskonsumenten die Führerscheine mit der Begründung entzogen, daß sich diese ja mehr oder weniger im Dauerrausch befänden und daher nicht geeignet seien, ein Fahrzeug zu führen. Dahinter steckt ausgesprochen oder unausgesprochen der Gedanke, daß jemand, der sich etwa jeden Samstag in trauter Runde einen Joint gönnt, ja noch von dem der letzten Woche high ist* …

Diese verfehlte Vorstellung wird auch gelegentlich von einigen Anwälten (wohl insbesondere in den USA) als Argument

---

* Auf einer Internet-Seite der Polizei Baden-Württembergs fand ich folgenden Text: »Der Drogenwirkstoff THC (Tetrahydrocannabinol) hat eine sehr lange Abbauphase. Von der zum Rausch führenden Konzentration ist nach ca. 2-5 Tagen erst die Hälfte abgebaut. Selbst nach 4 Wochen finden sich noch Restmengen von THC im Körper. *Schon bei einmaligem Konsum pro Woche ist der Körper einem THC-Dauereinfluß ausgesetzt; der Konsument wird zum Sicherheitsrisiko im Straßenverkehr* [Hervorhebung durch den Autor].«

der Verteidigung gebraucht: »Unser Mandant war zur Tatzeit nur vermindert zurechnungs- und damit schuldfähig, da er einige Tage zuvor einen Joint geraucht hatte.« Die Vorstellung einer tagelangen Rauschwirkung ist grundfalsch, unabhängig davon, von wem sie gebraucht wird.

Chronischer Cannabiskonsum führt zum Abbau geistiger Leistungsfähigkeit

Speziell in der amerikanischen Anti-Drogen-Literatur wird behauptet, daß Cannabis die Erinnerungs- und Konzentrationsfähigkeit dauerhaft beeinträchtigen würde. Vater des Gedankens war wohl die Vorstellung, daß die Effekte des akuten Rausches chronisch würden, wenn man über einen langen Zeitraum Haschisch oder Marihuana konsumiert. Voreilig wurde dabei offen oder unausgesprochen unterstellt, daß sich diese Einschränkungen auch nicht mehr zurückbilden und damit dann doch einen Hirnschaden darstellen. Irgendwelche Untersuchungen, die solche abenteuerlichen Behauptungen stützen könnten, hat es meines Wissens bis heute nicht gegeben.

Auch die jüngere Forschung neigt zu der Ansicht, daß chronischer Cannabiskonsum zu einer leichten Beeinträchtigung spezieller höherer geistiger Funktionen führt. Diese stehen vor allem in Zusammenhang mit der Konzentrationsfähigkeit und Gedächtnisprozessen.[195] Derartige Untersuchungen haben jedoch fast ausschließlich »Raucher« und »Nichtraucher« miteinander verglichen. Um zu zuverlässigen Ergebnissen zu gelangen, ist es aber notwendig, Änderungen an den gleichen Personen über einen längeren Zeitraum zu untersuchen.[196]

Die erste umfangreiche Langzeitstudie, die die Wirkungen chronischen Cannabiskonsums auf die Denkfunktion untersucht hat, war eine großangelegte US-Untersuchung, die im *American Journal of Epidemiology* veröffentlicht wurde. Sie kam zu dem Schluß: Die altersabhängige Abnahme der geistigen Funktionen »scheint nicht mit Cannabiskonsum assoziiert zu sein«.[197]

Constantine Lyketsos und Kollegen vom Johns-Hopkins-Hospital in Baltimore haben eine Längsschnittstudie mit 1318 Personen durchgeführt. Diese waren eingeteilt in starke Marihuanakonsumenten, leichte Konsumenten und Nichtkonsumenten. Alle Teilnehmer mußten in den Jahren 1981, 1982 und 1993 bis 1996 einen speziellen Test absolvieren, der Orientierung, Aufmerksamkeit, das unmittelbare und Kurzzeitgedächtnis, Sprache sowie die Fähigkeit, einfachen gesprochenen und geschriebenen Befehlen zu folgen, mißt.

Es gab »keine signifikanten Unterschiede bei der kognitiven Abnahme zwischen starken Konsumenten, leichten Konsumenten und Nichtkonsumenten von Cannabis«.

Falls Cannabis doch in der Lage sein sollte, intellektuelle Leistungen zu beeinflussen, so müssen diese so geringfügig sein, daß der verwendete Test nicht geeignet ist, sie sichtbar zu machen.[198]

Wandersagen der Haschischfreunde

Weibliche Pflanzen sind viel potenter als männliche

Eine besonders hartnäckige Wandersage ist die Behauptung, daß weibliche Pflanzen wesentlich potenter als die männlichen seien. Selbst der ausgewiesene Drogenexperte Rätsch sitzt in seinem profunden Werk *Enzyklopädie der psychoaktiven* Pflanzen (S. 128: »Männliche Pflanzen sind praktisch unbrauchbar«) diesem Irrtum auf. Der Brauch, in vielen Anbauländern die männlichen von den weiblichen Pflanzen zu trennen, wurde oft in diesem Sinne gedeutet. Wie Michael Starks in *Marihuana*

314

Potenz[199] nachwies, sind die männlichen Pflanzen ähnlich potent und manchmal sogar bedeutend wirksamer als die weiblichen Pflanzen. Der Grund, warum man möglichst nur weibliche Pflanzen zur Blüte gelangen läßt, ist ausschließlich der, daß man die Bestäubung und damit die Samenbildung verhindern will. Marihuana ohne Samen nennt man »Sinsemilla«. Abgesehen von der Potenz ist dies das höchste Qualitätsmerkmal. Da eine einzige männliche Pflanze ausreicht, um die weiblichen Pflanzen im Umkreis von einigen hundert Metern und mehr zu bestäuben, muß der Pflanzer einiges an Mühen und Sorgfalt aufwenden, um samenlose Blüten zu erzeugen. Dies gibt Grund zu der Hoffnung, daß er auch ansonsten sein Handwerk versteht und es sich um potentes Material handelt.

Weibliche Pflanzen, die nicht bestäubt werden, produzieren immer größere Mengen der begehrten Blüten, bis zu ihrer völligen Erschöpfung. Der Ertrag von unbestäubten Pflanzen ist also wesentlich höher als der von bestäubten. Auch die relative Potenz ist größer, da sich das meiste THC eben in den Blüten befindet und davon ja mehr gebildet werden. Ob die absolute Potenz größer ist, also der THC-Anteil im Harz bei Sinsemillapflanzen ansteigt, ist umstritten, aber eher zweifelhaft.

»Tempelshit«

Seit den siebziger Jahren kursiert das Gerücht von extrem potentem weißem Haschisch in Kugelform, das in Indien (und Nepal) nur von ausgesuchten Mönchen geraucht werden dürfe. Tatsächlich hat es ein solches Haschisch einmal gegeben; und wer etwa im Jahr 1975 etwas davon bekam, konnte sich von seiner wahrhaft »atemberaubenden« Potenz überzeugen.

Allerdings handelte es sich nicht um »Tempelshit«, sondern um synthetisches THC, für das man als Trägersubstanz wohl Luzernemehl gewählt hatte. Die Produzenten und Händler waren mit ihrem verkaufsfördernden Märchen so erfolgreich, daß es noch heute erzählt wird, obwohl dieses Produkt meines Wissens nie mehr auf dem Markt aufgetaucht ist.

Trockeneis

Jeder kennt Trockeneis: Es wird in Diskotheken und bei Pop-konzerten verwendet, um künstlichen Nebel zu erzeugen. Es handelt sich hier um gefrorenes Kohlendioxid, das beim Ver-dunsten die Form von kaltem Nebel annimmt.

Immer wieder wird berichtet, daß sich die Potenz von min-derwertigem Haschisch und Marihuana steigern läßt, wenn man dieses zusammen mit Trockeneis in einen durchlöcherten Schuhkarton gibt und in den Kühlschrank stellt. Die Idee dabei ist, daß sich das nicht psychoaktive CBD in das begehrte THC verwandelt. Leider funktioniert dieser Trick nicht.

»Schimmelafghane«

Schwarzes Haschisch (nicht notwendigerweise aus Afghanistan!) mit einem weißen Schimmelüberzug wird in fehlgeleiteten Drogenaufklärungsschriften und selbst von Kennern nach wie vor als besonders potentes und begehrtes Haschisch bezeich-net. Dieses Haschisch mag (immer noch) potent sein, doch ist es schlichtweg verdorben, was sich auch an seinem muffigen, meist aber furchtbaren Geschmack unschwer feststellen läßt.

Zu Beginn des Schimmelbefalls ist dieser Effekt noch gering, was zur Mythenbildung beigetragen haben mag. Schwarzes Haschisch (aus Nepal, Indien, Pakistan, Afghanistan) ist wegen seines hohen Wassergehaltes, oft noch in Verbindung mit But-terfett, besonders anfällig für Schimmel. Die hohe Luftfeuchtig-keit und die Hitze tun ein übriges. In den Herstellerländern ist solche verdorbene Ware unverkäuflich und wird weggeworfen, außer man findet einen unbedarften Touristen …

Pfropfen

Wohl unausrottbar ist die Behauptung, daß sich Hopfen auf Hanf aufpfropfen ließe, um so eine Hopfenpflanze zu erhalten, die über die erwünschten Eigenschaften von Cannabis verfügt. Niemand weiß, wie viele fleißige Hobbygärtner Zeit und Mühe bei diesem zum Scheitern verurteilten Versuch verschwendet haben. Zwar mag es gelingen, eine lebensfähige Pflanze zu erzeugen, doch verfügt diese nur über die Eigenschaften des Hopfens, THC oder andere Cannabinoide werden nicht gebildet. Damit diese Idee funktionieren könnte, müßte das THC in den Wurzeln gebildet werden. Das ist leider nicht der Fall. THC und die übrigen Harze entstehen praktisch ausschließlich an den Blättern und Blüten der Hanfpflanze.

Eine einfache Überlegung mag zeigen, wie aussichtslos solche Experimente sind: Wer einen Birnbaum auf eine Apfelbaumwurzel aufpfropft, erhält ausschließlich Birnen und keinesfalls Äpfel.

Rätsch[200] erwähnt allerdings ein Experiment[201], bei dem Cannabis erfolgreich auf Hopfen gepfropft wurde. Die Pflanzen wurden groß und behielten ihre Psychoaktivität. Einen Vorteil gegenüber normalem Marihuanaanbau nennt er allerdings nicht.

Langjähriger Haschisch- und Marihuanakonsum steigert die Intelligenz

Diese Behauptung wurde unter anderen von den Rastafaris aufgestellt, für die Marihuana bekanntlich ein religiöses Sakrament darstellt. Entsprechende Untersuchungen konnten jedoch keinerlei Intelligenzsteigerungen nach langjährigem intensivem Konsum feststellen.[202]

Gegessenes Cannabis wirkt wesentlich schwächer als gerauchtes

Diese in der Cannabis-Fachpresse immer wieder aufgestellte Behauptung ist mir völlig unverständlich und hat sicherlich schon bei zahlreichen experimentierfreudigen Psychonauten zu ausgesprochen unangenehmen Erlebnissen geführt. Als Argument wird angeführt, daß ein Großteil der Wirkstoffe im Körper zerstört werden und daher etwa die doppelte bis fünffache Menge konsumiert werden müsse, um den gleichen Effekt wie beim Rauchen zu erzielen. Wer sich an diese Empfehlung gehalten hat, wird sich höchstwahrscheinlich eine empfindliche »Überdosis« einverleibt haben, Übelkeit und heftige Kreislaufstörungen eingeschlossen.

Andere Autoren behaupten hingegen, daß etwa doppelt soviel geraucht wie gegessen werden müsse, um die gleiche Wirkung zu erzielen, da 50 Prozent des THC durch den Rauch verlorengeht. Erfahrungsgemäß ist es jedoch so, daß gegessenes Cannabis grundsätzlich anders, nämlich deutlich körperlicher, psychedelischer und halluzinogener, als gerauchtes wirkt. Die benötigte Menge für einen Rausch ist etwa gleich oder etwas geringer. Allerdings hält dieser wesentlich länger (bis etwa 10 Stunden) an. Es scheint eine Schwellendosis zu geben, unterhalb der gegessenes Cannabis (im Unterschied zu gerauchtem) keinerlei Rauschwirkung hat. Diese liegt bei zirka 0,3 Gramm Haschisch mittlerer Qualität. Entgegen anderslautenden Angaben ist das Kosten-Nutzen-Verhältnis bei gegessenem Cannabis also eindeutig höher.

Haschisch und Marihuana sind vollkommen harmlos

Es ist verständlich, daß die unnötige und ungerechte Kriminalisierung zahlloser Cannabiskonsumenten gelegentlich zu einer Verteidigungshaltung führt(e), die nicht weit von Drogenverherrlichung entfernt ist. Da gibt es praktisch keine Krankheit mehr, gegen die Cannabis nicht hilft. Außerdem erhöht es die Intelligenz, verjüngt die Menschen, läßt Falten verschwinden, erhöht die Lebenserwartung, erhält die Libido bis ins hohe Alter usw. Oft gipfeln solche Äußerungen dann in Schwärmereien wie: »Wenn alle Cannabis rauchten, gäbe es keine Kriege und keine Ungerechtigkeiten mehr.«

Doch jeder Rauch belastet Bronchien und Lungen, und die in ihm enthaltenen Teere erhöhen das Krebsrisiko. Wer vom Hanf berauscht Maschinen lenkt oder Aufgaben ausführt, die eine hohe Konzentration erfordern, begeht schneller und häufiger Fehler als in nüchternem Zustand und gefährdet dadurch sich und andere. Es gibt Hinweise darauf, daß eines der Hauptrisiken des Cannabiskonsums eine erhöhte Unfall- und Verletzungsneigung ist: Bekiffte sind einfach schusseliger, mit manchmal unschönen Folgen.

Wer an Herz-Kreislauf-Erkrankungen leidet, kann durch den Genuß von Haschisch und Marihuana unangenehme körperliche Nebenwirkungen verspüren. Cannabis kann womöglich in solchen Fällen ähnlich wie Tabak die Ausbildung einer Angina pectoris fördern.

Im berauschten Zustand lassen Gedächtnisleistungen und Konzentrationsfähigkeit deutlich nach. Lernen und das Absolvieren von Prüfungen nach Haschisch- und Marihuanagenuß ist daher keine gute Idee.

Einige wenige Menschen reagieren immer, die meisten hin und wieder mit Angst- und Verwirrungszuständen nach Cannabiseinnahme. In persönlichen Krisenzeiten und bei psychischen Erkrankungen können Haschisch und Marihuana den Zustand noch verschlimmern.

Wie man sieht, ist Cannabis weit davon entfernt, ein Allheilmittel zu sein. Allerdings sind die (einigermaßen vollständig aufgezählten) Risiken durchaus überschaubar und selbstverständlich mit denen der legalen Rauschmittel Alkohol und Nikotin überhaupt nicht vergleichbar.

Man sollte sich der Tatsache bewußt sein, daß nichts, was erwünschte Wirkungen hat, völlig frei von unerwünschten Nebenwirkungen sein kann, da machen Haschisch und Marihuana keine Ausnahme.

4.

Hanf als Rohstoff/
Zeittafel Cannabis

Was man sonst noch alles
aus Hanf machen kann

Obwohl so vielseitig verwendbar wie keine zweite Pflanze, war Hanf doch in »besseren« Kreisen als wenig vornehm verpönt, und seine Produkte waren zu Unrecht unbeliebt. Sie waren einfach zu billig und wurden zu einem großen Teil von denen genutzt, die sich nichts anderes leisten konnten. Wer etwas auf sich hielt, gab sein Geld deshalb lieber für Erzeugnisse aus anderen Grundstoffen aus. Die waren nur selten objektiv besser, aber stets deutlich teurer.

Daß Hanf immer als Armeleutepflanze galt, hatte einen einfachen Grund: Wer gar nichts mehr hatte, konnte sich nur noch auf diese Gefährtin aus dem Pflanzenreich verlassen. Eine Handvoll Hanfsamen reichte, um den Körper mit den notwendigen Proteinen und Fettsäuren zu versorgen, die Fasern lieferten Unterwäsche, Oberbekleidung, Bett- und Tischzeug, das Hanföl in der Lampe erhellte die Nächte, und die Blüten lieferten eine wichtige Medizin sowie Entspannung und einen milden Rausch. Auch jetzt stellt sich angesichts schwindender Ressourcen und zunehmender Umweltverschmutzung die Frage, ob wir es uns überhaupt noch leisten können, auf ihre intensive Nutzung zu verzichten.

Wer Zweifel an der vielseitigen Verwendbarkeit von Hanf hat, sollte sich einmal die Kataloge von Firmen anschauen, die Hanfprodukte vertreiben, vermutlich läßt er sich dann schnell eines Besseren belehren. Hanf wird z. B. verwendet für Abschleppseile, Baumaterial, Benzin, Bier, Bodylotion, Brot, Dämmstoffe, Dusch- und Schaumbäder, Eaux de toilette, Farben, Futons, Gewürze, Gürteltaschen, Haarbalsam, Handschuhe, Hanföl-Kapseln, Häuser, Hautcremes, Hemden, Hosen, Hosenträger, Jeans, Kleidung allgemein, Lacke, Lebensmittel, Leuchtöl, Lippenbalsam, Matratzen, Müsli-Riegel, Nachtcremes, Nudeln, Papier, Pastillen, Reisetaschen, Shampoos, Schlüsseletuis, Schmieröle, Schokolade, Schreibetuis, Segeltuch, Seife, Seile, Snowboards, Socken, Stoffe, Tabaksbeutel, Tagescremes, Taue, Textilien, Vogelfutter, Wund- und Pflegesalben.

Doch dies ist nur ein kleiner Teil der Produkte, die sich bereits auf dem Markt befinden; die Möglichkeiten sind damit noch lange nicht ausgeschöpft.

Nachwachsender Rohstoff

Unsere heutige Umweltsituation erfordert die Suche nach neuen Methoden, den Treibhauseffekt zu beenden und deshalb auf Stoffe wie Holz oder Öl zu verzichten. Wie spätestens seit der Ölkrise allgemein bekannt sein dürfte, werden die Vorkommen nicht ewig reichen, es ist mehr als höchste Zeit, nach tragfähigen Alternativen Ausschau zu halten. Die Verbrennung von Holz trägt zum Treibhauseffekt bei. Für zahlreiche Produkte ist Holz ein viel zu wertvoller Rohstoff, aus dem nur unter hoher Umweltbelastung z. B. Papier gewonnen werden kann. Wer umweltbewußt denkt, für den kommen als Rohstoff nur Pflanzen in Frage, die sich ohne Belastung verarbeiten lassen und die vor allen Dingen sehr schnell nachwachsen, um den Bedarf dauerhaft decken zu können. Hanf kann diese Aufgabe erfüllen, denn in nur wenigen Monaten wächst er auf eine Größe von über 5 Metern heran.

Witterungsbedingungen spielen kaum eine Rolle, Hanf ist eine außerordentlich robuste Pflanze. Er laugt auch nicht, wie z. B. Baumwolle, den Boden immer mehr aus, im Gegenteil, er kann zur Rekultivierung des Bodens benutzt werden. Auf Hanffeldern gibt es kein »Unkraut«, da dieses durch die Dichte der Pflanzen, sowie durch herabfallende Blätter regelrecht erstickt wird. Wirtschaftlich kann praktisch die gesamte Pflanze genutzt werden.

Als vielseitig nutzbare Pflanze ist Hanf daher die ideale Rohstoffbasis für eine ökologische Kreislaufwirtschaft, sie liefert genau die Produkte, die die Region braucht: aus natürlichem Anbau, in hervorragender Qualität, auf kurzen Wegen zum Endverbraucher und zu 100 Prozent biologisch abbaubar. Seit 1996 der Hanfanbau in Deutschland wieder erlaubt wurde, sind Hanfsamen und Hanföl die ersten echten Produkte aus regionaler Kreislaufwirtschaft.

Hanfpapier

Hanfpapier ist wesentlich reißfester und elastischer als Papier aus Holzzellstoff. Die Haltbarkeit ist um ein vielfaches größer, da das normale Papier von den zum Leimen verwendeten Stoffen zersetzt wird. Das ist auch der Grund, warum man in Bibliotheken noch Bücher aus dem 16. Jahrhundert lesen kann, während die Exemplare ab 1850 (Beginn der Holzpapierverwendung) zunehmend auseinanderfallen.

Über ein Drittel aller geschlagenen Bäume wurde in den achtziger Jahren zu Papier verarbeitet, im Jahr 2000 schätzungsweise 50 Prozent. Der Weltpapierverbrauch steigt stark an, Deutschland zählt mit 200 Kilogramm pro Kopf und Jahr zu den Großverbrauchern. Zwar gibt sich die finanzstarke Papier- und Zellstofflobby mit Vorliebe als Wald- und Umweltschützer aus und versucht, die sich wegen Kahlschlags ängstigenden Konsumenten in Sicherheit zu wiegen, die Fakten sehen jedoch anders aus: Nur etwa 35 Prozent des Weltpapierbedarfs kommt aus nachhaltig bewirtschafteten Wäldern und etwa 30 Prozent aus ökologisch fragwürdigen Plantagen. Für den Rest müssen nach wie vor natürliche Wälder herhalten, darunter auch Regenwald in Kanada oder den Tropen.

Obwohl die Folgen des Kahlschlags für das globale Klima und die Konsequenzen von Monokulturen für die Artenvielfalt allgemein bekannt sind, geht der Raubbau an der Natur unvermindert weiter – deshalb ist es höchste Zeit, jetzt auf Alternativen zurückzugreifen: Hanf liefert auf derselben Fläche viermal soviel Papier wie ein Wald, braucht zur Weiterverarbeitung weniger Chemikalien und Energie als Holz und ergibt deutlich besseres, haltbareres Papier.

Hanföl

Hanf ist nicht nur eine der ältesten Kulturpflanzen der Menschheit, sondern auch eine ihrer ältesten Heilpflanzen. Neben den Hanfblüten, die wegen ihrer krampflösenden Wirkung eine wichtige Arznei darstellen, wurden auch Hanfsamen und das darin enthaltene Öl seit Jahrtausenden therapeutisch genutzt. Schon die Ärzte der Römer verordneten bei Hautkrankheiten, Ausschlägen oder Herpes Salben aus Hanföl, deren Wirksamkeit moderne Anwender bestätigen. Durch den hohen Anteil von dreifach ungesättigten Fettsäuren, besonders den Gehalt von Gamma-Linolensäure, stärkt Hanföl das Immunsystem der Haut und des Körpers. Es ist eines der wertvollsten pflanzlichen Öle überhaupt.

Bevor es chemische Produkte gab, wurden praktisch alle Farben und Lacke aus Hanföl hergestellt. Ebenso wurden die vielen Lampen mit Hanföl am Brennen gehalten. Mit der Entwicklung des Autos stellte sich ein neuer Verwendungszweck für Öl ein – zum Antrieb des Motors. Henry Ford entwickelte 1930 ein Auto, das mit aus Hanf gewonnenem Öl angetrieben wurde. Zudem wurden Teile der Karosserie auch aus Hanf gebaut. Die moderne Autoindustrie beginnt langsam wieder darauf zurückzukommen, so verwenden etwa einige renommierte Firmen inzwischen Hanf als Dämmstoff.

Hanf und Textilien

Hautschutz

Hanf gehört wie auch Flachs und Ramie zu der Gruppe der Bastfasern. Von diesen liefert er die weichste und dünnste Faser, die gleichzeitig die höchste Zugfestigkeit aufweist. Im molekularen Querschnitt bildet die Hanffaser ein Dreieck aus kreisförmigen Elementen. Diese Form eines polygonen Prismas zerstreut und absorbiert Schall- und Lichtstrahlung. Nach einem Prüfbericht der Wissenschaftlichen Akademie Chinas hält normale Hanfkleidung 95 Prozent der UV-Strahlung ab, wogegen andere Textilien nur zwischen 30 und 90 Prozent UV-Licht absorbieren. Außerdem verfügt Hanf über eine hervorragende Hitzebeständigkeit. Selbst bei 370 Grad erfolgt keine Farbveränderung, bei Erwärmung auf 1000 Grad verkohlt das Material, entflammt aber nicht.

Die Hanffaser ist antistatisch und zieht deshalb Schmutz nicht an. Aufgrund ihres Sauerstoffgehalts lassen Hanffasern die Bildung anaerober Bakterien nicht zu; durch das fehlende Eiweiß sind sie von Natur aus absolut mottensicher. Wegen dieser einzigartigen Frischewirkung wurden in den Küchen vergangener Jahrhunderte Lebensmittel in Hanftücher gewickelt – Fleisch etwa blieb auf diese Weise doppelt so lange haltbar.

Hanf statt Baumwolle

Im Baumwollanbau werden gigantische Mengen chemischer Pflanzenschutzmittel eingesetzt, in den führenden Anbauländern (USA, China, Indien, Türkei) wandern bis zu 50 Prozent der verbrauchten chemischen Pflanzenschutzmittel in die Baumwolle. Nach Schätzungen der Weltgesundheitsorganisation kommt es unter Baumwollarbeitern jährlich zu 1,5 Millionen Vergiftungsfällen, von denen 28 000 tödlich enden. Augenfällig wird die Katastrophe in der Gegend des Aralsees (östlich des Kaspischen Meeres), wo seit den fünfziger Jahren eines der größten Anbaugebiete der Welt entstand. Heute ist der Aralsee entwässert und verseucht, Krebsrate und Kindersterblichkeit in der Region sind extrem erhöht, die durchschnittliche Lebenserwartung beträgt 39 bis 40 Jahre. Bevor die Region durch den Gifteinsatz der Baumwollindustrie zerstört wurde, baute man dort übrigens jahrhundertelang eine Faserpflanze an, die keinerlei Chemikalien benötigte: Hanf.

Hanfwäsche

Die alten volksmedizinischen Empfehlungen, nach denen Menschen mit empfindlicher Haut, Rheuma oder Gliederbeschwerden Wäsche aus Hanf tragen sollten, werden von der heutigen Forschung bestätigt. Die mikroelektrische Spannung von Bastfasern wie Hanf oder Flachs entspricht genau dem

Spannungsklima der Haut. Deshalb sind Hanffasern das glatte Gegenteil jener Kunstfasern, die uns alle Haare zu Berge stehen lassen – sie wirken entspannend. Die perfekte zweite Haut.

Für die hervorragenden Trageeigenschaften sorgt vor allem die phantastische Feuchtigkeitsregulierung der Hanffaser: Sie kann bis zu 30 Prozent Feuchtigkeit aufnehmen, ohne selbst chemisch zu reagieren oder auf der Haut zu kleben. Deshalb bleibt Hanfkleidung an heißen Tagen sehr lange frisch – ohne jede Geruchsbildung. Hanf kühlt im Sommer, wärmt im Winter und sorgt stets für ein optimales Klima. Während Kunstfasern und andere herkömmliche Textilien neben ihren elektrischen Reizen auch noch eine Reihe chemischer Giftstoffe bereithalten, die bei der Veredelung und Färbung zugesetzt werden, bietet Hanf zusätzliche Vorteile: Er wird ohne jegliche Pflanzenschutzmittel angebaut und benötigt auch zur Weiterverarbeitung keine umweltschädlichen Chemikalien.

Kleidung aus Hanf fördert nicht nur die Umwelt – durch weniger Pestizide, weniger Chemie, weniger Erdöl, weniger Zerstörung –, sondern vor allem die Haut, den Körper, das Lebensgefühl: durch ein entspannendes Mikroklima, durch hervorragende Schweißabsorption, durch natürliches Atmen.

Segeltuch

Ohne Hanf wären Entdecker wie Kolumbus wohl nie über die Weltmeere gekommen – ihre Segel hätten sich durch die Nässe aufgelöst. Keine andere Naturfaser geht mit Feuchtigkeit so genial um wie Hanf: Mit einem Baumwollfaden kann man einen Wasserhahn nur ein paar Tage abdichten, dann beginnt die Nässe die Faser aufzulösen. Der Hanffaden hingegen kann über 30 Prozent seines Gewichts Wasser aufnehmen, ohne an Stabilität zu verlieren. Deshalb dichtet Hanf dauerhaft – und Seile und Segel halten auch bei Nässe und Sturm.

Diese einzigartige »Naßfestigkeit« ist auch dafür verantwortlich, daß Hanf in vielen Weltgegenden zum bevorzugten Textilrohstoff wurde: Mit Schweiß kommt Hanf besser zurecht als jede andere Pflanzenfaser. Er kann sehr viel davon aufnehmen und nach außen abgeben, ohne selbst zu reagieren, d. h. schlecht zu riechen. Deshalb bleibt Hanfkleidung länger frisch, was nicht nur für die Haut eine Wohltat ist, sondern auch (Waschmaschinen)energie spart.

Des Kaisers neue Hanfkleider
Im Shintoismus, der japanischen Religion, gilt Hanf *(taima)* als Symbol der Reinheit. Deshalb ist bei vielen Ritualen hanfene Kleidung vorgeschrieben, so auch bei der Einsetzung des obersten Shinto-Priesters: des neuen Kaisers. Dies führte nach dem Tod von Kaiser Hirohito 1989 zu Problemen, denn nach Hiroshima hatte Japan die US-amerikanischen Cannabisgesetze übernehmen müssen: Hanfanbau wurde illegal. Doch einige Shinto-Bauern hatten das Problem vorausgesehen und illegale Hanffelder angelegt. Rechtzeitig zur großen Daijotsu-Zeremonie präsentierten sie der kaiserlichen Familie neue Kleider aus heimischem Hanf. Sie wurden für ihre Anstrengungen zum Erhalt der Hanfkultur ausgezeichnet und kultivieren bis heute feine Hanffasern zum exklusiven Gebrauch für die kaiserliche Familie.[203]

Hanf als Biomasse und Energieträger

Hanf kann auch als Biomasse angebaut werden. Dies erreicht man durch thermische Zersetzung. Das Endprodukt ist ein fossiler Brennstoff, der im Unterschied zu Öl, Kohle oder Kernkraft nur einen Bruchteil der Kosten verursacht. Das Endergebnis dieser Biomasse ist Holzkohle, ein Brennstoff, der sich sauberer verbrennen läßt als Braun- und Steinkohle (die zusammen mit Öl und Kernkraft 80 Prozent zur Umweltverschmutzung beitragen). Ein weiterer Vorteil ist das Fehlen des Schwefels. Dieser zeichnet verantwortlich für den sauren Regen.

Hanf kann also als einer der saubersten Energieträger eingesetzt werden, doch auch damit sind seine Möglichkeiten noch nicht erschöpft. Hartfaserplatten, Preßspannplatten oder Schalbretter aus Hanfzellulose bilden ein kostengünstiges und feuerfestes Baumaterial mit hervorragenden thermischen und akustischen Dämmeigenschaften. Hanf, verwendet statt synthetischen Materials, setzt bei der Verbrennung keine Gifte frei und löst auch keine allergischen Reaktionen aus.

Hanf als Nahrungsmittel und Bier

Jahrtausendelang waren Hanfsamen in vielen Weltgegenden ein Grundnahrungsmittel. Vom Adel als »Suppe der Armen« naserümpfend abgelehnt, stellten Hausfrauen die Grundversorgung der Bevölkerung mit Eiweiß sicher. Und sorgten durch ihren satten Gehalt an Protein (21 Prozent) und Öl (30 Prozent) für ein stabiles Immunsystem. Deshalb waren die mit einfachem Hanf gestärkten Armen gegen das Wüten der Pest und anderer Seuchen sehr viel besser gewappnet als der (eben nur scheinbar) wohlgenährte Adel.

Mittlerweile finden sich in speziellen Koch- und Backbüchern viele Rezepte für die Ernährung mit Hanfsamen. Grundsätzlich können die Samen in der Küche wie jede andere ölhaltige Saat verwendet werden. Am einfachsten ißt man sie pur, im Müsli oder in der Pfanne kurz angeröstet als Snack.

Von allen Pflanzen hat Hanf den höchsten Gehalt an essentiellen Fettsäuren. Das aus Hanfsamen gewonnene Öl enthält mit nur 8 Volumenprozenten den geringsten Anteil gesättigter Fette. Dafür enthält es 55 Prozent Linolsäure und 25 Prozent Linolensäure. Nur Flachs übertrifft mit einem Linolensäureanteil von 58 Prozent den Hanf, der dafür allerdings mit 80 Volumenprozenten den höchsten Gesamtanteil an essentiellen Fettsäuren aufweist.

Diese essentiellen Fettsäuren sind verantwortlich für unsere Immunreaktion. Linolsäure und Linolensäure sind bei der Umwandlung von Nahrungsmitteln in Energie und deren Transport durch den Körper beteiligt. Essentielle Fettsäuren beeinflussen Wachstum, Vitalität und geistige Beweglichkeit. Linol- und Linolensäure spielen eine bedeutende Rolle beim Transport des Sauerstoffs in die einzelnen Körperzellen. Außerdem sind sie wichtig bei der Speicherung des Sauerstoffs in den Zellmembranen, wo er als Barriere gegen das Eindringen von Viren und Bakterien wirkt, die in einer sauerstoffreichen Umgebung nicht gedeihen können.

Linol- und Linolensäure haben eine leicht negative Ladung und neigen dazu, sich zu sehr dünnen Schichten auszubreiten. Diese Eigenschaft bezeichnet man als Oberflächenaktivität, auf ihr beruht die Möglichkeit, Giftstoffe und andere Substanzen an die jeweilige Oberfläche der Haut, des Magen-Darm-Traktes, der Nieren oder der Lungen zu transportieren, wo diese Substanzen entfernt werden können.

Von alters her wurde Hanf auch zum Brauen von Bier verwendet. Erst das sogenannte Reinheitsgebot von 1516 verdrängte den Hanf aus dem Bier. Inzwischen gibt es auch in Deutschland wieder Hanfbiere, obwohl sich diese hierzulande nicht so nennen dürfen. Es ist dann von alkoholhaltigen Getränken die Rede, die alles enthalten, was Bier auch enthält – und zusätzlich eben noch Hanf.

Hanf als Waschmittel und zur Holzpflege

Aus Hanföl wird seit alters Seife hergestellt, und Hanfölseife ist auch einer der Bestandteile eines Universalwaschmittels. Diese (Wieder)entdeckung allein ist noch kein Grund, von einer Revolution in der Waschküche zu sprechen – andere auf dem Markt befindliche Waschmittel enthalten ebenfalls auf Pflanzenöl basierende Seifen.

»Revolutionär« und einzigartig sind allerdings die in Hanfwaschmittel enthaltenen waschaktiven Substanzen, die sogenannten Tenside, die aus Hanföl gewonnen werden. Sie zeichnen sich durch hohe Waschkraft aus und sind gleichzeitig sehr umweltverträglich. Biologisch abbaubar sind heute viele auf dem Markt erhältliche Tenside; das Hanftensid aber ist biologisch kompatibel und schon lange vollständig abgebaut, wenn die Reststoffe herkömmlicher, »leicht abbaubarer« Tenside immer noch die Gewässer belasten. Ein solches Waschmittel ist schon nach sieben Tagen vollständig abgebaut – dies wurde von wissenschaftlichen Tests (nach dem OECD-Screening-Verfahren) unabhängiger Institute bestätigt. Die Wassergefährdungsklasse der Hanftenside geht gegen null, d. h. nicht bis sehr wenig bedenklich. Durch die völlige Abwesenheit »scharfer« Bestandteile ist es vor allem auch für Allergiker geeignet – bei einem Produkttest an 250 Personen zeigte sich keine einzige allergische Reaktion, auch nicht bei jenen 20 Prozent der Probanden, die bei anderen Waschmitteln allergische Reaktionen und Hautreizungen erlebt haben.

Auch die Holzpflege mit Hanföl ist seit jeher bewährt, es wird im Anschluß an das Aushärten des Öls nur in einer hauchdünnen Schicht aufgetragen: Es sorgt für angenehmen Glanz und macht die Oberfläche antistatisch, d. h. schmutzabweisend.

Zeittafel Cannabis*

5500 v. Chr. Hanfsamen werden in einer Vase in Eisenberg (Thüringen) gelagert.

2737 v. Chr. wurde Cannabis erstmals erwähnt im Arzneimittelbuch des chinesischen Kaisers Shen-Nung, als Medikament gegen Verstopfung, Rheuma, Malaria.

1800 v. Chr. wurde Cannabis in der indischen Literatur erwähnt, um psychosomatische Leiden zu bessern, als Mittel bei Schlaflosigkeit und Migräne. Hier findet sich auch der erste Verweis auf den rituellen Gebrauch.

1000 v. Chr. Hanf ist als Webstoff seit zirka 8000 Jahren bekannt. Die wissenschaftliche Literatur stimmt darin überein, daß Hanf von etwa 1000 v. Chr. bis zirka 1850 n. Chr. die am häufigsten angebaute Feldfrucht war.

800-400 v. Chr.: erste Funde von Hanftextilien (Raum Stuttgart).

800 v. Chr. berichtet Herodot von einem asiatischen Reitervolk, den Skythen, welches in kleinen Hütten aus Decken glühende Steine einlegte, was der indianischen Schwitzhütte entspricht, und Haschisch dort verdampfen ließ. »Sie heulten vor Lust beim religiösen Ritual, um in Ekstase zu kommen.«

500 v. Chr. Auch in einer germanischen Bestattungsstätte von 500 v. Chr. findet man Hanfsamenreste.

*Diese Zusammenstellung basiert auf den Informationen aus der Internetseite http://www.datacomm.ch/~virus/virmain.htm) von »virus« (Verein für interaktive Randgruppenarbeit und Suchtproblematik, CH-4057 Basel.

800 n. Chr. war Haschisch in Ägypten so verbreitet, daß sein Gebrauch unter Androhung des Zähneausreißens verboten war.

800 n. Chr Röste (bisheriges Verfahren zur Lösung von Flachsfasern aus den Pflanzen) wird nun auch bei Hanf angewandt. Die Pflanze wird zur Rohstoffquelle (Seile, Taue, Textilien, Segeltuch).

1100-1200 Im 12. Jahrhundert empfiehlt Hildegard von Bingen Hanf zur lokalen Anwendung bei offenen Geschwüren und Wunden.

1300 Nun werden auch Zellstoff und Papier aus Hanf hergestellt.

1500 Erste Kräuterbücher ordnen den Hanf unter Heilmittel ein.

1600 Im frühen 17. Jahrhundert wurden in Nordamerika Gesetze erlassen, die den Anbau der Pflanze fördern sollten, und in weiten Teilen wurde Hanf bis ins 19. Jahrhundert als Zahlungsmittel anerkannt.

1600 Blütezeit des deutschen Hanfanbaus beginnt (ungefähr 150 000 Hektar werden angebaut).

1700 Im 18. Jahrhundert brachten vermutlich napoleonische Soldaten Hanf aus Ägypten mit.

1763-1767 In England und Nordamerika wurde staatliche Repression zur Förderung des Hanfanbaus eingesetzt und im

US-Bundesstaat Virginia zwischen 1763 und 1767 sogar wegen der Weigerung, Hanf anzubauen, mit Gefängnis gedroht.

1845 Der Club der Haschischesser in Frankreich unternahm Selbstversuche mit einer haschischhaltigen Marmelade, die literarisch verarbeitet wurden. Bekannte Mitglieder waren Charles Baudelaire, Theophile Gautier, Gerard de Nerval und Arthur Rimbaud.

1914-1945 In der Zeit der Weltkriege entsteht die Idee, daß eine Million Hektar Hanfanbaufläche Deutschland von der (vor allem aus Amerika kommenden) Baumwolle unabhängig machen könnte.

1915 Der Anbau geht zurück auf etwa 417 Hektar, die Konkurrenzstoffe Baumwolle und Jute erobern den Weltmarkt.

1929 Handel und Konsum von »indischem« Hanf (höherer Anteil an THC als Faserhanf) wird in Deutschland verboten.

1950 Synthetische Fasern verdrängen den Hanf, dessen Anbau in den fünfziger Jahren in der Bundesrepublik eingestellt wird.

1951 USA: Nachdem Harry Anslinger (s. S. 63) jahrelang behauptet hatte, Haschisch sei »viel schlimmer als Heroin«, sagte er nun, die größte Gefahr bestünde darin, daß der durch Cannabis vermittelte Kitzel eines Tages nicht mehr ausreiche und die Kiffer dann zum gefährlicheren Heroin greifen. Damit war die »Schrittmachertheorie«, das Märchen von der »Einstiegsdroge Haschisch«, geboren, die sich bis heute in einigen Politikerköpfen gehalten hat.

3. 10. 1951 CH: Das Bundesgesetz über die Betäubungsmittel tritt in Kraft. Cannabisprodukte sind ab sofort verboten, sofern sie für die Verwendung als Betäubungsmittel vorgesehen sind. Die schweizerische Pharmaindustrie hatte sich jedoch erfolgreich gegen die Aufnahme von Amphetaminen und Barbituraten zur Wehr gesetzt. In der Begründung der Notwendigkeit der Aufnahme von Cannabis wird die Befürchtung geäußert, daß »Haschisch oder Marihuana durch fremde Truppen in unsere Nachbarländer (GIs in Deutschland) und von dort aus in die Schweiz gelangen könnten«. Man benimmt sich so, als käme die Droge nicht vom einheimischen Hanf.

1954 Die WHO behauptet, Cannabis habe keinerlei therapeutischen Wert. (Die Stellungnahme wurde von Anslinger forciert.) Alice B. Toklas veröffentlicht in einem ihrer Kochbücher ein Hasch-Konfekt-Rezept »für Damen-Bridge-Clubs an regnerischen Nachmittagen«. Die US-Ausgabe wird zensiert. In Wien kostet ein Kilo »schwarzer Afghane« 80,- DM.

3. 3. 1954 D: *Die Welt* berichtet über den deutschen Drogenkonsum: »17 340 rauchen Marihuana ... Endstation solcher Spaziergänge in ein künstlich erzeugtes Paradies sind fast immer das Zuchthaus, die Irrenanstalt oder der Friedhof.«

1955 CH: Es gibt noch 66 Produzenten mit einer gesamten Anbaufläche von 1,1 Hektar. Auch in Deutschland verschwindet der Hanfanbau allmählich.

1956 USA: Der Kongreß verschärft den »Marihuana Tax Act«: Das obligatorische Strafmaß für Handel oder Weitergabe wird auf fünf Jahre Gefängnis erhöht.

1959 USA: Die U.S. Narcotics Commission startet ein Forschungsprogramm über Cannabis.

1960 USA: In den USA werden 169 Marihuana-Prozesse geführt.

1961 USA: Anslinger schafft es, in der UNO die »Single Convention on Narcotic Drugs« durchzubringen, in der Cannabisprodukte den Opiaten gleichgestellt werden. »Zum Wohl der Menschheit« müssen sich die Unterzeichnerstaaten dazu verpflichten, innerhalb von 25 Jahren jeglichen Hanfanbau einzustellen.

In einem Interview freut sich Anslinger, daß Legalisierungsbefürworter künftig internationalem Recht gegenüberstünden und so kaum Chancen auf Erfolg hätten. Zudem sei das weltweite Marihuanaverbot primär eine politische Machtdemonstration der USA.

Anslingers Memoiren erscheinen bei Farrar, Straus & Cudahy, New York.

1962 USA: Anslinger scheidet im Alter von siebzig Jahren aus dem Bureau of Narcotics (FBN) aus, bleibt jedoch weiterhin US-Delegierter bei der UN Narcotics Mission.

Ein Nebeneffekt von Anslingers Rücktritt besteht darin, daß in den USA die seit 1944 verbotene Forschung nach medizinischen Anwendungen von Cannabis wiederaufgenommen werden kann. Die nächsten fünfzehn Jahre vergeht kaum ein Tag, an dem nicht neue medizinisch-therapeutische Anwendungen vorgestellt werden oder über positive Erfahrungen bei laufenden Studien berichtet wird.

Grundsatzurteil des Obersten Gerichtshofes: Drogenabhängigkeit ist kein Verbrechen, sondern eine Krankheit.

John F. Kennedy ist der erste US-Präsident in diesem Jahrhundert, von dem man weiß, daß er Marihuana raucht. Er nutzt die Droge primär zur Linderung seiner Rückenschmerzen.

1963 USA: Das FBN berichtet von einer neu entdeckten Gefahr des Cannabiskonsums: dem »Amotivationssyndrom«.

20. 4. 1964 Mechoulam und Gaoni publizieren die chemische Struktur von Delta-9-THC.

16. 8. 1964 USA: Die LeMar (»Legalize Marihuana«) wird gegründet.

1966 CH: erste Anzeige eines Cannabiskonsumenten in der Schweiz.

22. 1. 1966 USA: Hively, Mosher und Hoffmann beschreiben im *Journal of the American Chemical Society* die Isolation eines zweiten psychoaktiven Cannabiswirkstoffes (D-6-THC).

11. 3. 1966 USA: Timothy Leary wird wegen Besitzes von zirka 85 Gramm Marihuana zu dreißig Jahren Gefängnis verurteilt.

1967 D: Die protestierenden Studenten kiffen, und die Regierung entdeckt das Cannabisverbot als Disziplinierungsmaßnahme. In der Folge wird Hanf erst recht zum Symbol der Gegenkultur und als solches sehr schnell vermarktet.

In Mitteleuropa wird die Kampagne Anslingers wiederholt, allerdings mit wesentlich weniger »Mordstorys«. Es findet sich jedoch schnell ein Stab von Wissenschaftlern, die bereit sind, Gefälligkeitsgutachten zu liefern bzw. die von Anslinger in Auftrag gegebenen Hetzpamphlete kritiklos zu übersetzen (speziell Wolfram Keup, Dornbusch und – anfangs auch – Täschner machen sich so einen Namen; letzterer gesteht einige Jahre später ein, daß dabei politische Motive im Vordergrund standen).

Die sogenannte wissenschaftliche Hetzjagd beginnt: Keup entdeckt in Berlin »alarmierende Fälle von Haschisch-Entzugspsychosen«.

24. 7. 1967 GB: In der Londoner *Times* erscheint ein ganzseitiges Inserat der britischen Ärztekammer, unterschrieben von allem, was in der britischen Medizinwelt Rang und Namen hat: »Das Gesetz gegen Marihuana ist amoralisch vom Prinzip her und undurchführbar in der Praxis.«

8. 10. 1967 USA: Die Rektorin einer kalifornischen Grundschule wird vom Dienst suspendiert, nachdem sie zugegeben hat, seit 1949 täglich Marihuana zu rauchen.

21. 10. 1967 USA: Marsch zum Pentagon und Smoke-in für den Frieden.

1968 USA: Die UNESCO verabschiedet eine Resolution, in der alle betroffenen Ländern aufgefordert werden, strikt gegen Marihuana vorzugehen, die Forschung voranzutreiben und sich effektiv mit dem öffentlichen Interesse auseinanderzusetzen, das für eine Legalisierung oder gar Tolerierung des nichtmedizinischen Gebrauchs von Cannabis eintritt.

D: Das Opiumgesetz wird mit speziellen Erwähnungen des Hanfes ergänzt.

Weltweit sind bisher über 2000 Arbeiten zur Hanfdroge bekannt.

In aller Welt laufen neue Forschungsprojekte an.

GB: In England publiziert die Untersuchungskommission für Drogenabhängigkeit den *Wootton-Report*. Er bestätigt die bisherigen großen Berichte (Indische Hanf-Kommission von 1894; Militär-Kommission in Panama, 1925 und 1931; LaGuardia-Report von 1944).

D/CH: Die Medien steigen in den neuentdeckten Anti-Cannabis-Krieg im Sex-and-Crime-Stil ein. Dabei wird immer der Eindruck erweckt, bei Hanf handle es sich um eine gefährliche exotische Droge, die im mitteleuropäischen Klima nicht gedeihen könnte.

CH: Die Hanfverteufelung schwappt nach den Mai-Unruhen auf die Schweiz über. 123 Cannabisfreunde werden dem Richter zugeführt, eine für die Schweiz noch nie dagewesene Anzahl ... die überwiegende Mehrheit aus den Reihen der demonstrierenden Studenten. Hanfgenuß erhält dadurch auch hierzulande sofort Protestcharakter.

14. 4. 1968 USA/San Francisco: Der Streifenpolizist Richard Bergess (»Sergeant Sunshine«) zündet sich auf der Treppe des Gerichtsgebäudes einen Joint an und wird auf der Stelle verhaftet.

19. 4. 1968 USA: Zinberg, Weil und Nelsen beginnen an der Bostoner Universität mit Versuchen zur Wirkung hoher Marihuanadosen und realisieren damit erstmals die Prinzipien moderner Drogentests.

9. 7. 1968 USA: Die US-Regierung verbietet Handel und Herstellung von synthetischem Cannabis.

20. 8. 1968 USA: Lee Otis Johnson, Chef des Houston SNCC, bietet einem Beamten des Rauschgiftdezernats einen Joint an, wird festgenommen und später zu dreißig Jahren Gefängnis verurteilt.

19. 9. 1968 USA: Timothy Leary gibt die Gründung der »League of Spiritual Discovery« (LSD) bekannt, einer Religion, deren Sakramente LSD, Peyote und Marihuana sind.

Oktober 1968 In den USA erscheint die erste Dope-Zeitung *(Marihuana Review).*

15. 10. 1968 USA: Das FBI leitet eine Großaktion gegen ein Phantom ein: Ein mysteriöser »Johnny Pot« durchstreift die Lande und sät überall Cannabis aus.

18. 10. 1968 GB: Scotland Yard findet in John Lennons Wohnung Material für vierzig Joints: 360 Pfund Strafe.

1969 Die WHO stellt fest, Cannabis erzeuge keinerlei physische Abhängigkeit, empfiehlt aber dennoch weiterhin die gesetzliche Kontrolle.

USA: Anslingers wichtigste »wissenschaftliche Referenz«, der Psychiater Munch, vollzieht eine 180-Grad-Wende und erklärt in einem Gerichtsgutachten: »Die Annahme, Marihuana würde die Persönlichkeit beeinflussen, gehört zu den Annahmen der Vergangenheit und wurde durch die neuere Forschung widerlegt.«

USA: Die AMORPHIA (Cannabis Coorporation) wird gegründet.

D: In Berlin macht eine anarchistische Bewegung, die zeitweise bis zu tausend Personen umfaßt, von sich reden: der »Zentralrat der herumschweifenden Haschrebellen«.

13. 1. 1969 USA: Die amerikanische Regierung gibt bekannt, daß sie Cannabis zu Forschungszwecken anbauen wird.

15. 5. 1969 USA/Berkeley: Der People's Park wird besetzt.

28. 5. 1969 GB: Mick Jagger wird in London wegen Haschischbesitzes verhaftet.

Oktober 1969 USA: Nixon lanciert die »Operation Intercept«, die bisher größte Polizeiaktion gegen den Marihuanaschmuggel aus Mexiko; nach nur zwanzig Tagen wird die Operation wieder abgebrochen.

24. 10. 1969 USA: Auf einer Pressekonferenz erklärt Präsident Nixon den »War On Drugs«.

1970-1980 CH: In den Städten schießen Anfang der siebziger Jahre die Headshops mit reichem Paraphernalia-(Zubehör-) Angebot wie Pilze aus dem Boden.

CH: Bis jetzt sahen die Zöllner nichts Verbotenes im Mitbringen von Haschisch. Ende der Sechziger, Anfang der Siebziger, als das Cannabis vermehrt thematisiert wird, setzt erst eine Verunsicherung, dann sporadische Nichttolerierung ein.

NL/DK: Amsterdam (Vondel-Park) und Kristiania werden zum Mekka für repressionsgeplagte Deutsche.

1970 USA: Dr. Gabriel Nahas, seines Zeichens notorisch unsachlicher Hanfgegner, tritt Anslingers Nachfolge als Sonderberater der Narkotika-Kommission der UNO an. Während aufgrund wissenschaftlicher Erkenntnisse die Stimmung gegenüber Cannabis wieder langsam umschlägt, verfestigt sich der Geist der Repression in der UNO.

Nahas diagnostiziert an erstickten Affen Hirnschäden und schiebt sie zugeführtem Cannabis zu.

Nahas, der sich selbst als engagierten Haschischfeind bezeichnet, behauptet, in Europa würde das Rauchen einiger Joints als landläufige Selbstmordmethode angewendet.

D: Hans-Georg Behr publiziert das *Haschisch-Kochbuch*, das durch teure und aufwendige Gestaltung sowie durch Rezepte, deren Haschischgehalt mindestens zehnmal zu hoch angesetzt ist, auffällt. (Behr versteht das Buch als Persiflage auf Kosten der Schickeria-Kiffer, wird aber von der Szene und der Polizei leider sehr ernst genommen.)

USA: Prozeß gegen Leutnant Calley, der in Vietnam die gesamte Bevölkerung des Dorfes My Lai massakrieren ließ. Der als Sachverständige geladene James Munch sagte vor Gericht in entlastender Absicht aus, Calley habe drei Tage vorher einen Joint geraucht.

1. 4. 1970 USA: Peter Lemon wird mit der »Congressional Medal of Honor« ausgezeichnet. Er hatte völlig bekifft zwei Vietcong-Angriffe zurückgeschlagen.

1. 5. 1970 USA: In Ann Arbor, Michigan, wird der erste Nationale Marihuana-Tag ausgerufen und gebührend gefeiert.

30. 6. 1970 USA: Der »Federal Marihuana & Health Reporting Act« tritt in Kraft.

4. 7. 1970 USA: In Washington, D. C., findet das erste Smoke-in zum Nationalfeiertag statt; 20 000 Teilnehmer.

9. 8. 1970 USA: Nach Presseberichten leidet der Alkoholumsatz wegen des Cannabiskonsums.

September 1970 USA: Am Zoll werden Hasch-Hunde eingesetzt.

Oktober 1970 USA: Der Kongreß verabschiedet ein Gesetz, das die Strafen für professionelle Dealer anhebt, jedoch mildere Strafen für Marihuanahändler ermöglicht.

1. 10. 1970 USA: Gründung der NORML (National Organization for Reform of Marihuana Law).

1971 D: Wolfram Keup wärmt Anslingers »Einstiegstheorie« als »Domino-Theorie« auf.
USA: Richard Nixon beauftragt das FBI, John Lennon sechs Monate lang rund um die Uhr zu überwachen, weil dieser ein Konzert für die Freilassung von John Sinclair gegeben hatte, welcher wegen des Besitzes von zwei Joints zu fünf Jahren Gefängnis verurteilt worden war. Die *Medical World News* vermelden: »Marihuana ist vermutlich das wirkungsvollste, der Medizin gegenwärtig bekannte Antiepileptikum.«

7. 8. 1971 CAN: Im Bezirk Gastown in Vancouver findet eine Antidrogengesetz-Demo mit Smoke-in unter Beteiligung amerikanischer Kifferprominenz statt. Das ist an sich nichts Außergewöhnliches. In die kanadische Geschichte geht es jedoch ein, weil dem bewachenden Polizeitrupp bei Pferd und Reiter die Nerven durchgehen und das friedliche Happening zu einer wüsten Schlacht eskaliert, an der nicht nur die Polizei, sondern auch »anständige Bürger« die Gelegenheit wahrnehmen, einmal »die Sau rauslassen« zu können ...

Dezember 1971 USA: Presseberichten zufolge experimentieren mehrere große Arzneimittelfirmen mit Cannabissubstanzen (z. B. Lilly).

22. 12. 1971 D: Die Cannabisbestimmungen des alten Opium-gesetzes werden in das neue Betäubungsmittelgesetz übernom-men. Tags darauf unterzeichnet die Bundesrepublik die Single Convention.

1972 CAN: Das Le-Dain-Komitee legt seinen Report über nichtmedizinischen Cannabisgebrauch vor.

UNO: Nahas behauptet, Cannabiskonsum führe zu irrepa-rablen Gehirnschäden und einem vorzeitigen Altern um Jahr-zehnte.

22. 3. 1972 USA: Die amerikanische Kommission für Marihu-ana- und Drogenmißbrauch empfiehlt, Gefängnis- und Geld-strafen für Marihuanagebrauch abzuschaffen, der private Ge-brauch soll legalisiert werden.

16. 4. 1972 USA: Der Stadtrat von Ann Arbor, Michigan, zeigt Mitleid mit den Kiffern: Die Strafe für Konsum, Besitz und Verkauf von Marihuana wird auf symbolische fünf Dollar re-duziert.

22. 6. 1972 USA: Ronald Reagan prophezeit: »Sobald ihr sie [Marihuanazigaretten] legalisiert habt, werdet ihr sie auf gro-ßen Plakatwänden haben und wie Zigaretten in Automaten!«

28. 11. 1972 USA: William Buckley (bekannter konservativer Kolumnist und Autor) fordert die Entkriminalisierung von Marihuana.

29. 11. 1972 USA: Die Consumers Union empfiehlt nach fünf-jährigen Studien die sofortige Annullierung aller Bundes- und Staatsgesetze gegen Marihuana.

1973 MEX: Mexiko beginnt mit der Besprühung von Cannabisfeldern mit Paraquat.

COL: In Kolumbien wird ein 50 Meilen langes Tal voller Cannabis von der Polizei abgefackelt.

UNO: Nahas behauptet, daß der Konsum selbst kleiner Cannabismengen zu schweren Fehlgeburten (Kinder mit mehreren Köpfen) führen könne und daß sich dies ohne weiteren Konsum selbst mit einer Verzögerung von einer Generation einstellen könne.

1. 7. 1973 USA: Das Justizministerium hebt seine neue Drogenpolizei aus der Taufe: die »Drug Enforcement Administration« (DEA).

5. 10. 1973 USA: In Oregon tritt das liberale Marihuana-Dekrim-Gesetz in Kraft.

1974 USA: NORML und AMORPHIA fusionieren.

UNO: Nahas verbreitet, Cannabis mache Männer impotent und Frauen unfruchtbar.

USA: Gouverneur Reagan bestellt ein Marihuanagutachten, und Dr. Heath fügt einigen Affen eine CO_2-Vergiftung zu, die er dann als Marihuanaschädigung ausgibt.

2. 6. 1974 USA: Die erste Ausgabe der *High Times* kommt an die Kioske. 45 000 Exemplare werden verkauft.

1975 UNO: Nahas verbreitet, Cannabiskonsum lasse den Männern Brüste und den Frauen Bärte wachsen. CH: Die BMG-Revision wird rechtswirksam. Cannabis und Opiate bleiben gleichgestellt; nun wird auch der Drogenkonsum strafbar (offiziell, um die bisherige Rechtsunsicherheit zu beseitigen).

USA: Das Landwirtschaftsministerium warnt das Außenministerium davor, weiterhin Paraquat in Mexiko einzusetzen. Angesichts der relativen Ungefährlichkeit von Cannabis sei der Einsatz des hochgiftigen Herbizides nicht zu rechtfertigen.

Alaska schafft die Strafverfolgung bei Marihuanabesitz ab.

Indiana erläßt ein Gesetz, das die Strafen für Marihuanabesitz reduziert, jedoch den Handel mit Paraphernalia verbietet.

Die medizinische Cannabisforschung entdeckt die brechreizlindernde Wirkung von Cannabis bei Chemotherapien. Die gute Wirkung und das Fehlen schädlicher Nebenwirkungen lassen Cannabis konkurrenzlos dastehen.

Bei einer Tagung in Kalifornien treffen sich fast alle namhaften Cannabisforscher, um die vergangenen 15 Jahre zu bilanzieren. Man ist sich einig, daß Cannabis bis Mitte der achtziger Jahre zu einem der verbreitetsten Medikament werden dürfte, fordert mehr Forschungsgelder sowie eine breite Aufklärungskampagne, um die Bevölkerung von den Verleumdungen der vergangenen fünfzig Jahren zu «heilen». Die vielversprechendsten Resultate wurden gefunden bei der Behandlung von Asthma, grünem Star, Tumoren, Epilepsie, Übelkeit, Arthritis, Herpes, Rheumatismus, Lungenreinigung (Sekretlösung), Lungenemphysemen, Schlaf/Entspannung und Depressionen.

NL: Seit Frühling 1975 gibt der Sohn der Gesundheitsministerin über den privaten holländischen Sender Hilversum täglich die aktuellen Haschischpreise bekannt (wird nur 1978 für kurze Zeit abgesetzt).

Holland paßt seine Gesetzeshandhabung der Situation an; der Besitz von bis zu 30 Gramm Haschisch gilt fortan nicht mehr als Vergehen, sondern nur noch als Ordnungswidrigkeit, die strafrechtlich nicht verfolgt wird.

9. 6. 1975 USA: *The Marihuana Grower's Guide*, das klassische Handbuch für Züchter, wird veröffentlicht.

10. 8. 1975 USA: Betty Ford (First Lady) erklärt, ihre Kinder hätten »wahrscheinlich Marihuana geraucht« und sie hätte es sicher auch probiert, wenn es in ihrer Jugend populär gewesen wäre.

25. 9. 1975 USA: Präsident Fords Drogenkommission empfiehlt, der Durchsetzung der Marihuanagesetze geringere Priorität beizumessen.

14. 11. 1975 USA: Harry Anslinger segnet das Zeitliche.

22. 11. 1975 USA: In Ohio tritt das Marihuana-Dekrim-Gesetz in Kraft.

1976 Jamaika: Peter Tosh schafft mit seinem Hit »Legalize it« eine neue Hymne für Cannabisliebhaber.
Die Pharmaindustrie reicht eine Petition an die Regierung ein und verlangt, der Cannabisforschung die Gelder zu entziehen – und wird erhört. Die Cannabisforschung wird erneut eingestellt.
Die führenden Pharmafirmen hatten – aufgeschreckt durch die Erfolgsmeldungen aus der Cannabisforschung – durch interne Studien ermittelt, daß ihnen allein in den USA jährliche Umsatzeinbußen von einigen hundert Millionen Dollar drohten. In der Folge übernimmt und finanziert die Pharmaindustrie sämtliche Forschungen zur Synthese von THC, CBD, CBN usw.; »Eli Lilly« bringt dann auch zwei Präparate auf den Markt (Nabilon und Marinol), deren Wirksamkeit jedoch nicht an die der natürlichen Droge heranreicht.

1976 UNO: Nahas behauptet, Cannabiskonsumenten würden unausweichlich an Krebs sterben.

1. 1. 1976 Die kalifornische Marihuanagesetzesreform tritt in Kraft.

27. 1. 1976 An der »Conference on Chronic Cannabis Use« der New Yorker Academy of Sciences werden Forschungsberichte vorgelegt, gemäß denen Cannabis keine schwerwiegenden schädlichen Nebenwirkungen auf den menschlichen Körper, seine Funktionen oder das Gehirn hat.

11. 2. 1976 USA: Nach einer Mitteilung des »National Institute on Drug Abuse« haben mehr als die Hälfte aller 18- bis 25jährigen Amerikaner schon gekifft.

12. 2. 1976 USA: Schlagzeile in der *New York Times*: »Steigende Marihuanapreise durch zunehmenden Marihuanagebrauch in den wohlhabenden Bevölkerungsschichten«.

19. 2. 1976 USA/Hawaii: Marihuana überrundet Zuckerrohr als einträglichster Exportartikel.

15. 6. 1976 USA: Die Democratic Party lehnt es ab, einen Antrag für die Marihuanaliberalisierung ins Parteiprogramm aufzunehmen.

18. 6. 1976 USA: Gouverneur Longley unterzeichnet Gesetzesvorlage zur Entkriminalisierung von Marihuana in Maine.

2. 9. 1976 USA: Jimmy Carters Frau Rosalynn erzählt der Presse, daß ihre Söhne kiffen.

23. 11. 1976 USA: Gemäß einer HEW-Studie kiffen 53 Prozent der High-School-Kids.

24. 11. 1976 USA: Robert Randall erhält von der US-Regierung die offizielle Erlaubnis, seinen grünen Star durch Marihuanarauchen zu behandeln.

1977 USA: Die US-Regierung warnt Cannabiskonsumenten vor paraquatverseuchtem Marihuana. Legalisierungsgruppen richten Analyseservicestellen ein.

Zehn Staaten haben Marihuana entkriminalisiert: Alaska, Colorado, Kalifornien, Maine, Minnesota, Mississippi, New York, North Carolina, Ohio und Oregon.

Der als Drogenhardliner bekannte George Bush verläßt seinen Chefsessel beim CIA und wird Direktor beim Pharmaunternehmen »Eli Lilly«.

UNO: Nahas' alljährliche Horrorstory berichtet diesmal von Chromosomenbrüchen nach Cannabiskonsum (er hatte allerdings die Petrischalen vor dem Betrachten im Mikroskop sechzehn Stunden bei Raumtemperatur stehenlassen, bei der Beurteilung befanden sich die Spermapräparate bereits in Auflösung).

8. 1. 1977 D: Einer der ersten größeren Drogenhandelsprozesse in Karlsruhe beginnt: Angeklagt ist der Leiter des Rauschgiftdezernates – er soll drei Jahre lang in großem Stil gedealt haben.

4. 2. 1977 USA: Robert L. DuPont, Chef des »National Institute on Drug Abuse«, fordert die Legalisierung des Marihuanaanbaus zum Eigenkonsum.

17. 5. 1977 USA: Gemäß einer Umfrage des Gallup-Instituts sind 53 Prozent der Amerikaner für Straffreiheit beim Besitz kleiner Cannabismengen.

16. 6. 1977 USA: Wegen steigender Zuckerpreise satteln die Schwarzbrenner auf Marihuanaanbau um.

20. 6. 1977 USA: Gouverneur Carey unterzeichnet New Yorks Dekrim-Gesetz.

3. 8. 1977 USA: Präsident Carter empfiehlt dem Kongreß, auf Bundesebene die Strafverfolgung beim Besitz von Marihuana in geringen Mengen abzuschaffen. Zitat aus Carters Rede: »Die Strafe für den Gebrauch einer Droge sollte nicht schädlicher sein als die Droge selbst. Wo das der Fall ist, muß es geändert werden. Nirgendwo ist dies eindeutiger als bei Haschisch und Marihuana.«

6. 11. 1977 USA: »Day-on-the-Grass«-Smoke in San Francisco.

13. 11. 1977 USA: Die »American Medical Association« und die »American Bar Association« schlagen vor, die Bestrafung des Umgangs mit Cannabis zum Eigenbedarf aufzuheben.

16. 12. 1977 USA: Erstmals wird bei amtlichen Untersuchungen von Marihuana aus Arizona und Kalifornien der hochgiftige Unkrautvertilger Paraquat festgestellt.

1978 USA: Marihuana ist – in Dollar gerechnet – nach Autos der zweitgrößte Importartikel, weit vor Kaffee, Spirituosen und Holz. Jeder dritte hat schon einmal gekifft, und 10 bis 20

Prozent (je nach Quelle) rauchen und kaufen Pot regelmäßig (bezogen auf die Gesamtbevölkerung).

UNO: Nahas berichtet von »sozialer Deprivation durch Zerstörung der entsprechenden Gehirnzentren« nach Cannabiskonsum.

7. 2. 1978 USA: Ein Marktforscher stellt im *San Francisco Chronicle* fest: »Weitverbreiteter Marihuanagebrauch schädigt die Spirituosenindustrie.«

21. 2. 1978 USA/New Mexico: Lynn Pierson ist die erste Patientin, der das neue Gesetz, das Marihuana für die medizinische Anwendung erlaubt, zugute kommt.

22. 7. 1978 USA: Sieben Stabsmitglieder im Weißen Haus bekennen sich zum regelmäßigen Kiffen (Rosalynn Carter erklärt daraufhin, daß es im Weißen Haus kein Drogenproblem gäbe).

17. 9. 1978 USA: Gemäß DEA ist Marihuana nach General Motors und Exxon der drittgrößte Wirtschaftsfaktor der USA.

7. 11. 1978 USA: Bei einer Umfrage in San Francisco sprechen sich 57 Prozent für die Cannabislegalisierung aus.

1. 12. 1978 USA: In New Mexico wird Krebspatienten bei der Chemotherapie Cannabis verabreicht.

1979 UNO: Nahas setzt seine gesammelten Erfindungen und Manipulationen der letzten zehn Jahre als medizinische Fakten in den UN-Suchtstoffbericht. Wissenschaftler schütteln die Köpfe, die Repressionsbefürworter jubilieren. Zwischen 1970 und 1980 werden weltweit 97 Untersuchungen zur Frage einer möglichen Cannabissucht angestellt. 94 davon verlaufen negativ, drei positiv. Wen wundert's, daß in der Folge praktisch ausschließlich letztere drei von Politikern zitiert werden.

Die ICAR (International Cannabis Alliance for Reform) erhält einen Beobachtungsstatus von der »UN-Alliance on Crime Prevention and Criminal Justice« zugesprochen.

1980-1985 CH: Es fällt auf, daß die Verfahren wegen Haschischkonsum gegen Mitglieder der »Bewegungen« explosionsartig zunehmen. Einmal mehr wird das Cannabisverbot zur Disziplinierung ungeliebter Bevölkerungskreise eingesetzt.

Im schweizerischen Mittelland wird mit Unterstützung des Bundes mit Drogenhanf-Saatgut ein ungeschütztes Freiland-Anbauexperiemnt durchgeführt (Thomas Kessler) – mit sensationellen Ergebnissen.

Zwischen 1980 und 1982 formieren sich im ganzen Land Legalisierungsbewegungen wie z. B. die »Aktion freies Cannabis«, das »CDC – Cannabis-Dokumentations-Center«, das »CHIT – Comite helvetique pour l'introduction du Tetrahydrocannabinol«, die »Coordination Legalize It!«, das »Sekretariat für Rechtsgleichheit im Drogenkonsum«, die »AG Legalize«, der »Verein für freie Drogeninformation« (BE) usw. …

Überhaupt ist Cannabis Anfang der achtziger Jahre ein großes Thema; aufsehenerregende Gerichtsurteile, breit publizierte Gutachten und viel Aktivität an der Hanffront sorgen für beinahe konstante Präsenz in den Medien. Kaum jemand, der nicht seinen Hanfgarten darauf verwetten würde, daß die Legalisierung in den nächsten drei bis fünf Jahren Realität wird …

7. 2. 1980 D: Das »Symposium Drogenpolitik« an der Universität Bremen fordert in seiner Schlußresolution die Entkriminalisierung des Umgangs mit Cannabis.

März 1980 USA: Das Magazin *High Times* beschreibt das Drogenkonsumverhalten in Amerikas Spitzenpolitik, u. a. werden Dave Quayles Marihuanazeit am College und die kalifornischen Joints der Familie Reagan erwähnt.

12. 4. 1980 CH: In Basel findet das erste großangelegte und polizeilich bewilligte »Treffen der Cannabis-Freunde« auf dem Barfüsserplatz statt (= Smoke-in).

1981 USA: Ronald Reagan macht den »erbitterten Marihuanagegner« (Selbsteinschätzung) und früheren CIA-Direktor George Bush zum Direktor der Drogenverfolgungsbehörde (bis 1988). Bush gilt als Lobbyist der Pharmaindustrie (seit 1977 Direktor bei »Eli Lilly«, Großaktionär bei verschiedenen Pharmafirmen, z. B. »Abbott Laboratories«, »Bristol-Myers« und »Pfizer«). Einmal mehr steht der Rehabilitierung der medizinalen Anwendung von Cannabis ein einflußreicher Politiker im Weg.

Das Engagement von Bush im Pharmasektor ist insofern von Bedeutung, als daß diese Branche alles andere als begeistert von der immer lauter ertönenden Forderung ist, das Naturprodukt Cannabis zu medizinischen Zwecken zuzulassen. Lag der Wirtschaftskonflikt Anfang des Jahrhunderts zwischen Hanf und Petrochemie, so ist es jetzt vor allem die Pharmaindustrie, die um Pfründe fürchtet.

Die WHO zieht Bilanz: Weltweit gebe es 437,5 Millionen Cannabiskonsumenten. Die Zahl der bei der WHO registrierten Cannabisexperten liegt bei 12 732.

17. 3. 1981 CH: Die National- und Ständerätliche Kommission empfängt die Petitionäre von »Rechtsgleichheit beim Drogenkonsum« im Bundeshaus, hört sich unverbindlich freundlich die Anliegen an und befingert verlegen die überreichten Joints ...

Juni 1981 D: Das Betriebsfest des Frankfurter Rauschgiftdezernates artet aus: Ein Beamter (Exbäcker) hat 300 Gramm (!)
Haschisch aus beschlagnahmten Beständen in Gebäck und Kuchen eingearbeitet und seinen Kollegen serviert (fünf landen im
Krankenhaus).

6. 6. 1981 CH: Auf dem Bundesplatz in Bern findet das erste
nationale »Treffen der Cannabisfreunde« statt. Am späteren
Nachmittag verschmilzt das Smoke-in mit einer Anti-AKW-
Demo zu einer unüberschaubaren qualmenden Masse: Unter
dem Motto »Dampfen können wir selber« wird gegen Kühl-
türme und für Wasserpfeifen demonstriert ...
USA: Der weltweit anerkannte Cannabisforscher Mechoulam schätzt, daß Marihuana im Falle einer Legalisierung sofort
10 bis 20 Prozent aller Medikamente ersetzen würde.

1. 1. 1982 D: Das neue deutsche Betäubungsmittelgesetz tritt
in Kraft. Cannabis und seine Derivate stehen an erster Stelle in
der Liste nicht verkehrsfähiger Drogen. Nun sind nicht mehr
nur die psychotropen Teile der Pflanze verboten – das ganze
Gewächs von der Wurzel bis zur Blütenspitze unterliegt der
Prohibition.

September 1982 USA: Das Magazin *Omni* hält fest, daß Nabilon verglichen mit natürlichem Marihuana »nutzlos« ist, und
mokiert sich über die millionenschweren Forschungsprojekte
der Pharmakonzerne.

September 1983 USA: Die Reagan-Bush-Regierung sondiert
bei Bibliotheken und Universitäten, inwieweit die Möglichkeit
besteht, die gesamten Materialien und Protokolle der Cannabisforschung aus den Jahren 1966 bis 1976 dem Zugriff der

Öffentlichkeit zu entziehen. Wissenschaftler und Mitarbeiter finden das Unterfangen derart lächerlich, daß die Regierung schließlich darauf verzichtet. (Dennoch sind seither große Mengen an Material aus Bibliotheken und Archiven verschwunden, z. B. das Original des Films »Hanf für den Sieg«; bis ins Jahr 1958 zurück sind zudem sämtliche Erwähnungen des Films aus den offiziellen Dokumentationen getilgt worden.)

21. 9. 1983 CH: Das Bundesgericht setzt die quantitative Grenze für die Erfüllung des strafverschärfenden Tatbestandes der »zur Gefährdung einer größeren Anzahl Menschen« nötigen Menge Haschisch auf 4 Kilogramm fest.

1985 CH: Thomas Kessler publiziert in seinem Buch *Cannabis Helvetica* die Resultate der Anbauversuche von Drogenhanf in der Schweiz und beweist, daß der THC-Gehalt schweizerischen Marihuanas weit über dem von Import-Haschisch liegt. Passionierte Hobbypflanzer sehen sich bestätigt, diejenigen, die für Schweizer Gras bislang nur ein müdes Lächeln übrig hatten, zeigen sich plötzlich sehr interessiert. Der Status (und damit auch der Preis) einheimischen Grases steigt.

USA: Die Milton Wisconsin High School führt obligatorische wöchentliche Urintests für die Jugendlichen ein (auf Forderung radikaler Elterngruppen). Schnell wird ruchbar, daß auch Firmen bei ihren Angestellten nach Drogenkonsum fahnden.

Gemäß NORML liegt Marihuana mit einem geschätzten Jahresumsatz von 18,5 Milliarden Dollar in der Rangliste der profitabelsten einheimischen Nutzpflanzen auf Platz 1 (weit vor Mais).

1988 USA: Das Verwaltungsgericht fordert mit einem rechtskräftigen Urteil die DEA auf, Ärzten die Erlaubnis zum Verschreiben von Marihuana zu erteilen. Die DEA ignoriert dies und weigert sich schließlich.

Die New Yorker Journalistin Peggy Mann *(Das Beste aus Reader's Digest)* versucht, die längst widerlegten Anti-Hanf-Geschichten von Nahas, Munch und Anslinger zu reaktivieren, und schreibt *Haschisch – die Zerstörung einer Legende.* Die gesamte Fachwelt distanziert sich nach dem ersten Lesen von dem Machwerk, reaktionäre Gruppierungen (z. B. VPM) erheben das Buch zu einer Art Drogenbibel.

Hunderte von Schulen sowie viele Sportvereine und Arbeitgeber führen obligatorische Urintests ein, um sich über möglichen Cannabiskonsum der Untergebenen zu informieren.

19. 12. 1988 USA: Die Vereinten Nationen haben wieder einmal ein internationales Vertragswerk zur koordinierten Repression ausgebrütet: Das »Wiener Übereinkommen gegen den unerlaubten Verkehr mit Suchtstoffen und psychotropen Stoffen« wird beschlossen.

1989 USA: Der »War on Drugs« strebt neue Höhepunkt an. Für »Anti-Drogen-Spots« werden Sendezeit und Anzeigefläche im Wert von einer Milliarde Dollar zur Verfügung gestellt. Die Etats für diese Werbung sowie großzügige Unterstützung von »Drug-free-America«-Initiativen kommen im wesentlichen aus den Spendenkassen der Pharmaindustrie, der Apothekerverbänden und von Tabak-, Schnaps- und Bierproduzenten. Ganz oben auf der Freizügigkeitsliste stehen Namen wie Anhauer, Bush, Coors, Philip Morris usw.

Apropos Philip Morris (Marlboro u. a.): Der Etat für die hauseigenen Suchtmittel beläuft sich in diesem Jahr auf rund zwei Milliarden Dollar …

30. 3. 1989 Beginn des Gründungskongresses der Internationalen Liga für die Drogenfreigabe.

1990-1992 D: Nachdem ein bayerischer Politiker versucht, den Hanfanbau auch in der Rübenzucht verbieten zu lassen, rückt Hanf wieder in die öffentliche Diskussion.

1990 CH: Im Kanton Graubünden wirft der letzte subventionierte Hanfbauer das Handtuch, da sein Äckerchen regelmäßig geplündert wird.

Die Psychosekte VPM veranstaltet in Zürich einen »Internationalen Drogenkongreß« und engagiert dafür Gabriel Nahas als »wissenschaftlichen Kronzeugen« für ihre fanatische Drogenideologie.

Der Haschischfachmann Thomas Kessler zieht in *Neue Wege in der Drogenpolitik* Bilanz zur Handhabung der schweizerischen Cannabisgesetzgebung und kommt zum Schluß, daß föderalistische Willkür grassiert. Die 500 000 bis 800 000 helvetischen Kiffer erleben von massiven Bußen (1000,- Franken für 1,5 Gramm) bis zu stillschweigender Tolerierung so ziemlich alles. Die Willkür spiegelt sich auch in der Statistik wider: Von den jährlich rund 15 000 wegen BTM-Vergehen angezeigten Personen sind über 80 Prozent unter 25 Jahren, und 60 Prozent haben keinen Beruf; knapp 70 Prozent sind Hanfgebraucher. Die Justiz rechnet damit, daß höchstens 1 bis 2 Prozent der Konsumierenden strafrechtlich erfaßt werden.

Weltweit gibt es bereits über 16 000 wissenschaftliche Untersuchungsberichte zu Cannabis – und täglich kommen neue hinzu.

USA: Das National Institute of Health (NIH) in Washington veröffentlicht eine Studie, aus der hervorgeht, daß eine NIH-Forschergruppe einen Cannabisrezeptor im menschlichen Hirn lokalisiert hat. Das bedeutet, daß THC, anders als Alkohol,

»nach einem genauen ›Modus operandi‹ in spezifische Hirn-funktionen eingreift«, oder anders ausgedrückt, daß die Ver-wendung dieser Molekülform im Bauplan der Natur vorgesehen ist (in der Folge konzentrieren sich weltweit viele Forschungs-projekte auf die Entschlüsselung der Funktionsweise »körper-eigener Cannabinoide«, der sogenannten Anandamine). Roger Pewitt (Universität Aberdeen) faßt die Bedeutung der Entdeckung wie folgt zusammen: »Wir haben es nicht mehr einfach mit der Pharmakologie eines Genußmittels zu tun, sondern mit der Physiologie eines neu entdeckten Systems im Gehirn.«

Der offensichtlich erfolglose »War on Drugs«, den Bush auch im Ausland führt, erweist sich immer deutlicher als sinnlos. Süd-amerikanische Drogenbosse witzeln, daß die in den USA selbst angebaute Marihuanamenge die der Importe übersteigen wür-de. Wirtschaftsstudien stellen denn auch fest, daß Marihuana inzwischen hinter Weizen und Mais den drittgrößten Umsatz hat. Im Sommer setzen die USA zum ersten Mal im eigenen Land Militär gegen Cannabisplantagen ein (allerdings ohne Erfolge).

1991 CH: Die schweizerische Bauernzeitung empfiehlt Hanf-anbau aus ökologischen und ökonomischen Gründen.

29. 8. 1991 CH: Das Bundesgericht setzt neue Maßstäbe in der Cannabisgerichtspraxis: Der Tatbestand einer »gefährlichen Menge« wird für Cannabis verneint (bis dahin betrug das Li-mit für einen »schweren Fall« gemäß einem BUG-Urteil von 1983 4 Kilogramm).

1992 USA: Eine Übersicht über therapeutische Anwendungs-möglichkeiten von Hanfinhaltsstoffen listet vor allem Anwen-dungen auf, für die sonst keine ebenbürtigen oder nur mit starken Nebenwirkungen behaftete Medikamente existieren:

Asthma, grüner Star (Glaukom), Übelkeit, Tumore, Epilepsie, Infektionen, Streß, Depressionen, Magersucht, Rheumatismus, Arthritis, Eindämmung von Nebenwirkungen bei Chemotherapien. Bill Clinton räumt ein, in seiner Studentenzeit auch schon Marihuana geraucht zu haben; er habe den Rauch allerdings nicht inhaliert, was allgemein Heiterkeit erregt.

14. 12. 1992 CH: Das Bundesgericht setzt neue Maßstäbe für die Beurteilung von Drogenpublikationen. Die Pressefreiheit wird über die Strafbarkeit der »Bekanntgabe von Konsummöglichkeiten« gestellt. Sowohl Anleitungen zum Hanfanbau als auch zum Basteln von Rauchgeräten sind nun offiziell erlaubt.

18. 11. 1993 D: Der SPD-Parteitag in Wiesbaden faßt sich ein Herz: »Zu einer legalen Abgabe von Cannabisprodukten zum Eigenverbrauch müssen Bedingungen für einen kontrollierten Verkauf geschaffen werden.«

1. 1. 1994 CH: In der Schweiz bricht in landwirtschaftlichen Kreisen eine richtiggehende Hanf-Anbau-Euphorie aus: Siebzehn Bauern pflanzen im Rahmen eines Forschungsprojektes der landwirtschaftlichen Versuchsanstalt Reckenholz insgesamt 10 Hektar Hanf an.

14. 4. 1994 D: Polizeiliche Hysterie sorgt auf allen Autobahnen rund um Dortmund für kilometerlange Staus: In der Innenstadt war ein Smoke-in angekündigt.

13. 9. 1994 US-Präsident Bill Clinton unterschreibt zum Entsetzen Millionen kiffender Wähler ein Gesetz, das die Strafmaße für den Anbau von Hanfpflanzen festlegt:
• 100 bis 999 Hanfpflanzen: mindestens fünf Jahre Zuchthaus.

- 1000 bis 60 000 Hanfpflanzen: mindestens zehn Jahre Zuchthaus.
- Ab 60 000 Hanfpflanzen: zwangsläufig Todesstrafe.

1. 10. 1994 D: Die Erstausgabe des Cannabismagazins *Hanf-Blatt* erscheint.

22. 10. 1994 D: Der Bundesdrogenbeauftragte Eduard Lintner (CSU) stellt in der *Bild*-Zeitung seine Vorstellungen einer Ecstasy- und Haschprävention in der Jugendszene vor: Man müsse einfach die Techno-Musik verbieten ...

20. 11. 1994 D: Der rührige Lintner steuert einmal mehr unsinnige Falschbehauptungen zur aktuellen Drogendiskussion bei: Er warnt vor Coffeeshops; es sei bewiesen, daß solche Einrichtungen Dealer harter Drogen geradezu anlocken würden.

1. 1. 1995 CH: 130 Bauern pflanzen Hanf an, ohne sich um die Subventionsgrenze von 0,5 Prozent THC zu scheren. Einige machen, als es um die Abnahme geht, schlechte Erfahrungen mit der »Swiss Hemp Trading Company«, andere machen teilweise recht gute Geschäfte: Alternativ-Shampoo-Herstellung, Hanföle und vieles mehr. Die besten Geschäfte machen Bauern, welche ihre Blütenstände in Kissenbezüge einnähen und als Duftkissen verkaufen (überwiegend nach Deutschland). Außer im Kanton Thurgau bereitet der Anbau kaum nennenswerte Probleme mit Behörden – im Gegenteil: Im Wallis beschützt die Polizei jetzt sogar das Feld des Bauern, das sie zwei Jahre zuvor noch geräumt hatte.

In Litzisdorf wird ein »Hanf-Lehrpfad« eröffnet, von wo sich Interessierte gegen Bares ganze Hanfpflanzen in die heimische Stube mitnehmen können.

Die deutsche Presse verhält sich, als ob Marihuana in der Schweiz legalisiert worden wäre. In der Praxis nimmt aber die Repression auf der Straße, speziell gegen Cannabiskonsumenten, deutlich zu. So fällt z. B. die Basler Staatsanwaltschaft in die Siebziger zurück und beschlagnahmt in einem Headshop sogar Blumenerde und Hanfliteratur ...

Immer neue Organisationen, die sich mit Hanf befassen (vornehmlich der »legalen« Anwendung), treten in die Öffentlichkeit.

D: Der Legalisierungsruf wird unüberhörbar. Im Bundestag mehren sich die Anfragen, und an den Kiosken hängen plötzlich verschiedene Hanfmagazine aus. Head- und Grow-Shops erreichen eine neue Blüte.

1. 1. 1996 D: Das Betäubungsmittelgesetz wird dergestalt revidiert, daß Hanfanbau zu industriellen Zwecken wieder möglich ist. 571 Bauern reagieren prompt und erhalten die Bewilligung. Außer Papieren und Kosmetika bereichert nun auch ein Hanf-Likör das Sortiment.

In mehreren Städten jagen sich die Smoke-ins.

CH: Der großflächige Hanfanbau boomt geradezu.

Die vielfältigen legalen Anwendungsmöglichkeiten sorgen für neue Produkte und für Schlagzeilen.

Im Frühling warnt das BAG vor einer bestimmten Hanfölsorte: Nach dem Genuß von Salat erlebten mehrere Leute »Wahrnehmungsstörungen« (der Ölhersteller hatte es unterlassen, den anhaftenden Harzstaub vor dem Pressen von den Samen abzuwaschen).

Anfang Sommer lanciert eine Wädenswiler Brauerei das erste Hanfbier (mit 5,8 Prozent Alkohol) der Schweiz. Der Erfolg ist so groß, daß der Brauer für die Produktion andere Braustätten einbeziehen muß. Der Export nach Deutschland scheitert allerdings am deutschen »Reinheitsgebot« (ein analoges deutsches

Produkt ist inzwischen auch auf dem deutschen Markt erhältlich).

Im Herbst erteilt die EMPA dem Vollwaschmittel »Sativa« seinen Prüfstempel.

An mehreren Orten in der Schweiz entstehen (illegale) Coffeeshops, in denen Haschisch mehr oder weniger offen über die Theke gehandelt wird.

NL: Aufgrund des Drucks aus der EU (vornehmlich Frankreich) sieht sich Holland genötigt, die Coffeeshop-Bestimmungen zu verschärfen. Die »tolerierte Menge« wird von 30 auf 5 Gramm Haschisch gesenkt. Im Gegenzug erhalten Coffeeshop-Betreiber die Bewilligung, ein Lager zu halten (bis 0,5 Kilo).

Frankreich agitiert jedoch weiter gegen die Niederlande. Diese limitieren daraufhin die Anbaumenge zum Eigenbedarf auf vier Pflanzen pro Person.

1. 4. 1996 Nach endlosen Debatten wird der Anbau von EU-zertifiziertem Faserhanf wieder erlaubt.

3. 11. 1998 USA: Wähler fordern die medizinische Verwendung von Marihuana.

Wähler in Alaska, Oregon, Nevada und Washington nahmen mit überwältigender Mehrheit im Rahmen der Kongreßwahlen am 3. 11. Initiativen an, die Patienten von der Strafverfolgung ausnehmen, wenn sie Marihuana unter der Aufsicht eines Arztes verwenden. Die Wähler in Arizona bestätigten erneut die medizinische Marihuanainitiative, die bereits zwei Jahre zuvor zur Abstimmung gekommen war. Das Gesetz in Nevada verlangt, daß die Wähler noch einmal im Jahre 2000 über die Marihuanainitiative abstimmen, bevor sie Gesetz werden kann. In jedem der fünf Staaten erhielten die Initiativen eine Zustimmung von mindestens 55 Prozent.

Beispielsweise dürfen Patienten mit bestimmten Erkrankungen oder ihre benannten Pflegepersonen nach Initiative 692 des Staates Washington eine Sechzig-Tage-Ration Marihuana anbauen und besitzen. Die exakte Menge wurde allerdings nicht festgelegt. Ärzte, die in Frage kommende Patienten über Nutzen und Risiken von Marihuana unterrichten, sind ebenfalls von einer Strafverfolgung ausgenommen.

Vertreter der Behörde für Drogenpolitik im Weißen Haus erklärten, sie seinen von den Wahlergebnissen nicht beeindruckt. »Das macht uns nicht glauben, daß Marihuana eine sichere Substanz ist«, erklärte Jim McDonough, Strategiedirektor des Amtes für die nationale Drogenkontrollpolitik.

9. 11. 1998 D: gemischte Äußerungen der Regierung zu Cannabis. Der neue sozialdemokratische Innenminister Otto Schily plant entgegen ersten Interpretationen eines Interviews, das er mit dem deutschen Nachrichtenmagazin *Der Spiegel* führte, keine Legalisierung weicher Drogen. Dies erklärte er am 9. 11. vor Journalisten in Berlin. Man habe seine Äußerungen überbewertet.

Im *Spiegel*-Interview vom 9. 11. wird Schily zitiert: »Was die sogenannten weichen Drogen angeht, bin ich mit meinen Überlegungen noch nicht am Ende. Ich werde mich von der Wirklichkeit belehren und mir keine Denkverbote auferlegen lassen.«

Auf die anschließende Frage, ob dies heiße, daß »der Verbrauch und Handel von Cannabis in kleineren Mengen« möglicherweise legalisiert werde, sagte er: »Wir wollen es jedenfalls prüfen. Es gibt dazu interessante Aufsätze und auch einen EU-Bericht. Außerdem werde ich mir von Sachverständigen alle Aspekte noch einmal genauer erklären lassen.«

In Berlin erklärte er nun, die Sozialdemokraten seien gegen eine Freigabe von Haschisch und Marihuana: »Ich sehe im

Moment überhaupt keine Veranlassung, diese Position zu verändern.« Es sei jedoch klar, daß er seine jetzige Position überprüfen werde, falls Ausführungen von Sachverständigen dazu Anlaß böten.

Die deutsche Gesundheitsministerin Andrea Fischer von den Grünen verglich die Cannabisprodukte Haschisch und Marihuana mit Alkohol. »Wer es schafft, Maß zu halten, vielleicht jeden Abend ein halbes Glas zu trinken, kann damit ein Leben lang gut zurechtkommen. Einigen Menschen gelingt das, vielen anderen aber nicht«, sagte Fischer dem *Spiegel*, der am 16. 11. erscheint.

Mit ihrem Amtskollegen aus den deutschen Ländern wolle sie sich auf ein einheitliches Strafmaß für den Besitz von Cannabis verständigen.

11. 11. 1998 GB: Oberhaus fordert Legalisierung von Cannabis für medizinische Anwendung. Britischen Ärzten sollte schnell die Möglichkeit eröffnet werden, ihren Patienten Cannabis zu verschreiben, noch bevor Studien beweisen können, daß es einen klaren medizinischen Nutzen hat. Dies ist die Schlußfolgerung eines Berichts des Oberhauses mit dem Titel *Cannabis: the scientific and medical evidence* (Cannabis: Der Stand in Wissenschaft und Medizin), der am 11. 11. der Öffentlichkeit vorgestellt wurde.

Das Innenministerium wies die Empfehlungen des Komitees jedoch zurück. Minister George Howarth erklärte: »Die Regierung ist nicht bereit, irgendeinen Schritt zur Erlaubnis einer Verschreibung zu unternehmen, bevor klinische Studien und Sicherheitsuntersuchungen abgeschlossen sind. Die Sicherheit der Patienten ist unsere Priorität, und die Regierung würde nicht die Verschreibung irgendeines Medikamentes erlauben, welches nicht vorher in einem klinischen Prozeß hinsichtlich

Sicherheit, Wirksamkeit und Qualität untersucht worden ist.« Britische Ärzte durften bis 1973 Cannabis verschreiben. Dann wurde es von der Liste der verschreibungsfähigen Medikamente genommen. Der spezielle Ratgeber des Komitees, Leslie Iverson, Professor für Pharmakologie an der Oxford Universität, sagte, daß seit den siebziger Jahren die wissenschaftliche Erkenntnis über die Vorteile der Droge zugenommen habe.

4. 12. 1999 D: Die Arbeitsgemeinschaft Cannabis als Medizin e. V. (ACM) kündigt eine Verfassungsklage für die Verwendung von Haschisch als Medizin an.

8. 2. 2000 Das Bundesverfassungsgericht entscheidet, daß Haschisch als Mittel der Schmerzlinderung grundsätzlich erlaubt werden kann. Der Vertreter der klagenden Patienten, Prof. Böllinger, sieht in der Entscheidung des Verfassungsgerichtes einen »relativen Erfolg«. Cannabis sei jetzt auf Antrag von Patienten genehmigungspflichtig.

Anhang

Glossar

Abhängigkeit: Nach der WHO (1969) liegt eine Drogenabhängigkeit dann vor, wenn sich beim Entzug der Droge, die über einen längeren Zeitraum gewohnheitsmäßig eingenommen wurde, Mißbehagen und Beschwerden zeigen (psychische, physische und soziale Abhängigkeit).

Acapulco Gold: Marihuanasorte aus Mexiko.

Acid: Säure, meist LSD.

Affe: Unruhe beim einsetzenden Heroinentzug.

Bhang: schwach wirksames Marihuana, das zum Verzehr oder für ein Getränk bestimmt ist.

Blue Sky Blond: Marihuanasorte aus Kolumbien.

Blunt: Marihuanazigarre.

Bong: spezielle Wasserpfeife, meist aus Glas, die hauptsächlich zum Genuß von Cannabis dient.

brauner Pakistani: Haschischsorte aus Pakistan.

Cannabis sativa var. indica: botanischer Name des indischen Hanfs.

Charas: indische Bezeichnung für »Haschisch«.

Chillum: gerades Rauchrohr aus Ton, Stein oder Holz. Traditionelles Rauchgerät der heiligen Männer Indiens, der Sadhus.

clean: sauber, drogenfrei.

Dealer: Händler, derjenige, der die Drogen verkauft.

Delinquenz: Straffälligkeit.

Dope: Rauschmittel, meist Haschisch oder Marihuana.

Drobs: Drogenberatungsstellen.

Druck: das Setzen einer Spritze.

Entzug: Reaktion des Körpers auf fehlende Drogeneinnahme. Die Stärke der Entzugserscheinungen ist unter anderem abhängig von der Art der Droge und der Häufigkeit des Gebrauchs.

fixen: harte Drogen spritzen, meist Heroin.

Flashback: Echorausch ohne erneute Drogeneinnahme. Gibt es nicht bei Cannabis. Auch nicht bei anderen Drogen, außer in sehr seltenen Fällen bei LSD.

Ganja: Marihuana.

Gras, Grass: Marihuana.

Halluzinogene: Stoffe natürlicher oder chemischer Herkunft, die geeignet sind, die Bewußtseinslage und die Sinnesempfindungen für eine bestimmte Zeit grundlegend zu verändern.

Haschisch: das (meist gepreßte) Harz der weiblichen Haschischpflanze.

Haschischöl: hochkonzentrierte Haschischlösung.

Headshop: Laden, in dem z. B. Haschischpfeifen und anderes Zubehör für den Cannabiskonsum gekauft werden können.

high sein: berauscht sein, sich dabei euphorisch und/oder aktiv fühlend.

Hit: Zug.

Joint: Haschisch oder Marihuana, in der Regel mit Tabak gemischt, zu einer meist konischen Zigarette gedreht.

Junkie (engl. *junk* = Dreck«): (heruntergekommener) Heroinsüchtiger. Wird auch verallgemeinernd für Abhängige harter Drogen gebraucht, insbesondere wenn diese ihr Material spritzen.

Kif oder Kiff (arabisch): meist eher minderwertige Rauchmischung aus Marihuana und Tabak.

Kiffer: jemand, der Haschisch oder Marihuana zum Vergnügen raucht.

Marianne: Marihuana.

Marihuana: tabakähnliches Gemisch aus Blüten und Blattspitzen der weiblichen Hanfpflanze, »Kosenamen« Mary Jane bzw. span. Maria Juana.

Marijuana: traditionelle mexikanische Schreibweise für »Marihuana«.

Mißbrauch: Mißbrauch liegt dann vor, wenn eine psychoaktive Substanz nicht ihrem Zweck entsprechend benutzt wird.

Nail (am.): Joint.

Opiate: Wirkstoffe, die aus dem Pflanzensaft der Kapseln des Schlafmohns gewonnen werden.

Paraphernalia: Zubehörartikel für den Drogenkonsum. Diese erhält man in sogenannten Headshops.

Piece: Stück, kleinere Haschischmenge.

Pollen, Polm: marokkanische Bezeichnung für ungepreßten Haschischstaub.

Pot: im amerikanischen Slang soviel wie »Marihuana«.

Primeur: hochwertiges marokkanisches Haschisch. Die Bezeichnung kommt von der Anzahl der Siebungen. Dementsprechend gibt es auch Deuxieme usw.

Psychopharmaka: auf die Psyche wirkende Arzneimittel.

Purpfeife: Pfeife mit speziellem kleinen Kopf, die ausschließlich für den Konsum reinen, d. h. nicht mit Tabak gemischten Haschischs gedacht ist.

Pusher: Schieber, Drogengroßhändler.

Roach-Clip: pinzettenähnliches Paraphernalium, das dazu dient, das Ende eines Marihuana-Pur-Joints (wie in den USA üblich) festzuhalten, so daß die filterfreie Cannabiszigarette praktisch vollständig geraucht werden kann, ohne sich dabei die Finger zu verbrennen.

Schimmelafghan: verdorbenes Haschisch, immer noch fälschlich von Drogenaufklärern als »sehr starke Haschischsorte aus Afghanistan mit schimmelähnlichem Überzug« fehlbezeichnet.

Screen: kleiner Metallfilter mit Siebstruktur, der in den Pfeifenkopf eingelegt wird, um das Einatmen oder Verschlucken von Cannabisteilchen beim Inhalieren zu verhindern.

Shit: Haschisch.

Sinsemilla (span.): »ohne Samen«. Durch Entfernung der männlichen Pflanzen samenloses Marihuana. Fälschlich wird Sinsemilla immer wieder als eigenständige Sorte bezeichnet. Das ist falsch. Aus jeder Marihuanasorte läßt sich Sinsemilla züchten.

Skunk: besonders bekannte niederländische Marihuanazüchtung, mit intensivem Geruch.

Space Cake: Kuchen, in den beim Backen Cannabis eingearbeitet wurde.

Sputnik: Bezeichnung einer marokkanischen Haschischsorte.

stoned: von Cannabis berauscht sein, dabei in einem eher ruhigen oder gar »versteinerten« Zustand.

Synthexyl: synthetisches THC.

THC: Abkürzung für Tetrahydrocannabinol.

Tip: kleiner Papierstreifen, der quer zusammengerollt wird und als »Filter« für einen Joint dient. Der Tip verhindert nicht nur das versehentliche Einatmen von Tabak oder Cannabisteilchen, sondern erlaubt es auch, den Joint bis zum letzten Krümel aufzurauchen, ohne sich die Finger zu verbrennen.

Törn (engl. *turn* = »drehen«): Der Begriff »angetörnt sein« beschreibt den Rauschzustand.

Turkey: (unfreiwilliger) Entzug, Entzugserscheinungen bei Heroinabhängigen.

Turnpiece/Törnpiece: kleine Menge Haschisch, die gerade für den einmaligen Konsum ausreicht.

Tüte: Haschischzigarette.

Wasserpfeife: eine Form der Pfeife, bei der der Rauch durch den Umweg über einen mit Wasser gefüllten Behälter abgekühlt wird. Diese Prozedur vereinfacht das Inhalieren, weil der Rauch in abgekühltem Zustand weniger in den Atemwegen kratzt.

Zero-Zero: allererste Siebung, besonders hochwertiges marokkanisches Haschisch.

Nützliche Adressen

ACM
Arbeitsgemeinschaft
Cannabis als Medizin e. V. (ACM)
Maybachstraße 14
50670 Köln
Tel.: 02 21/9 12 30 33
Fax: 02 21/1 30 05 91
E-Mail: info@acmed.org / Internet: www.acmed.org

Kontakt Schweiz:
Dr. med. Ulrike Hagenbach
REHAB Basel
Im Burgfelderhof 40
4055 Basel
Tel.: 0 61/32 67 777

Kontakt Österreich:
Helmuth Santler
Österreichisches Hanf Institut
Dürergasse 3-4
1060 Wien
Tel.: 01/5 86 94 29

Die Arbeitsgemeinschaft Cannabis als Medizin finanziert sich allein aus Mitgliedsbeiträgen und Spenden. Die ACM ist als gemeinnütziger eingetragener Verein anerkannt. Spenden sind steuerlich abzugsfähig.

Spendenkonto des Forschungsfonds: 210 281 504 (ACM) bei der Postbank Köln (BLZ 370 100 50).

Deutschland: Kto. 121 879 504, Postbank Köln (BLZ 370 100 50).

Schweiz: Kto. 0083-359 245-91, Credit Suisse, 4001 Basel.
Österreich: Kto. 233 256 439/00, Bank Austria (BLZ 12000).

AG Hanf
Wilhelminenstraße 6
64283 Darmstadt
Tel.: 0 61 51/29 55 25
Fax: 0 61 51/29 55 77

Akzept
Bundesverband für akzeptierende Drogenarbeit
und humane Drogenpolitik e. V.
Friedrichstraße 165
10117 Berlin
Tel.: 0 30/2 29 90 43

Archido
Archiv und Dokumentationszentrum für Drogenliteratur e. V.
Universität Bremen
Fachbereich 8
Postfach 33 04 40
28334 Bremen
Tel.: 04 21/2 18 31 73
Fax: 04 21/2 18 42 65

Cannabis legal! Bielefeld
Postfach 12 20
33792 Steinhagen
Tel.: 0 52 04/8 02 85

Grüne Hilfen
Grüne Hilfe Berlin
im Hanf Museum Berlin
Mühlendamm 5
10178 Berlin
Tel.: 0 30/2 42 48 27
Internet: www.hanfnet.de oder www.hanfnet.org/gruenehilfe
E-Mail: gruenehilfe@hanflobby.de

Die aktuellen Kontaktadressen entnehmen Sie bitte den neuesten Fachzeitschriften, etwa *HANF!*
   Spenden an die Grüne Hilfe: Kontonummer 11 63 61,
BLZ 585 615 94, Raiffeisenbank Schweich eG.
   Servicenummer der Alternativen Grünen Hilfe:
01 72/2 75 25 33.

Hanf-Gesellschaft e. V.
c/o HanfHaus
Eisenacher Straße 71
10823 Berlin
Fax: 0 30/7 81 20 47

H.A.N.F. e. V. Berlin
Eva Hodge
Schloßstraße 19
14059 Berlin
Tel.: 0 30/3 42 95 26

H.A.N.F. e. V. Köln
Postfach 10 15 09
50455 Köln
Tel.: 02 21/2 58 33 38

InHaLe Trier – Initiative Hanf Legal
Brentanostraße 13, 3. OG
54294 Trier

Kommunale Drogenpolitik
Verein für akzeptierende Drogenarbeit e. V.
Kreuzstraße 29
28203 Bremen
Tel.: 04 21/7 60 45
Fax: 04 21/7 57 27

Kontaktadresse des Autors
Wer Kritik, Verbesserungsvorschläge oder Lob zu diesem Buch
vorbringen will, ist herzlich eingeladen, dies zu tun. Zuschrif-
ten erreichen mich über den Verlag:

Richi Moscher
c/o Goldmann Verlag
Lektorat Arkana
Neumarkter Straße 18
81673 München

Am einfachsten bin ich via E-Mail erreichbar:
Richi.Moscher@gmx.de
oder über Fax: 089/2443-60967

Literaturempfehlungen

Behr, Hans-Georg
Von Hanf ist die Rede – Kultur und Politik einer Pflanze
528 Seiten, 380 Abbildungen, kart., geb., Frankfurt 1995
Dieses Buch ist bereits 1982 erschienen, doch die Neuausgabe ist auf den neuesten Stand gebracht und erweitert worden: eine geballte Ladung an Informationen zum Genußmittel Hanf, mit spitzer Feder geschrieben.

Bibra, Ernst
Haschisch Anno 1855 – das narkotische Genußmittel Hanf und der Mensch
36 Seiten, Edition Rauschkunde, a joint venture vom Nachtschatten Verlag, Solothurn, und Werner Pieper's MedienXperimente, Löhrbach. Im Jahre 1855 veröffentlichte Freiherr von Bibra sein bahnbrechendes Werk *Die narkotischen Genußmittel und der Mensch*. Zum ersten Mal wurden die damals bekannten psychoaktiven Drogen ausführlich dargestellt und in ihrer Wirkung beschrieben.

Cosack, Ralph/Wenzel, Roberto (Hg.)
Das Hanf-Tagebuch – neue Beiträge zur Diskussion über Hanf, Cannabis, Marihuana
194 Seiten, Wendepunkt-Verlag, Hamburg 1994
In diesem Buch sind alle Beiträge der legendären Hamburger Hanftage 1994 veröffentlicht: unter anderem von Richter Wolfgang Neskovic (Urteil Recht auf Rausch), von Mathias Bröckers (Nutzpflanze Hanf), von Hans-Georg Behr (Rausch und kulturelles Bewußtsein), von Werner Pieper (Visionen für eine legale Zukunft) und weitere spannende und interessante Beiträge.

Grinspoon, Lester, und Bakalar, James B.
Marihuana, die verbotene Medizin
   296 Seiten, kartoniert, gebunden, Verlag 2001, Frankfurt 1994
   Eindringliche Fallstudien, die auf teilweise sehr persönliche Weise die Heilkraft von Hanf belegen. Die deutschsprachige Ausgabe wird mit einer Bestandsaufnahme moderner medizinischer Marihuanaforschung ergänzt. Marihuana stellt eines der am besten erforschten Heilmittel dar. Im Vergleich zu Alkohol ist es gesundheitlich recht ungefährlich. Ein körperliches Abhängigkeitspotential besteht nicht. Die Autoren legen schlüssig dar, warum nur eine Legalisierung des Cannabiskonsums zu einer hinreichenden medizinischen Versorgung mit dieser Heilpflanze führen kann.

Grotenhermen, Franjo, und Huppertz, Renate
Hanf als Medizin. Wiederentdeckung einer Heilpflanze
   182 Seiten, Paperback, Haug Verlag, Heidelberg 1997
   Die aufsehenerregende Renaissance der Hanfpflanze und ihrer Wirkstoffe im medizinischen Bereich wird gut verständlich und ausführlich in diesem auch für Laien konzipierten Fachbuch beschrieben. Die lange Kulturgeschichte der Hanfpflanze aus der Sichtweise des Heilers und Mediziners führt bist in die zeitgenössische Forschung und Anwendung. Die Anwendungsgebiete, die unerwünschten Nebenwirkungen, die Resorption und Verstoffwechselung, die Botanik und der Anbau werden ebenso präzise abgehandelt wie z. B. die Potenz der Hanfsamen und die chemische Zusammensetzung des Hanföls. Das Buch gibt Auskunft über Chancen und Risiken einer medizinischen Behandlung unter Anwendung der Wirkstoffe der Hanfpflanze.

Haag, Stefan
Hanfkultur Weltweit – über die Hanfsituation in fast 100 Län-
dern rund um den Äquator
192 Seiten, Paperback, Edition Rauschkunde, Werner Pieper's
MedienXperimente, Löhrbach

Hai, Hainer, und Rippchen, Ronald
Das Hanf Handbuch (das frühere *Definitive deutsche Hanf*
Handbuch)
286 Seiten, Paperback, Edition Rauschkunde, Werner Pieper's
MedienXperimente, Löhrbach 1994
Der Klassiker und eines der ersten umfassenden Hanfanbau-
bücher (1982), nun gänzlich überarbeitet. Wie Hanf angebaut,
verarbeitet, konsumiert, genutzt, politisiert, industrialisiert, me-
diziniert wird und alles, was sonst noch mit Hanf möglich ist,
kommt in diesem Buch vor.

Hanf & Fuß-Arbeitsgruppe
Unser gutes Kraut, Porträt der Hanfkultur, Ergebnisse der Stu-
die Hanf & Fuß
192 Seiten, Paperback, Edition Rauschkunde, a joint venture
vom Nachtschatten Verlag, Solothurn, und Werner Pieper's
MedienXperimente, Löhrbach
Herer, Jack, Bröckers, Mathias, und Katalyse-Institut
Hanf – die Wiederentdeckung der Nutzpflanze Cannabis
488 Seiten, kartoniert, gebunden, Verlag 2001 (Nr. 11709),
Frankfurt 1993
Der Klassiker zum Thema Hanf. Das Buch, das die ganze
Nutzpflanzendiskussion ausgelöst hat. Ein Muß für alle, die
mitreden und verstehen wollen.

Liggenstorfer, Roger (Hg.)
Neue Wege in der Drogenpolitik (Neuauflage von *Cannabis Helvetica*)

172 Seiten, Paperback, Nachtschatten Verlag, Solothurn 1994

Neumeyer, Jürgen (Hg.)
Cannabis

318 Seiten, Paperback, Packeispresse Verlag Hans Schickert, München 1996

Dieses Buch gibt aktuell und umfassend Auskunft über den Stand der Diskussion in der Cannabisfachwelt. Es ist geschrieben für alle, die einen sachlichen Überblick zum Thema Cannabis in all seinen Facetten suchen.

Rätsch, Christian
Hanf als Heilmittel, eine ethnologische Bestandsaufnahme

192 Seiten, Paperback, Edition Rauschkunde, a joint venture vom Nachtschatten Verlag, Solothurn, und Werner Pieper's MedienXperimente, Löhrbach 1992

Das Buch zeigt auf eindrückliche Art, wo, wann und wie Hanf als Heilmittel eingesetzt und benutzt wurde. Von Pharaonen, die Hanf nutzten, über die antike, islamische, tibetanische und mittelalterliche Hanfmedizin bis zur Neuzeit: Überall wurde Hanf als Medizin eingesetzt. In der modernen medizinischen und pharmakologischen Forschung werden nun seine früheren Anwendungen getestet und größtenteils bestätigt.

Rippchen, Ronald (Hg.)
Das Haschisch-Urteil '94 des BundesVerfassungsGerichtes

128 Seiten, Paperback, Edition Rauschkunde, Werner Pieper's MedienXperimente, Löhrbach 1994

Das sensationelle Urteil vom 9. 3. 1994 hat vielerorts Verwirrung ausgelöst und eine heftige Debatte bezüglich der Festsetzung des »Grenzwertes der (sogenannten) geringen Menge« eingeleitet. Die in der Folge sehr unterschiedlich ausgefallene Festsetzung dieses Grenzwertes in den einzelnen Bundesländern offenbarte einen bislang deutlich unterschätzten Einfluß willkürlicher Entscheidungen auf das Rechtswesen wie auch eine eklatante Rechtsungleichheit innerhalb Deutschlands. Das Urteil samt der abweichenden Einschätzung zweier Richter sind in dem Buch in vollem Wortlaut dokumentiert.

Rippchen, Ronald (Hg.)
Das Recht auf Rausch. Materialien zur Haschisch-Diskussion
96 Seiten, Paperback, Edition Rauschkunde, Werner Pieper's MedienXperimente, Löhrbach 1992
Dieses Buch enthält neben vielfältigen Informationen zur Diskussion über die Verfassungsmäßigkeit des Haschischverbotes in der Schweiz und in Deutschland unter anderem die vollständige Urteilsbegründung des Schweizerischen Bundesgerichtes vom 29. 8. 1991 betreffend einer Nichtigkeitsbeschwerde gegen ein Urteil des Obergerichts des Kanton Zürich, der in diesem Verfahren stattgegeben wurde. Das Schweizerische Bundesgericht hielt fest, daß »nach dem gegenwärtigen Stand der Erkenntnisse sich somit nicht sagen läßt, daß Cannabis geeignet sei, die körperliche und seelische Gesundheit vieler Menschen in eine naheliegende und ernstliche Gefahr zu bringen«. Des weiteren ist die Urteilsbegründung des Landgerichtes Lübeck mit dem legendären »Recht-auf-Rausch«-Urteil vom Februar 1992 abgedruckt.

Schneider, Wolfgang
Risiko Cannabis? Bedingungen und Auswirkungen eines kontrollierten, sozial-integrierten Gebrauchs von Haschisch und Marihuana
164 Seiten, Paperback, Reihe: Studien zur qualitativen Drogenforschung und akzeptierenden Drogenarbeit, Band 5 der Reihe INDRO, Verlag für Wissenschaft und Bildung, Berlin 1995

Schuldes, Bert Marco
Psychoaktive Pflanzen
Werner Pieper's MedienXperimente, Nachtschatten Verlag, Löhrbach 1994
94 Seiten voller gedrängter und praktisch anwendbarer Informationen. Das Standardwerk zum Thema und zu Recht ein Bestseller.

Stafford, Peter
Cannabis, Haschisch & Marihuana (Informationsreihe Drogen, Band 2)
84 Seiten, Paperback, Raymond Martin Verlag, Linden 1980
Geschichte, Botanik und Pharmakologie des Hanfes. Die Wirkung auf den Körper und auf das Bewußtsein wird ebenso besprochen wie Formen, Quellen und Reinheitstests. Zahlreiche Quellenhinweise.

Quellenangaben zu einzelnen Themen

Im folgenden sind die Bücher oder anderen Medien aufgeführt, deren Informationen in besonderem Maße für die Erstellung einzelner Kapitel nützlich waren.

- Die Hanfpflanze: *Heilpflanze Haschisch*.
- Haschisch und Marihuana, seine Inhaltsstoffe und Wirkungen: *Das Hanf Handbuch*.
- Der Cannabisrausch: *Das Hanf Handbuch, Marihuana, die verbotene Medizin, ACM-Bulletin* sämtliche Jahrgänge.
- Haschisch und psychische Erkrankungen, Cannabis und Psychosen: Franjo Grotenhermen. Robert Gorter, Text im Internet unter der Adresse: www.hanfnet.org/archiv/cannabispsychosen.html.
- Über einige Haschischsorten: stark überarbeiteter und erweiterter Text aus dem Internet »Sorten.txt« ist in leichten Abwandlungen auf zahlreichen Seiten zu finden. Autor unbekannt.
- Qualitätsbestimmung von Haschisch und Marihuana: *Das Hanf Handbuch*.
- Wie Haschisch konsumiert wird und welche Auswirkungen dies auf die Gesundheit hat: *Das Hanf Handbuch*.
- Lagerung von Haschisch und Marihuana: *Marihuana Potenz* (Michael Starks, Volksverlag 1981).
- Was mit Cannabis im Körper passiert: *Das Hanf Handbuch*.
- Medizinische Wirkungen von Haschisch und Marihuana: ACM-Veröffentlichungen im Internet, *Heilpflanze Haschisch, Marihuana, die verbotene Medizin*.
- Vaporizer: die Erfinder bzw. Anbieter der Geräte.
- Arbeitsgemeinschaft Cannabis als Medizin (ACM): Text der ACM für dieses Buch.

- Erste Hilfe bei Drogenunfällen: Broschüre *Too Much* (Richi Moscher).
- Hanf im Recht: diverse Internet-Veröffentlichungen von Rechtsanwalt Sebastian Glathe.
- Zeittafel Cannabis: ACM, verschiedene Internet-Publikationen des »Vereins für interaktive Randgruppenarbeit und Suchtproblematik« in der Schweiz, Publikationen z. B. unter: www.datacomm.ch/~virus/dbc/
- Was man sonst noch alles aus Hanf machen kann: *Hanf-Haus Katalog.*

Cannabis, Alkohol und Straßenverkehr

Viele der folgend und in den Anmerkungen genannten Originalquellen, insbesondere von Studien und Berichten in Fachzeitschriften, sind den bereits aufgeführten Publikationen entnommen, damit der interessierte Leser Hinweise für weitere Forschungen erhält.

Agurell, S., u. Hollister, L. E.: »Pharmacokinetics and metabolism of delta-9-tetrahydrocannabinol: Relations to effects in man«, *Alcohol, Drugs, and Driving* 1986, 2 (3–4), S. 61–77.

Berghaus, G.: »Drogen und Fahrtüchtigkeit - Metaanalyse experimenteller Studien«, Vortrag beim Symposium »Drogen und Verkehrssicherheit« am 19. 11. 1994 bei der Bundesanstalt für Straßenwesen, zitiert nach Rippchen, R. (Hg.): *Mein Urin gehört mir*, Löhrbach o. J.

Borkenstein, R. F., u. a.: »The Role of the Drinking Driver in Traffic Accidents (The Grand Rapids Study)«, *Blutalkohol* (Supplement 1): 1974, S. 1-131.

Burns, M.: »Alcohol and drug effects on performance«, in: *Al-*

cohol and other drugs in transportation. Research Needs for the next decade, Transportation Research Board, National Research Council, Washington, D. C., 1993, S. 49–60.

Burns, M., u. Moskowitz, H.: »Alcohol, marijuana and skills performance«, in: Goldberg, L. (Hg.): *Alcohol, Drugs, and Traffic Safety. Vol. 3,* Stockholm 1981.

Casswell, S.: »Cannabis and alcohol: Effects on closed course driving behavior«, in: Johnson, I. (Hg.): *Alcohol, Drugs, and Traffic Safety*, Australian Government Publishing Service, Canberra 1977.

Chait, L. D., u. a.: »Hangover effects in the morning after marijuana smoking«, *Drug. Alcohol. Depend.* 1985, 15, S. 229–238.

Chesher, G. B., u. Starmer, G. A.: »Cannabis and Human Performance Skills«, in: Drug and Alcohol Authority Research: *Grant Report Series*, Sydney 1983.

Chesher, G. B., u. a.: »Further studies in the psychopharmacology of cannabis and alcohol: Acute and chronic effects«, in: New South Wales Drug and Alcohol Authority: *Research Grant Report Series*, Sydney 1984.

Chesher, G. B., u. a.: *The interaction between alcohol and marijuana. A dose dependent study on the effects on human moods and performance skills. Report No. C40*, Federal Office of Road Safety, Federal Department of Transport, Australia 1986.

Cimbura G., D. M., u. a.: »Incidence and toxicological aspects of cannabis and ethanol detected in 1394 fatally injured drivers and pedestrians in Ontario (1982–1984)«, *J. For. Sci.* 1990, 35, S. 1035–1041.

Daldrup, u. a.: »Cannabis und Alkohol im Straßenverkehr«, *Blutalkohol* 1987, 24, S. 144–156.

Danhoff, M., u. Breimer, D. D.: »Therapeutic drug monitoring in saliva«, *Clin. Pharmacokin.* 1978, 3, S. 39–57.

Department of Health and Human Services: *Mandatory Guidelines for Federal Workplace Testing*, Federal Register 1988, 53:11970.

Donelson, A. C., u. a.: *The etiology of fatal traffic accidents involving alcohol and cannabis*, The Traffic Injury Research Foundation of Canada, Ottawa 1986.

Donelson, A. C., u. a.: *The Ontario monitoring project: Cannabis and alcohol use among drivers and pedestrians fatally injured in motor vehicle accidents from March 1982 through July 1984*, The Traffic Injury Research Foundation of Canada, Ottawa 1985.

Ellis, G. M.: »Detection and deterrence of drug and alcohol abuse in the transportation workplace«, in: *Alcohol and other drugs in transportation. Research Needs for the next decade*, Transportation Research Board, National Research Council, Washington, D. C., 1993, S. 30–48.

Ferrara, S. D., u. Rozza, M.: »Alcohol, drugs and road accidents: Epidemiological study in north-east Italy«, in: Kaye, S., u. Meier, G. (Hg.): *Alcohol, drugs and traffic safety*, University of Puerto Rico, 1983, S. 315–337, 479–485.

Fischer, J., u. Täschner, K.-L.: »Flashback nach Cannabiskonsum: Eine Übersicht«, *Fortschr. Neurol. Psych.* 1991, 59, S. 437–446.

Hansteen, R. S., u. a.: »Effects of cannabis and alcohol on automobile driving and psychomotor tracking«, *Annals of the N. Y. Academy of Sciences* 1976, 282, S. 240–256.

Hausmann, E., u. a.: *Medikamente, Drogen und Alkohol bei verkehrsunfallverletzten Fahrern. Forschungsberichte Nr. 8004*, Bundesanstalt für Straßenwesen, Bergisch Gladbach 1988.

Hornung, M. G., u. a.: »Use of saliva in therapeutic drug monitoring«, *Clin. Chem.* 1977, 23, S. 157–164.

Idowu, O. R., u. Caddy, B.: »A review of the use in saliva in the forensic detection of drugs and other chemicals«, *J. For. Sci. Soc.* 1982, 22, S. 123-135.

Irving, J.: »Drug screening experience in the military«, *Clin. Chem.* 1988, 34, S. 637–640.

Johnston, L. D., u. a.: *Smoking, Drinking, and Illicit Drug Use among American Secondary School Students, College Students, and Young Adults, 1975–1991*, Institute for Social Research, University of Michigan 1992.

Klonoff, H.: »Marijuana and driving in real-life situations«, *Science* 1974, 186, S. 317–323.

Kreuzer, A.: *Drogen und Sicherheit des Straßenverkehrs*, Referat auf dem 31. Deutschen Verkehrsgerichtstag in Goslar, 1993.

Krüger, H.-P.: »Niedrige Alkoholkonzentrationen und Fahrverhalten«, *Unfall- und Sicherheitsforschung Straßenverkehr*, Bergisch Gladbach 1990, S. 78.

Krüger, H.-P.: »Gruppenspezifität der Generalprävention – was aus einer Erhöhung der Promillegrenze zu lernen ist«, in: *Festschrift für Hannskarl Salger*, Köln 1994, S. 495–509.

Krüger, H.-P.: »Drogen im Straßenverkehr. Auftreten und Bedeutung«, *Rechtsmedizin, Beiträge zu aktuellen Themen* 1995, 11.

Krüger, H.-P., u. Schöch, H.: »Absenkung der Promillegrenze. Ein zweifelhafter Beitrag zur Verkehrssicherheit«, *Deutsches Autorecht* 1993, 62, S. 334-343.

Louwerens, J. W., u. a.: *De Invloed van Verschillende Bloedalcoholspiegels op Objectief Meetbare Aspekten van Feitelijk Rijgedrag. Technical Report No. VK 85-03*, Traffic Research Centre, University of Groningen 1985.

Louwerens, J. W., u. a.: *The relationship between drivers' blood alcohol concentration (BAC) and actual driving performance during high speed travel*, 1987, S. 183-192.

Lund, A. K., u. a.: »Drug use by tractor-trailer drivers«, *J. For. Sci.* 1988, 33 (3), S. 648–661.

Magerl, H., u. a.: »Analysemethoden. Der Speichel als Untersuchungssubstrat«, *Rechtsmedizin, Beiträge zu aktuellen Themen*, 1995, 11

Mason, A. R., u. McBay, A. J.: »Ethanol, marijuana, and other drug use in 600 drivers killed in single-vehicle crashes in North Carolina, 1978–1981«, *J. For. Sci.* 1984, 29, S. 987–1026.

McLean, S., u. a.: »Drugs, alcohol and road accidents in Tasmania«, *Med. J. Austr.* 1987, 147, S. 6–11.

Moskowitz, H.: »Marijuana and driving«, *Accident Analysis and Prevention* 1985, 17, S. 323–346.

O'Hanlon, J. F., u. a.: »Diazepam impairs lateral position control in highway driving«, *Science* 1982, 217, S. 79–81.

Peel, H. W., u. a.: »Detection of drugs in saliva of impaired drivers«, *J. For. Sci.* 1984, 29 (1), S. 185–189.

Robbe, H. W. J.: *Influence of Marijuana on Driving. Doctoral thesis*, Institute for Human Psychopharmacology, University of Limburg, Maastricht 1994.

Schöch, H.: *Die rechtliche Beurteilung des Fahrens unter Cannabis*, Vortrag beim Symposium »Drogen und Verkehrssicherheit« am 19. 11. 1994 bei der Bundesanstalt für Straßenwesen (wurde 1995 in der Schriftenreihe der Bundesanstalt für Straßenwesen veröffentlicht).

Schramm, W., u. a.: »Drugs of abuse in saliva, a review«, *J. Analyt. Toxicol.* 1992, 16, S. 1–9.

Schulz, E., u. a.: »Detection of alcohols in saliva«, *J. Clin. Chem. Clin. Biochem.* 1989, 27, S. 231.

Simpson, H. M.: »Epidemiology of road accidents involving marijuana«, *Alcohol, Drugs, and Driving* 1986, 2, S. 15–30.

Smiley, A. M.: »Marijuana: On-road and driving simulator studies«, *Alcohol, Drugs, and Driving* 1986, 2, S. 121–134.

Sunshine, I.: »Mandatory drug testing in the United States«, *For. Sci. Int.* 1993, 63, S. 1–7.

Terhune, K. W.: *The Role of Alcohol, Marijuana and Other Drugs in the Accidents of Injured Drivers. Technical Report to U. S. Department of Transportation*, Calspan Field Services, Inc., 1982.

Terhune, K. W.: »An evaluation of responsibility analysis for assessing alcohol and drug crash effects«, *Accident Analysis & Prevention* 1983, 15, S. 237–246.

Terhune, K. W., u. a.: *The Incidence and Role of Drugs in Fatally Injured Drivers*, Department of Transportation, Washington, D. C., 1992.

t'Hart, B. J., u. a.: »The stability of benzodiazepines in saliva«, *Methods and Findings in Exp. Clin. Pharmacol.* 1988, 10, S. 21–26.

Tscherne, H., u. a.: »Untersuchungen an im Straßenverkehr verletzten und in Krankenhäusern eingewiesenen motorisierten Verkehrsteilnehmern«, *Unfall- und Sicherheitsforschung Straßenverkehr* 1983, 42, S. 40 f.

Warren, R. A., u. a.: »Drugs detected in fatally injured drivers in the Province of Ontario«, in Goldberg, L. (Hg.): *Alcohol, Drugs, and Traffic Safety. Proceedings, 8th International Conference on Alcohol, Drugs and Traffic Safety*, Stockholm 1981, S. 203–217.

Williams, A. F., u. a.: »Drugs in fatally injured young male drivers«, *Publ. Health Rep.* 1985, 100, S. 19–25.

Yesavage, J. A., u. a.: »Carryover effects on marijuana intoxication on aircraft pilote performance«, *Am. J. Psych.* 1985, 142, S. 1325 ff.

Zwerling, C., u. a.: »Costs and benefits of pre-employment drug screening«, *J. Am. Med. Ass.* 1992, 267, S. 91 ff.

Drogentests

Department of Health and Human Services: *Mandatory Guidelines for Federal Workplace Testing*, Federal Register 1988, 53:11970.

Irving, J.: »Drug screening experience in the military«, *Clin. Chem.* 1988, 34, S. 637–640.

Sunshine, I.: »Mandatory drug testing in the United States«, *For. Sci. Int.* 1993, 63, S. 1–7.
www.hightimes.com/ht/tow/tes/index.html.
www.jr2.ox.ac.uk/bandolier/band5/b5-3.html.
www.natlnorml.org/canorml/testing/testing.tips.shtml.
www.ukcia.org/highlife/pisstest.html.

Zwerling, C., u. a.: »Costs and benefits of pre-employment drug screening«, *J. Am. Med. Assoc.* 1992, 267, S. 91 ff.

Zwerling, C., u. a.: »The efficacy of pre-employment drug screening for marijuana and cocaine in predicting employment outcome«, *J. Am. Med. Assoc.* 1990, 264, S. 2639–2643.

Anmerkungen

Wenn Quellen bei ihrer Erstnennung nur mit verkürzten literarischen Angaben aufgeführt sind, finden Sie die vollständigen Daten in den »Literaturempfehlungen«.

1. Ein bewegendes Beispiel beschreibt der Rechtsanwalt Sebastian Glathe in *HANF!* 1999, 4.
2. Z. B. Herer u. a.
3. Starks, M.: *Marihuana Potenz*, Volksverlag 1981, S. 58.
4. Unter der Überschrift »Häufig war Haschisch die Einstiegsdroge« in der *Ärzte Zeitung* vom 5. 11. 1996.
5. *Drogen- und Suchtbericht 1998* der Bundesregierung, Stand 1. 3. 1999,
   www.bmgesundheit.de/krankheit/ubersi2/htm.
6. Zitiert nach Rippchen: *Das Recht auf Rausch.*
7. Umfrage »Hanf & Fuß«, zitiert nach Hai/Rippchen: *Hanf Handbuch*, S. 282.
8. Rätsch, C.: *Enzyklopädie der psychoaktiven Pflanzen*, Aarau 1998, S. 144.
9. Emboden, W.: *Narcotic Plants*, New York 1979.
10. Conrad, C.: *Heilpflanze Haschisch*, 1998, S. 24.
11. De Meijer, E. P. M.: »Hemp Variations As Pulp Source Researched in the Netherlands«, *Pulp and Paper*, Juli 1993, S. 41 ff.
12. Fournier, G., u. Paris, M. R.: »Le Chanvre Papetier Cultivé en France: Le Point sur ses Constitutants«, *Plantes Médicinales et Phytotherapie*, 1979, 13, S. 116–121.
13. Grotenhermen, F., u. Karus, M.: »Therapeutische Bedeutung von Cannabis und Cannabinoiden«, in: Grinspoon/Bakalar.

14. Henderson, R. L., u. a.: »Respiratory manifestations of hashish smoking«, *Arch. Otolaryngol*, 1972, 95, S. 248–251.
15. Nahas, G., u. Latour, C.: »The human toxicity of marijuana«, *Med. J. Austr.* 1992, 156 (7), S. 495 ff.
16. Tashkin, D. P., u. a.: »Subacute effects of heavy marihuana smoking on pulmonary function in healthy men«, *N. Engl. J. Med.* 1976, 290, S. 872 ff.; Tashkin, D. P., u. a.: »Effects of varying marihuana smoking profile on deposition of tar and absorption of CO and delta-9-THC«, *Pharmacol. Biochem. Behav.* 1991, 40, S. 651-656.
17. Nahas/Latour.
18. Ebenda.
19. Tashkin u. a.
20. Sherman, M. P., u. a.: »Marihuana smoking, pulmonary function, and lung macrophage oxidant release«, *Pharmacol. Biochem. Behav.* 1991, 44, S. 663–669.
21. Stenchever, M. A., u. a.: »Chromosome breakage in users of marihuana«, *Am J. Obstet. Gynecol.* 1974, 118, S. 106–113.
22. Nichols, W. W., u. a.: »Cytogenic studies on human subjects receiving marihuana and delta-9-tetrahydrocannabinol and codeine«, *Clin. Pharmacol. Ther.* 1975, 18, S. 84-89; Matsuyama, S. S., u. a.: »Chromosomal studies before and after supervised marihuana smoking«, in: Braude, M. C., u. Szara, S. (Hg.): *Pharmacology of Marihuana*, New York 1976.
23. Hollister, L. E.: »Health aspects of cannabis«, *Pharmacol. Rev.* 1986, 38, S. 1–20.
24. Azorlosa, J. L., u. a.: »Effect of varying delta-9-tetrahydrocannabinol content and number of puffs«, *J. Pharmacol. Exp. Therap.* 1992, 261, S. 114–122; Perez-Reyes, M., u. a.: »The pharmacologic effects of daily marijuana smoking in humans«, *Pharmacol. Biochem. Behav.* 1991, 40, S. 691–694.

25. Hollister (1986).
26. Ebenda.
27. Nahas, G., u. Trouve, R.: »Effects and interactions of natural cannabinoids on the isolated heart«, *Proc. Soc. Exp. Biol. Med.* 1985, 180, S. 312–316.
28. Ebenda.
29. Tang, J. L., u. a.: »Marijuana and immunity: tetrahydrocannabinol-mediated inhibition of growth and phagoytic activity of the murine macrophage cell line P388D1«, *Int. J. Immunopharmacol.* 1992, 14, S. 253–262; Yebra, M., u. a.: »Delta 9-tetrahydrocannabinol suppresses concavalin. An induced increase in cytoplasmic free calcium in mouse thymocytes«, *Life Sci.* 1992, 51, S. 151–160; Cabral, G. A., u. a.: »Delta-9-tetrahydrocannabinol inhibits the splenocyte proliferative response to herpes simplex virus type 2«, *Immunopharmacol. Immunotoxicol.* 1987, 9, S. 361–370; s. a. die Übersicht von Hollister, L. E.: »Marihuana and immunity«, *J. Psychoact. Drugs* 1988, 20, S. 3–8.
30. Dax, E. M., u. a.: »Short-term delta-9-tetrahydrocannabinol (THC) does not affect neuroendocrine or immune parameters«, *NIDA Res. Monogr.* 1991, 105, S. 567 f.
31. Smith, T. C., u. Kulp, R. A.: »Respiratory and cardiovascular effects of delta-9-tetrahydrocannabinol alone and in combination with oxymorphone, pentobarbitol and diazepam«, in: Cohen, S., u. Stillman, R. G. (Hg.): *The Therapeutic Potential of Marijuana*, New York 1976.
32. Wallace, J. M., u. a.: »Peripheral blood lymphocyte subpopulations and mitogen responsiveness in tobacco and marijuana smokers«, *J. Psychoact. Drugs* 1988, 20: S. 9–14.
33. Ebenda.
34. Hollister (1988).

35. Davies, A., u. Graham, J. D. P.: »The mechanism of action of delta-9-tetrahydrocannabinol on body temperature in mice«, *Psychopharmacology* 1980, 69, S. 299–305; Taylor, D. A., u. Fenessy, M. R.: »Time-course of the effects of chronic delta-9-tetrahydrocannabinol on behavior, body temperature, brain amines and withdrawal-like behavior in the rat«, *J. Pharm. Pharmacol.* 1981, 34, S. 24–45.

36. Shook, J. E., u. Burks, T. F.: »Psychoactive cannabinoids reduce gastrointestinal propulsion and motility in rodents«, *J. Pharmacol. Exp. Ther.* 1989, 249, S. 444–449.

37. Grotenhermen, F., u. Huppertz, R.: *Hanf als Medizin, Wiederentdeckung einer Heilpflanze*, Heidelberg 1997.

38. Dewey, W. L.: »Cannabinoid pharmacology«, *Pharmacol. Rev.* 1986, 38, S. 151-178.

39. Hänsel, R.: »Cannabis«, in: Bruchhausen, F. v. (Hg.): *Hagers Handbuch der Sham. Praxis, Bd. 4, Drogen: A-D*, Berlin/Heidelberg/New York 1992.

40. Ebenda; Hollister (1988) u. a.

41. Hänsel (1992).

42. Maykut, M. O.: »Health consequences of acute and chronic marihuana use«, *Prog. Neuropharmacol. Biol. Psych.* 1985, 9, S. 209–238; Dewey (1986); Zuardi, A. W., u. a.: »Action of cannabidiol on the anxiety and other effects produced by delta-9-THC in normal subjects«, *Psychopharmacology* 1982, 76, S. 245–250.

43. Maykut (1985).

44. Rachlinski, J. J., u. a.: »The effects of smoked Marijuana on interpersonal distances in small groups«, *Drug. Alcohol. Depend.* 1989, 24, S. 183–186; Kelly, T. H., u. a.: »Multidimensional behavioral effects of marijuana«, *Prog. Neuropsychopharmacol. Biol. Psych.* 1990, 14, S. 885–902.

45. Dollery, D. Sir (Hg.): *Therapeutic Drugs*, Edinburgh/London/New York 1991.

46. Kelly u. a. (1990); Foltin, R. W., u. a.: »Effects of smoked marijuana on human social behavior in small groups«, *Pharmacol. Biochem. Behav.* 1988, 30, S. 539 ff.

47. Murphy, H. B. M.: »The cannabis habit: A review of recent psychiatric literature«, *Addictions* 1966, 13 (l), S. 3–25.

48. Hollister (1971, 1986, 1988) u. a.

49. Halpern im *La Guardia Report* 1933: *The La Guardia Report*, Nachdruck in: *The Marijuana Papers*, Indianapolis 1966.

50. Smith, D. E.: »Acute and chronic toxicity of marijuana«, *J. Psych. Drugs* 1968, 2, S. 37–47.

51. Jones, R. T.: »Cardiovascular effects of cannabinoids«, in: Harvey, D. J., u. a. (Hg.): *Marihuana 1984: Proceedings of the Oxford Symposium on Cannabis*, Oxford 1984.

52. Nicholi, H.: »Abuse of psychoactive drugs«, *N. Engl. J. Med.* 1983, 308, S. 929-933; Hollister (1998). »Die Demonstration eines solchen Syndroms in Feldstudien war generell nicht möglich. Cannabiskonsum bei Arbeitern in Costa Rica führte zu keinem erkennbaren Nachlassen ihrer ›Funktion‹. Fast dasselbe zeigte sich bei Arbeitern aus Jamaika. Keine Anzeichen von Apathie, Ineffektivität oder Defiziten der generellen Motivation waren erkennbar. Jede dieser Studien wurde kritisiert, weil es sich nicht um hochqualifizierte Berufstätige handelte, bei denen subtile Beeinträchtigungen schwer zu entdecken seien. Eine Untersuchung, in der die Probanden Studenten waren, kam jedoch zu einem ähnlichen Ergebnis.« Aus: Hollister (1986).

53. Zuardi u. a. (1982); Onaivi, E. S.: »Pharmacological characterization of cannabinoids in the elevated plus maze«, *J. Pharmacol. Exp. Ther.* 1990, 253, S. 1002–1009.

54. Doblin, R. E., u. Kleiman, M. A.: »Marijuana as antiemetic medicine: a survey of oncologists' experiences and attitudes«, *J. Clin. Oncol.* 1991, 9, S. 1314–1319.

55. Naliboff, B. D., u. a.: »Interactions of marijuana and induced stress: forearm blood flow, heart rate, and skin conductance«, *Psychophysiology* 1976, 13, S. 517–222.

56. Abel, E. L.: »Marijuana and memory: Acquisition or retrieval?«, *Science* 1971, 173, S. 1038 ff.

57. Nahas/Trouve (1985).

58. Schwartz, R. H., u. a.: »Short-term memory impairment in cannabis-dependent adolescents«, *Am. J. Dis. Child* 1989, 143, S. 1214–1219; Varma, V. K., u. a.: »Cannabis and cognitive functions: a prospective study«, *Drug. Alcohol. Depend.* 1988, 21, S. 147–152.

59. Varma u. a. (1988).

60. Hannerz, J., u. Hindmarsh, T.: »Neurological and neuroradiological examination of chronic cannabis smokers«, *Ann. Neural.* 1983, 13, S. 207–210; Kuehnle, J., u. a.: »Computed tomographic examination of heavy marihuana smokers«, *J. Am. Med. Assoc.* 1977, 237, S. 1231–1232; Scallet, A. C.: »Neurotoxicology of cannabis and THC: a review of chronic exposure study in animals«, *Pharmacol. Biochem. Behav.* 1991, 40, S. 671–676.

61. Mathew, R. J., u. a.: »Regional cerebral blood flow after marijuana smoking«, *J. Cereb. Blood Flow Metab.* 1992, Sept. (5), S. 750–758.

62. Orstein, R. (Hg.): *The Nature of Human Consciousness*, New York 1973; Gazzaniga, M.: »The Split Brain in the Man«, in: Orstein (1973).

63. Margulies, J. E., u. Hammer jr., R. P.: »Delta 9-tetrahydro-cannabinol alters cerebral metabolism in a biphasic, dose-dependent manner in rat brain«, *Eur. J. Pharmacol.* 1991, 202, S. 373–378.

64. Turkanis, S. A., u. Karler, R.: »Electrophysiologic properties of the cannabinoids«, *J. Clin. Pharmacol.* 1981, 21, S. 4495–4515.

65. Treinen, K. A., u. a.: »Specific inhibition of FSH-stimulated cAMP accumulation by delta 9-tetrahydrocannabinol in cultured rat granulosa cells«, *Topical. Appl. Pharmacol.* 1993, 118, S. 53–57.

66. Abel, E. L.: »Marihuana and sex. A critical survey«, *Drug. Alcohol. Depend.* 1981, 8, S. 1–22.

67. Dax u. a. (1991).

68. Hollister (1986); Cone, E. J., u. a.: »Acute effects of smoking on hormones, subjective effects and performance in male human subjects«, *Pharmacol. Biochem. Behav.* 1986, 24, S. 1749–1754.

69. Patra, P. B., u. Wadsworth, R. M.: »Quantitative evaluation of spermatogenesis in mice following chronic exposure to cannabinoids«, *Andrologia* 1991, 23, S. 151–156.

70. Schuel, H., u. a.: »Cannabinoids inhibit fertilization in sea urchins by reducing the fertilizing capacity of sperm«, *Pharmacol. Biochem. Behav.* 1991, 40, S. 609–615.

71. Ebenda.

72. Abel (1981).

73. Ebenda.

74. Tart, C. T., u. Crawford, H. J., in: *Psychophysiology* 1970, 7, S. 348.

75. Pivik, R. T., u. a., in: *Psychophysiology* 1969, 6, S. 261.

76. Georgotas, A., u. Zeidenberg, P.: »Observations on the effects of four weeks cf heavy marijuana smoking on group interaction and individual behavior«, *Comprehensive Psychiatry* 1979, 20, S. 427–432.

77. Janowsky, D. S., u. a.: »Marijuana effects on simulated flying ability«, *Am. J. Psych.* 1976, 133, S. 384–388: 4 Stunden; Leirer, V. O., u. a.: »Marijuana, aging, and task difficulty effects on pilot performance«, *Aviat. Space. Environ. Med.* 1989, 60, S. 1145–1152: 4 bis 8 Stunden; Leirer, V. O., u. a.: »Marijuana carry-over effects on aircraft pilot performance«, *Aviat. Space. Environ. Med.* 1991, 62, S. 221–227.

78. Chait, L. D.: »Subjective and behavioral effects of marijuana the morning after smoking«, *Psychopharm. Berl.* 1990, 100, S. 328–333.

79. Cousen, K. C., u. Dimascio, A.: »Delta-9-tetrahydrocannabinol as an hypnotic. An experimental study of 3 dose levels«, *Psychopharmacologia* 1973, 33, S. 355–364.

80. Azorlosa u. a. (1992).

81. McBay, A. J.: »Drug concentrations and traffic safety«, *Alcohol, Drugs, Driving* 1986, 2, S. 51–60; Mason, A. R., u. McBay, A. J.: »Ethanol, marijuana, and other drug use in 600 drivers killed in single-vehicle crashes in North Carolina, 1978-1981«, *J. For. Sci.* 1984, 29, S. 987–1026.

82. Robbe, H. W. J.: *Influence of Marijuana on Driving. Doctoral thesis*, Institute for Human Psychopharmacology, University of Limburg, Maastricht 1994; s. a. Hollister (1986).

83. Isbell, H., u. a.: »Effects of Delta-9-tetrahydrocannabinol in man«, *Psychopharmacologia* 1967, 11, S. 184–188: verschärfte Wahrnehmung; Weil, A. T., u. a.: »Clinical and psychological effects of marihuana in man«, *Science* 1968, 162, S. 1234–1242: keine Änderungen.

84. Halikas, J. A., u. a.: »Effects of regular marijuana use on sexual performance«, *J. Psychoact. Drugs* 1982, 14, S. 59–70.

85. Cohen, S.: »Cannabis and sex: Multifaceted paradox«, *J. Psychoact. Drugs* 1982, 14, S. 55–58.

86. Melges, F. T., u. a.: »Temporal disintegration and depersonalization during marihuana intoxication«, *Arch. Gen. Psych.* 1970, 23 (3), S. 204–210.

87. Darley, C. F., u. a.: »Marijuana Effects on Long-Term Memory Assessment and Retrieval«, *Psychopharmacology* 1977, 52, S. 239 ff.; Abel, E. L.: »Retrieval of Information After Use of Marijuana«, in: Abel, E. L. (Hg.): *The Scientific Study of Marijuana*, Chicago 1976, S. 121–124; ders.: »Marijuana and Memory: Acquisition or Retrieval?«, ebenda, S. 125-132.

88. Schneier, F. R., u. Siris, S. G.: »A review of psychoactive substance use and abuse in schizophrenia: Patterns of choice«, *The J. of Nervous and Mental Disease* 1987, 175, S. 711–714.

89. Schneier/Siris (1987); Dixon, L., u. a.: »Drug abuse in schizophrenic patients: clinical correlates and reasons for use«, *Am. J. Psych.* 1991, 148, S. 224–230; Allebeck, P., u. a.: »Cannabis and schizophrenia: a longitudinal study of cases treated in Stockholm County«, *Acta Psychiatr. Scand.* 1993, 88, S. 21–24.

90. Dixon u. a. (1991).

91. Schneier/Siris (1987).

92. Ebenda.

93. Knudsen, P., u. Vilmar, T.: »Cannabis and neuroleptic agents in schizophrenia«, *Acta Psychiatr. Scand.* 1984, 69, S. 162–174.

94. Thornicroft, G.: »Cannabis and psychosis: is there epidemiological evidence for an association?«, *Br. J. Psych.* 1990,
157, S. 25–33.

95. Ghodse, A. H.: »Cannabis psychosis«, *British J. of Addiction*
1986, 81, S. 473–478.

96. Moreau de Tours (1848), zitiert nach Mathers, D. C., u.
Ghodse, A. H.: »Cannabis and psychotic illness«, *Br. J.
Psych.* 1992, 161, S. 648–653.

97. Thomas, H.: »Psychiatric symptoms in cannabis users«, *Br.
J. Psychiatry* 1993, 163, S. 141–149.

98. Chopra, G. S., u. Smith, J. W.: »Psychotic reactions following
cannabis use in East Indians«, *Arch. Gen. Psych.* 1974, 30,
S. 24-27.

99. Hall, W., u. a.: *The health and psychological consequences
of cannabis use. National Drug Strategy Monograph Series
No. 25*, Australian Government Publishing Service, Canberra 1994.

100. Mathers/Ghodse (1992).

101. Hall u. a. (1994).

102. Tennant, F. S., u. Groesbeck, C. J.: »Psychiatric effects of
hashish«, *Arch. Gen. Psych.* 1972, 33, S. 383–386.

103. Palsson, A., u. a.: »Cannabis psychosis in South Sweden«,
Acta Psychiatr. Scand. 1982, 66, S. 311–321.

104. Chopra/Smith (1974).

105. Chesher, G. B., Dauncey, H., Crawford, J., Horn, K.: »The
interaction between alcohol and marijuana. A dose dependent study on the effects on human moods and performance skills.« Report No. C40, Federal Office of Road
Safety, Federal Department of Transport, Australia, 1986.

106. *The Guardian*, 3. 10. 1997.

107. Salem, E. S., u. Sami, A.: »Studies on pulmonary manifestations of goza smokers«, *Chest* 1974, 65, S. 599.

108. O'Shaughnessey, W. B.: »On the preparation of the Indian hemp or gunjah«, in: *Translations of Medicine, Physiology and Sociology*, Bengal 1838–1840, S. 71–102; 1842, S. 421–461

109. Goedecke, H., und Karkos, J.: »Die arzneiliche Verwendung von Cannabisprodukten«, in: *Bundesgesundheitsblatt* 6/1996.

110. studie-gorter-thc.html.

111. www.jungewelt.ipn.de/1998/08-29/018.htm; *Junge Welt*, 29. 8. 1998, in der *HANF!*-Beilage vom 28. 8. 1998. Aus dieser Quelle stammen auch viele der übrigen hier wiedergegebenen Informationen.

112. *High Times* 4/1994.

113. Van Klingeren, B., u. Ten Ham, M.: »Antibacterial activity of delta-9-tetrahydrocannabinol and cannabidiol«, *Antonie Leeuwenhoek J. Microbiol.* 1976, 42, S. 9–12.

114. Hollister, L. E.: »Hunger and appetite after single doses of marihuana, alcohol, and dextroamphetamine«, *Clin. Pharmacol. Ther.* 1971, 12, S. 44–49; Regelson, W., u. a.: »Delta-9-THC as an effective antidepressant and appetite-stimulating agent in advanced cancer patients«, in: Brande, M. C., u. Szara, S. (Hg.): *The pharmacology of marihuana*, New York 1976.

115. Vachon, L., u. a.: »Singledose effect of marihuana smoke. Bronchial dynamics and respiratory-center sensitivity in normal subjects«, *N. Engl. J. Med.* 1973, 42, S. 9–12.

116. Williams, S. J., u. a.: »Bronchodilator effect of delta- 9-tetrahydrocannabinol administered by aerosol to asthmatic patients«, *Thorax* 1976, 31, S. 720–723.

117. Abboud, T. T., u. Sanders, H. D.: »Effect of oral administration of delta-9-tetrahydrocannabinol on airway me-

chanics in normal and asthmatic subjects«, *Chest* 1976, 70, S. 480–485.

118. Hollister (1986).

119. Formukong, E. A., u. a.: »The inhibitory effects of cannabinoids, the active constituents of cannabis sativa on human and rabbit platelet aggregation«, *J. Pharm. Pharmacol.* 1989, 41, S. 705–709.

120. Moss, D. E., u. a.: »Tetrahydrocannabinol potentiates reserpine-induced hypokinesia«, *Pharmacol. Biochem. Behav.* 1981, S. 779-83.

121. Stockings, G. T.: »A new euphoriant for depressive mental states«, *Br. Med. J.* 1947, 1, S. 918–922; Parker, C. S., u. Wrigley, E. W.: »Synthetic cannabis preparations in psychiatry: Synhexyl«, *J. Ment. Sci.* 1950, 99, S. 276–279; Kotin, J., u. a.: »Delta-9-tetrahydrocannabinol in depressed patients«, *Arch. Gen. Psych.* 1973, 28, S. 345–348.

122. Regelson u. a. (1976).

123. Maurer, M., u. a.: »Delta-9-tetrahydrocannabinol shows antispastic and analgesic effects in a single case double-blind trial«, *Eur. Arch. Psychiatry. Neurol. Sci.* 1990, 240, S. 1–4.

124. Sofia, R. D., u. a.: »Antiedema and analgesic properties of delta-9-tetrahydrocannabinol (THC)«, *J. Pharmacol. Exp. Ther.* 1973, 186, S. 646–655.

125. Devane, W. A.: »New dawn of cannabinoid pharmacology«, *TiPS* 1994, 15, S. 14 f.

126. Carlini, E. A., u. Cunha, J. A.: »Hypnotic and antiepileptic effects of cannabidiol«, *J. Clin. Pharmacol.* 1981, 21, S. 417–427; Dewey (1986).

127. *Gadamers Lehrbuch der chemischen Toxikologie und Anleitung zur Ausmittelung der Gifte*, Bd. I/II, Göttingen 1979.

128. Koe, B. K., u. a.: »Enhancement of brain 3H-flunitraze-pam binding and analgesic activity of synthetic cannabi-mimetics«, *Eur. J. Pharmacol.* 1985, 109, S. 201–212.

129. Colasanti, B. K.: »A comparison of the ocular and central effects of delta-9-tetrahydrocannabinol and cannabige-rol«, *J. Ocul. Pharmacol.* 1990, 6, S. 259–269.

130. Hepler, R. S., u. Frank, I. M.: »Marihuana smoking and intraocular pressure«, *J. Am. Med. Assoc.* 1971, 217, S. 1392–1394; Green, K., u. a.: »A comparison of topical cannabinoids on intraocular pressure«, *Exp. Eye Res.* 1978, 27, S. 239–246.

131. Hänsel (1992).

132. Krieglstein, G. K.: »Cannabinoide, Prostaglandine und an-dere Antiglaukomatosa in wissenschaftlicher Erprobung«, in: Shields, M. B., u. Krieglstein, G. K. (Hg.): *Glaukom. Grundlagen, Differentialdiagnose, Therapie*, Berlin/Hei-delberg/New York 1993.

133. ElSohly, M. A., u. a.: »Constituents of Cannabis sativa L.XXIV: The Potency of Confiscated Marijuana, Hash-ish, and Hash Oil Over a Ten-Year Period«, *J. Forensic Sci.*, 1984, 2 (29), S. 500–514.

134. Hepler, R. S., u. Petrus, R. S.: »Experiences with admini-stration of marihuana to glaucoma patients«, in: Cohen, S., u. Stillman, R. (Hg.): *Therapeutic potential of mari-huana*, New York 1976.

135. Lancz, G., u. a.: »Suppressive effect of delta-9-tetrahydro-cannabinol on herpes simplex virus infectivity in vitro«, *Proc. Soc. Exp. Biol. Med.* 1991, 96, S. 401–404.

136. Hollister (1986).

137. Volfe, Z., u. a.: »Cannabinoids block release of serotonin from platelets induced by plasma from migraine patients«, *Int. J. Clin. Pharmacol. Res.* 1985, 5, S. 243–246.

138. Clifford, B. D.: »Tetrahydrocannabinol for tremor in multiple sclerosis«, *Ann. Neurol.* 1983, S. 669 ff.

139. Maurer u. a. (1990) u. a.

140. Meinck, H. M., u. a.: »Effect of cannabinoids on spasticity and ataxia in multiple sclerosis«, *J. Neurol.* 1989, 236, S. 120 ff.

141. Maurer u. a. (1990).

142. Meinck u. a. (1989).

143. Clifford (1983).

144. Consroe, P., u. a.: »Open label evaluation of cannabidiol in dystonic movement disorders«, *Int. J. Neurosci.* 1982, 30, S. 277–282.

145. Löscher, W.: Persönliche Mitteilung an Dr. med. L. Grinspoon, 1994; Richter, A., u. Löscher, W.: »Antidystonic effects of the novel cannabinoid agonist WIN 55, 212-2 in a mutant hamster model of generalized dystonia«, *Nannyn-Schmiedeberg's Arch. Pharmacol.* 1994, 349, Suppl. R99.

146. Maurer u. a. (1990).

147. Mattison, J. B.: »Cannabis indica as an Anodyne and Hypnotic«, *St. Louis Med. Surgical J.* 1891, 61, S. 268.

148. Hine, B., u. a.: »Morphine-dependent rats: blockade of precipitated abstinence by tetrahydrocannabinol«, *Science* 1974, 187, S. 44 f.; Bhargava, H. N.: »Time course of the effects of naturally occuring cannabinoids on morphine abstinence syndrom«, *Pharmacol. Biochem. Behav.* 1978, 8, S. 7–11.

149. Hollister (1986).

150. Freemon, F. R.: »The effect of delta-9-tetrahydrocannabinol on sleep«, *Psychopharmakologia* 1974, 35, S. 39–44; Pivik, R. T., u. a.: »Delta-9-tetrahydrocannabinol and synhexyl; effects on human sleep patterns«, *Clin. Pharmacol. Ther.* 1972, 13, S. 426–435.

151. Hunter, S. A., u. a.: »Elevation of brain prostaglandin E2 levels in rodents by delta 1-tetrahydrocannabinol«, *Prostaglandins Leukot. Essent. Fatty Acids* 1991, 43, S. 185–190.

152. Hill, S. Y., u. a.: »Marihuana and Finn«, *J. Pharmacol. Exp. Ther.* 1974, 188, S. 415–418.

153. Hollister (1986).

154. Dewey (1986).

155. Vaysse, P. J., u. a.: »Modulation of rat brain opioid receptors by cannabinoids«, *J. Pharmacol. Exp. Ther.* 1987, 241, S. 534–539.

156. Smith, P. B., u. Martin, B. R.: »Spinal mechanisms of delta (9)-tetrahydrocannabinol-induced analgesia«, *Brain Res.* 1992, 578, S. 8–12.

157. Welch, S. E., u. Stevens, D. L.: »Antinociceptive activity of intrathecally administered cannabinoids alone, and in combination with morphine, in mice«, *J. Pharmacol. Exp. Ther.* 1992, 262, S. 10–18.

158. Hayes, J., u. a.: »Newborn Outcomes with Maternal Marijuana Use in Jamaican Women«, *Pediatric Nursing* 1988, 14 (2), S. 107–110; Streissguth, A. P., u. a.: »IQ at Age 4 in Relation to Maternal Alcohol Use and Smoking During Pregnancy«, *Developm. Psych.* 1989, 25, S. 3–11; Richardson, G. A., u. a.: »The Effect of Prenatal Alcohol, Marijuana and Tobacco Exposure on Neonatal Behavior«, *Infant Behav. Developm.* 1989, 12, S. 199–209; O'Connell, C. M., u. Fried, P. A.: »Prenatal Exposure to Cannabis: A Preliminary Report of Postnatal Consequences in School-Age Children«, *Neurotoxicology and Teratology* 1991, 13, S. 631–639; Fried, P. A., u. a.: »60- and 72-Month Follow-Up of Children Prenatally Exposed to Marijuana, Cigarettes and Alcohol«, *J. Developm. Behav. and Pediatrics* 1992, 13, S. 383–391; Dreher, M., u.

a., in: *Pediatrics* 1994, 93 (2), S. 254–260; nach der Studie von Dreher führt Cannabiskonsum während der Schwangerschaft zu gesünderen Babys als bei Abstinenz!

159. Munson, A. E., u. a.: »Antineoplastic Activity of Cannabinoids«, *J. Nat. Cancer Inst.* 1975, 3 (55).

160. Dieses Fallbeispiel stammt aus einer persönlichen Mitteilung. Der Verfasser, der auch unter einem Pseudonym im *HanfBlatt* schreibt, will aus wohl verständlichen Gründen nicht namentlich erwähnt werden. Er ist jedoch absolut vertrauenswürdig.

161. Orr, L. E., u. a.: »Antiemetic effect of tetrahydrocannabinol compared with placebo and prochlorperazine in chemotherapy-associated nausea and emesis«, *Arch. Int. Med.* 1980, 140, S. 1431 ff.; Herman, T. S., u. a.: »Superiority of nabilone over prochlorperazine as an antiemetic in patients receiving cancer chemotherapy«, *Engl. J. Med.* 1979, 300, S. 1295–1298; McCabe, M., u. a.: »Efficacy of tetrahydrocannabinol in patients refractory to standard antiemetic therapy«, *Invest. New Drugs* 1988, 6, S. 243–246; Übersicht bei Vincent, B. J., u. a.: »Review of cannabinoids and their antiemetic effectiveness«, *Drugs* 1983, 1 (Suppl.), S. 52–62.

162. Doblin/Kleiman (1991).

163. Bakowski, M. T.: »Advances in anti-emetic therapy«, *Cancer Treat. Rev.* 1984, 11, S. 237–256.

164. Hollister (1986).

165. Vincent u. a. (1983).

166. Benowitz, N. L., u. Jones, R. T.: »Cardiovascular and metabolic considerations in prolonged cannabinoid administration in man«, *J. Clin. Pharmacol.* 1981, 21, S. 214–222.

167. Hollister (1986).

168. ACM-Information *Spezial* vom 4. 12. 1999, info@acmed. org, www.acmed.org.

169. Moscher, Richi: *Too Much. Erste Hilfe bei Drogenunfällen*, Löhrbach [7]1999.

170. Die Informationen zu diesem Thema stammen zum großen Teil von verschiedenen Internet-Seiten, die Sie finden können, wenn Sie in einer Suchmaschine die Begriffe »Hanf im Recht« eingeben. Die Texte, deren Weiterverbreitung ausdrücklich erlaubt ist, wurden für dieses Buch modifiziert.

171. *Die Grüne Hilfe*, Edition Rauschkunde, Löhrbach 1996.

172. BASt. 1994.

173. Braun: *Laborwerte im Klartext*, Humboldt 1996. Stimmt mit diversen anderen Publikationen überein.

174. Laut Köttermann GmbH & Co Labortechnik, Uetze.

175. *HanfBlatt* 1999, 2, S. 42.

176. *Drogen- und Suchtbericht 1998* der Bundesregierung.

177. *Der Spiegel*, 1. 2. 1999.

178. Vgl. z. B. die mehrfach erwähnte Umfrage »Hanf & Fuß«.

179. *pilz-grow*, 24. 1. 1999.

180. Vgl. u. a. Robbe (1994).

181. WHO Regional Office for Europe, 1992; Europäische Gemeinschaft, Kommission der Europäischen Gemeinschaften, 1992; u. a.

182. MacRae, Edward: *Guiado Pela Luna: Xamanismo e Uso Ritual da Ayahuasca no Culto do Santo Daime* (etwa: »Unter der Führung des Mondes: Schamanismus und der rituelle Gebrauch von Ayahuasca des Santo-Daime-Kultes«), Editora Brasiliense 1992.

183. www.niceup.com/articles/rasta history, Stand Juni 1999.

184. Ebenda.

185. www.win.net/~enlightnr/link05a.htm oder Ethiopian Zion Coptic Church bei: www.druglibrary.org/schaffer/hemp/potbible.htm.

186. http://cri.cipnet.de/lkj-d-ra.htm.

187. Angeregt durch Hager, P.: *Marijuana Myths*, ICLU (Indiana Civil Liberties Union), Drug Task Force, o. J., zitiert nach »Flohs Cannabis Archiv« (Internet), überarbeitet und erweitert.

188. Heath, R. C., u. a.: »Cannabis Sativa: Effects on Brain Function and Ultrastructure in Rhesus Monkeys«, *Biol. Psych.* 1980, 15, S. 657.

189. Kuehnle u. a. (1977).

190. Beispielsweise in ihrem CD-Booklet »N Black Sunday«, übersetzt nachzulesen auf der Website http://members.tripod.com/wieselpower1/Cyp-soe.htm, Stand 21. 11. 1999.

191. Krüger (1995), zitiert nach Nolte, F.: »Cannabis im Staßenverkehr«, in: Nolte u. a. (Hg.): *Wider besseres Wissen. Die Scheinheiligkeit der Drogenpolitik*, Bremen 1996, S. 129.

192. Grotenhermen, F.: »CIF - der Test zur Fahruntüchtigkeit«, *HANF!* 1996, 11, S. 18 f.; Nolte (1996).

193. Herer u. a. (1993), S. 71.

194. *HANF!* 1999, 5, S. 74.

195. Solowij, N., in: Kalant, H., u. a. (Hg.): *The Health Effect of Cannabis*, Toronto 1999, S. 195–265.

196. Morris, M. C., u. a., *Am. J. Epidemiol.* 1999, 149, S. 789–793.

197. Lyketsos, C. G., u. a., *Am. J. Epidemiol.* 1999, 149, S. 794–800.

198. Lyketsos (1999); Morris (1999); Solowij (1999).

199. Starks (1981), S. 50 ff.

200. Rätsch (1998), S. 152.

201. Crombie, L., u. a.: »Cannabinoid Formation in Cannabis sativa Grafted Inter-Racially, and With Two Humulus Species«, *Phytochemistry* 1975, 14, S. 409–412.
202. Carter, W. E. (Hg.): *Cannabis in Costa Rica: A Study of Chronic Marijuana Use*, Philadelphia 1980; Rubin, V., u. Comitas, L.: *Ganja in Jamaica*, The Hague 1975; Stefanis, C., u. a.: *Hashish: Studies of Long Term Use*, New York 1977.
203. Quelle: *HanfHaus Katalog*.

Bildnachweis

HanfBlatt/Ganja Ninja, Seite 41
Udopea, Seite 117-121
research&experience, Heidelberg, Seite 171-173
Markus Storz, Tuttlingen, Seite 176

Fotos im farbigen Bildteil:
HanfBlatt/Rick Flair, Seite 1-2
HanfBlatt/Gordon, Seite 3-4

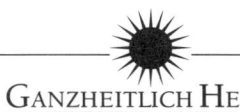

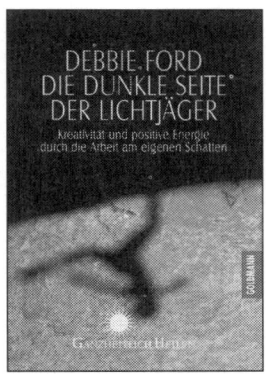
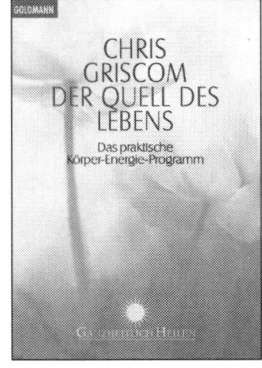
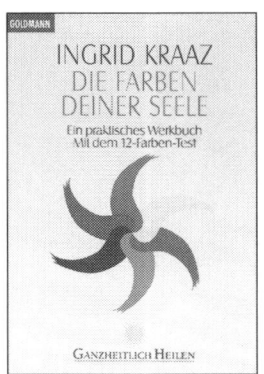
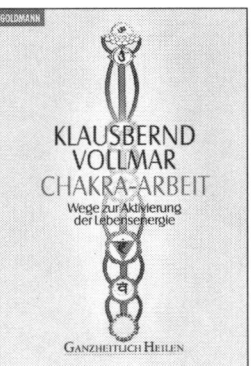

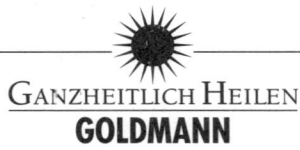

GANZHEITLICH HEILEN
GOLDMANN

Anstöße für Ihr seelisches Wachstum

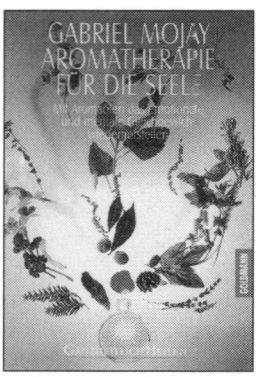

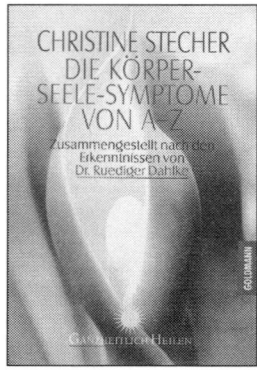

Gabriel Mojay,
Aromatherapie für die Seele 14162

Christine Stecher, Die Körper-
Seele-Symptome von A–Z 14160

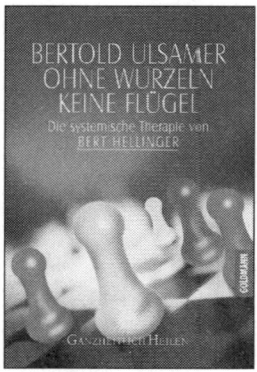

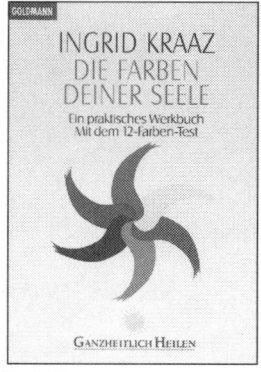

Bertold Ulsamer,
Ohne Wurzeln keine Flügel 14166

Ingrid Kraaz,
Die Farben deiner Seele 13767

Goldmann • Der Taschenbuch-Verlag

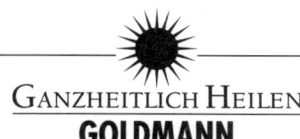

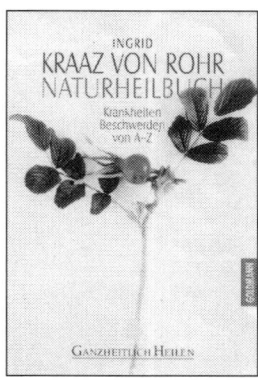
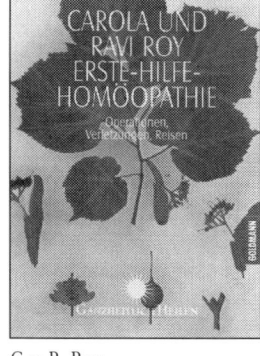
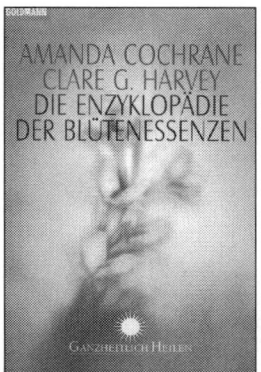
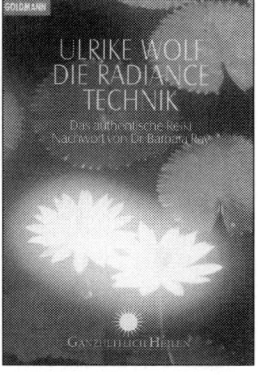

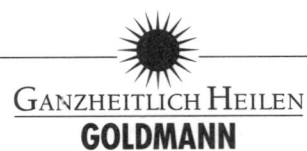

Heilende Energien

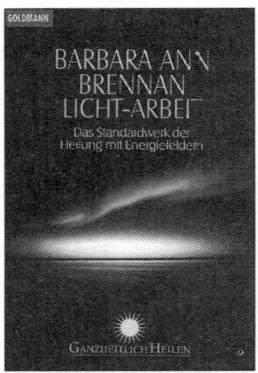

Barbara Ann Brennan,
Licht-Arbeit   14151

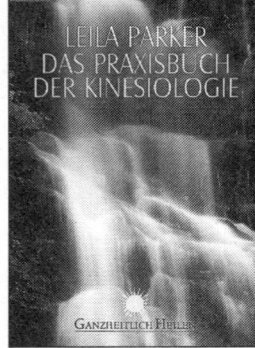

Leila Parker, Das Praxisbuch
der Kinesiologie   13934

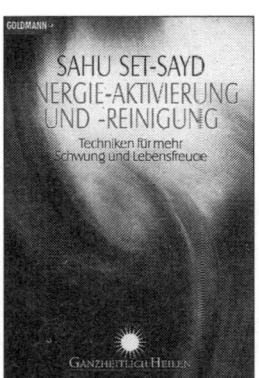

Sahu Set-Sayd, Energie-Aktivierung
und -Reinigung   14146

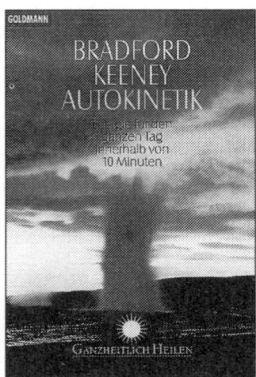

Bradford Keeney,
Autokinetik   14149

Goldmann • Der Taschenbuch-Verlag

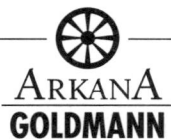

ARKANA
GOLDMANN

Energie und Ekstase

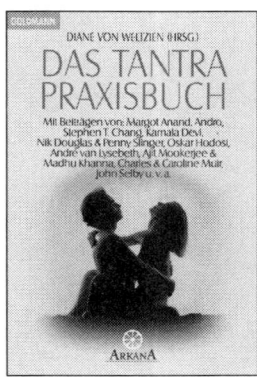

D. v. Weltzien (Hrsg.),
Das Tantra-Praxisbuch   12229

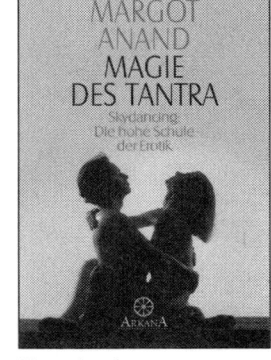

Margot Anand,
Magie des Tantra   13231

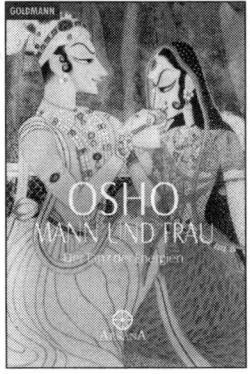

Osho,
Mann und Frau   13280

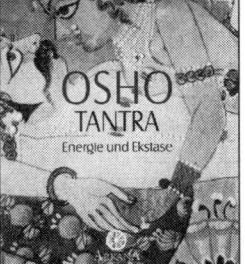

Osho,
Tantra   21520

Goldmann • Der Taschenbuch-Verlag

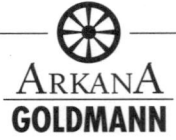
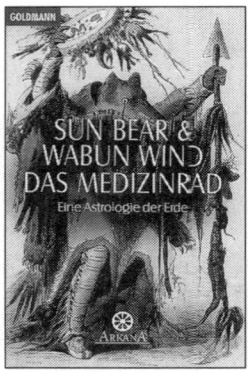
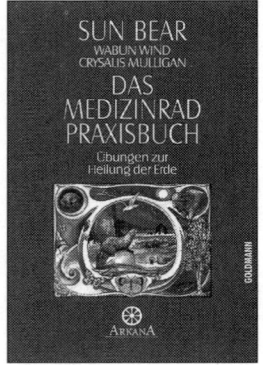
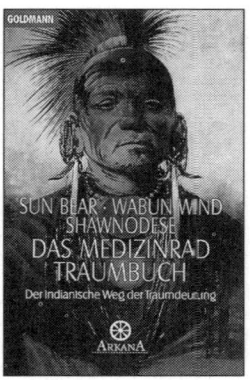
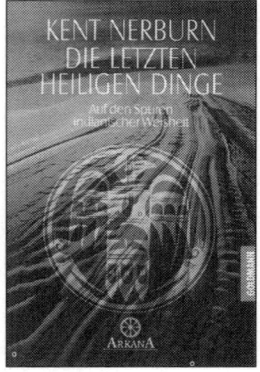

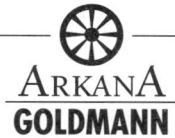

ARKANA
GOLDMANN

Spirituelle Wege

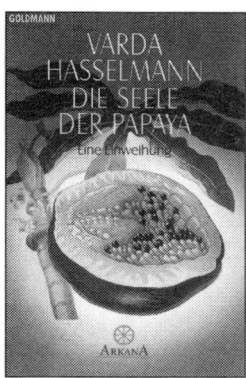

Varda Hasselmann,
Die Seele der Papaya   21522

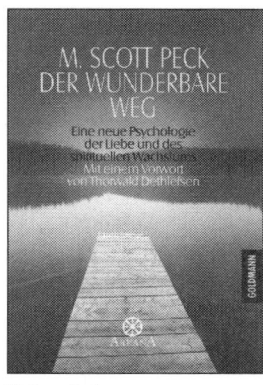

M. Scott Peck,
Der wunderbare Weg   13220

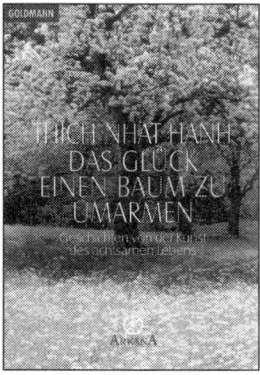

Thich Nhat Hanh, Das Glück,
einen Baum zu umarmen   13233

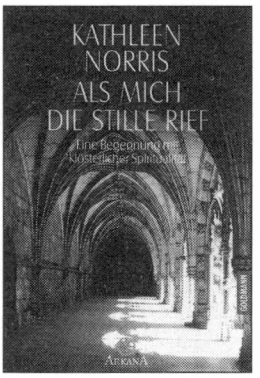

Kathleen Norris,
Als mich die Stille rief   21535

Goldmann • Der Taschenbuch-Verlag